U0094376

中华名医传世经典名著大系

陈无咎传世名著

陈无咎　著

李秀珠　点校

天津出版传媒集团

天津科学技术出版社

图书在版编目（CIP）数据

陈无咎传世名著 / 陈无咎著；李秀珠点校. -- 天津：天津科学技术出版社，2023.11
（中华名医传世经典名著大系）
ISBN 978 - 7 - 5742 - 1003 - 5
Ⅰ.①陈… Ⅱ.①陈… ②李… Ⅲ.①中医典籍—中国—民国 Ⅳ.①R 2 - 52
中国国家版本馆CIP数据核字（2023）第051923号

陈无咎传世名著
CHENWUJIU CHUANSHIMINGZHU

策划编辑：吴文博
责任编辑：梁　旭
责任印制：兰　毅
出　　版：天津出版传媒集团
　　　　　天津科学技术出版社
地　　址：天津市西康路35号
邮　　编：300051
电　　话：（022）23332392（发行科）23332377（编辑部）
网　　址：www.tjkjcbs.com.cn
发　　行：新华书店经销
印　　刷：河北环京美印刷有限公司

开本 710×1000　1/16　印张25　字数302 000
2023年11月第1版第1次印刷
定价：169.00元

中华名医传世经典名著大系专家组

读名家经典
悟中医之道

扫描本书二维码，获取以下**正版专属资源**

本书音频　畅享听书乐趣，让阅读更高效

走近名医　学习名家医案，提升中医思维

方剂歌诀　牢记常用歌诀，领悟方剂智慧

● **读书记录册**
记录学习心得与体会

● **读者交流群**
与书友探讨中医话题

● **中医参考书**
一步步精进中医技能

扫码添加智能阅读向导
帮你找到学习中医的好方法！

操作步骤指南　① 微信扫描上方二维码，选取所需资源。

② 如需重复使用，可再次扫码或将其添加到微信"收藏"。

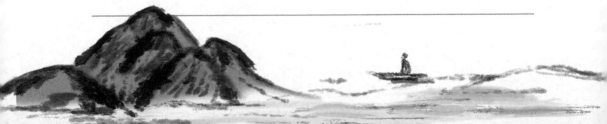

总目录

内经辨惑提纲

自 序

不佞于护国之役，事竟还山，无所事事，乃写《内经辨惑》，即是稿也。十年来沪，经过护法之铩羽，益复孤单，乃取是稿而绵蕞，冀有创获。值贿选事起，张真吾、时季友、黄余辛诸同志渐集沪滨，促余于中国医学上有所发皇。再取是稿为底本，而大加增改，补充甚多，已向刊物上发表，不日汗青，付诸铅椠矣。谁知承印之局中燹，荡为灰烬。想欲再写，直奉帅命，招抚两浙，昭宣义问，苦无暇晷。而此稿仍在，中间微有散亡，意图班饬，聿以问世，但终嫌苟简，迁延未果。且余为道日损，而为学日益，未堪与世周旋。遂将本稿南携，或在献曝余闲，得弥阙失。然著述之德，与境推移，今蒙府檄，征拜参知，则余不克卒业，又为显见，因加"提纲"二字，表明完璧有待，始知披褐怀玉，古人不我欺也。

一九三一年七月黄溪陈无咎
自序于广州直庐

目 录

第一编　上经

导　言

《病态论》曰："上经者，言气之通天也。"

无咎按；气者，空气也。人之生活于空气，犹鱼之生活于水也。鱼类得水则生，不得水则死，人之于空气也亦然。中国先哲知其然也，特于空气生活之中，析出风、寒、暑、湿、燥、火诸气，教民预防。神农尝百草以求药，俶贷季理色脉而为医，药与食遂同其源，医与气各分其化。所谓人类之目的，在求生存，而生存之要素，在除疾病；由治疗进而为预防，由个体进而为社会，惟中国医学之博大恢弘，足以当之，他国无是也。况他国医术多出于僧侣，溯其蜕遭，不无宗教迷信之成分，而中国则自高倡绝地天通以后，宗教之信条，久已不能束缚人民之思想。所以中国各种学术，虽发扬导启于五千年以前，而关于人生日用之医药学说，言其效实储能，犹堪为地球万国之洞酌也。盖中国之医学，基于相对性理论，其于空间时间上之原理原则，率皆讨索而无遗。今医知微虫、细菌为病之原，而不知风、寒、暑、湿、燥、火诸气为病之原，所谓倒果为因也。何则？因空气之振荡，而生风、寒、暑、湿、燥；因风、寒、暑、湿、燥之迁流，而生微虫、细菌，王充《论衡》曰："凡虫为（風）字，苍颉知之。"又曰："虫为风所生，取气于风，故八日而化生。"又曰："虫之生也，必依温湿，温湿之气，常在春夏；秋冬之气，寒而干燥，虫不甚生"，此之谓也。中国医学，溯其动机，一方跟人类之要求，搜集各种原素以维持其生命；一方因生命之宝贵，讲求优生理论，以抵抗夫天行。综此双方质量，而自然疗治之机能，乃着着发明。此种自然疗治之发明，实以气候为对象。论空间气候之变迁，只有风、寒、暑、湿、燥，其不曰五气而曰六气者，以火为太阳光线，与动植物之生长化收藏，至为密切也。《内经》为治疗学之祖，其论治也，先论气。空气，正气也；六气，邪气也。而皆为空间上自然之气。提空间，而时间寓焉矣。顺此空间自然之气，则生命延长，逆此空间自然之气，则病变百出。所以谓之"通天"。通天者，非任天演之淘汰，乃抗天德而崇人事也。兹本《病态论》所述，绵蕤而治上经，一曰"气"、二曰"藏"、三曰"诊"。提纲挈领，聊发其机不能详也。

甲　言气　论气候之迭更抵天行之严酷

一、生气通天论

（一）本篇名曰《生气通天论》，命题取诸祖述，与次篇《四气调神论》同一高骞。鄙意可简称次篇曰《调气》，简称此篇曰《生气》，较为朴实。

"生气"者，空气也，"调气"者，调空气之呼吸也。人之活于空气，犹鱼之活于水也。言生气而天行在其中，言通天可也，不言道天亦可也。

（二）九州九窍，《灵兰秘典论》曰："膀胱者，州都之官。""九州"，即官能也。人身官能支骸，始于偶而成于奇，言"九"者，举奇之成数也，故肺数为九。王注以《禹贡》九州为释，大误特误。

（三）今文《内经》，脱节错简处甚多。朱丹溪先生读本篇，独识王太仆（冰）章句之误。为之厘订，著在《格致余论》。不慧推广师意，有进于是，辄用私智，勾正如下：

阳气者，欲如运枢，若天与日失其所，则折寿而不彰。

因于"寒"，大筋软短，小筋弛长，软短为拘，弛长为痿。

因于"湿"，首如裹；湿热不攘，汗出偏阻，使人偏枯；汗出见湿，乃生痤疿；劳汗当风，寒薄为皶，郁乃痤。

因于"暑"，体若燔炭，汗出而散。"喝"，静则多言；汗，烦则喘。

因于"气"，为肿，起居如惊，神气乃浮；"四维"相代，阳气乃竭。

高粱之变，足生大丁，受如持虚；有伤于筋，纵，其若不容。

以下仍接"阳气者，烦劳则张，精绝"云云。如此勾距，则论风、寒、暑、湿、燥、火六气之变，与夫饮食内伤，一切外因、内因，皆头头是道，罗罗清疏矣。此古人所以贵离经辨志也。

"喝"应作"暍"，热病也。西方称为热射病。

"四维"者，阳维、阴维、阴骄、阳骄也。《脉诀》曰："代则气衰"，故曰"阳气乃竭"。

"高粱"应作"膏粱"。"足生"，可以生也。全注作"饶"解，是，王注作"手足"解，非。

"受如持虚"与"其若不容"，文相对举。

（四）"大偻"，暴风吹入背脊，致脊椎弯曲也。"陷脉为痿，留连肉腠"，乃凛疬、结核、马刀、挟瘿之类。

（五）阳气卫气，《内经》所言阳气，皆卫气也。营与卫对，阳与阴对。其所言阴气，皆营气也。独此篇所言阳气，既指太阳光线，复说人身营卫。"是故阳因而上，卫外者也"，言人身生会之阳气，与空间阳光之气，互相因应，而循为外卫（王太仆以八字为一句，又以辅卫为解，文义两晦）。按人身所吸之空气，经谓之阳气；咽入腹中，则为卫气。然所吐出者，经亦云卫气，所谓"传精神，服天气，而通神明。失之则内闭九窍，外壅肌肉，卫气散解"是也。故以阳气代营卫，容易混同错解。

王清任《医林改错》云："卫在营外，卫总管在营总管之外"，其所绘图，虽未精到，立论亦微偏颇。然营卫二字分析，大致了了。

二、四气调神大论

（一）本篇上段所举春、夏、秋、冬四气调神之法，与《天真论》所举"上古之人其知道者"一段，互相发明。论其语之扼要，在后世养生家，固莫能外。然道家之修养，与医家之诊病，久已分道扬镳。此种自然疗治，虽可称预防医学，但非所喻于一般民众也。

（二）发陈、蕃秀、容平、闭藏，是论四时自然之气。举其对象，伤肝、伤心、伤肺、伤肾，是论逆此自然之气，因成内伤、寒变、痎疟、飧泄、痿厥，则病象已成，病证有据。"逆春气则少阳不生"以下八句，说明受病原理。是扁所论为"病理学"。

（三）肝气内变、心气内洞、肺气焦满、肾气独沉，是为"完全病理学"，亦可云"变之医学"所以说明上文内伤之原因，而举病状传变之实例也。

（四）内格二字，即内变、内洞、焦满、独沉之总名。分言之，则为内变、内洞、焦满、独沉，合言之，则为内格，故曰："从之则治，逆之则死"。

三、上古天真论

（一）此篇名曰《上古天真论》，鄙意原题当系《天真论》或《天精论》，方与本文中段所举"人年老而无子"至"精气皆竭矣"云云，语意相合，题文相生。"上古"二字，明明篡简造经之徒改题，就文以成其语录也。

（二）"昔在黄帝，生而神灵"六句，乃系叙述之辞，亦由《书经·尧典》"粤若稽古帝尧曰放勋"云云，同其体例，示托始也。

（三）"上古之人其知道者""道"字，与下文"夫道者，年皆百数"的"道"字相呼应，完全由道家将自己语录篡入本文。盖《内经》一书，大半非原文，多为道家、阴阳家所搀杂。如本篇除中段"人年老而无子"至"精气皆竭矣"止，纯粹论"生理学"外，其他皆道家言也。又如下段将真人、至人、圣人、贤人特地分出阶级来，是惟道家修养语录有之，他书无是也。

（四）"天癸"二字，在中国医学名词上，无确当之解释，惟癸为水，属于肾系，有湿化之义，故拙著《妇科难题》说："上之天癸为女子月晕之定名，下之天癸为丈夫通精之涵谓"。证诸西方学说，女子卵巢、男子精虫，成熟有期，恰相符合。乃中医习语，以女子月事为天癸，虽上工不免，良可慨也。

四、阴阳应象大论

（一）此篇名曰《阴阳应象大论》，论中虽多阴阳对举，然其扼要，则在气化。

（二）西医以中国医学侧重气化，遂目为"玄学"，而不知非也。玄学者，无形之物，而气化则为有形，可以实验，可以覆按。中医之论气化，与佛家之说化生不同，因佛家以有归无，中医则以有归有。

（三）寒、暑、燥、湿、风，气也；春生、夏长、秋收、冬藏，化也。寒胜则浮，热胜则肿，燥胜则干，湿胜则濡泻，风胜则动，气化有所偏胜也。凡物"逢热则伸，逢寒则缩"，此原则也。今不曰"伸"而曰"肿"，盖有暴长之义焉；不曰"缩"而曰"浮"，盖有虚空之象焉。故阳胜则热，阴胜则寒，此常理也；重寒则热，是为虚热，重热则寒，是为假寒，变态矣。西医论其"常"，而《内经》通其"变"所以谓之"应象"。应象者，一方根据原理、原则一方注意状态变迁也。

（四）"寒伤形"至"形伤气也"八句，乃"外因内治律"，亦可为"内因内治律"。

（五）"阳为气，阴为味"一节，语文错乱，故不易注释，兹为勾正，不待注解，自然明白晓畅。

阳为气，阴为味；味伤形，气伤精。

精食气，形食味；精化为气，气伤于味。

味归形，形归气，气归精，精归化。化生精，气生形。

（六）"论理人形"至"皆有表里"十五句，从人身生理、组织、解剖而得，提纲挈领，统系了然，学说精湛，无以复加。所谓"揆度学"也。

（七）东方生风一节"在天为玄"至"玄生神，神"廿三字，与《天元纪大论》重复，衍文也。

（八）"此阴阳更胜之变，病之形能也"，"形能"应作"形态"，与《六节藏象论》"器能"二字异。

五、六节藏象论

（一）本篇应曰《藏象论》，因所论者，为藏府之象征。"六节"二字，亦纂文也。

（二）自"黄帝问曰"至"请陈其方"，语多附会，理亦牵强，为道家所增，固无疑也。

"何谓所胜"一段，与《金匮真言论》重复。虽本段所论是气机之偏胜，关于时候之变迁，人在气交之中，因气候之太过、不及，遂失其常度，与题名"六节藏象"尚无大背，然语意空泛，无关病理生理宏旨。其为吐纳导引家辗转增入，不难覆射也。

（三）"草生五色"以下至"凡十一藏取决于胆也"，为本篇正文，中间虽有脱讹，然尚可以勾正。

（四）"肝者，罢极之本"，应作"肝胆者，罢极之本"。方与"此为阳中之少阳，通于春气"两句相贯。《金班真言论》曰："腹为阴，阴中之阳，肝也；阳中之少阳，胆也。"此节错简颇多，因其重要，今为修正如下。

肾者，主蛰，封藏之本，精之处也。其华在发，其充在骨。为阴中之少阴，通于冬气。

心者，生之本，神之变也。其华在面，其充在血脉。为阳中之太阳，通于夏气。

肺者，气之本，魄之处也。其华在毛，其充在皮。为阳中之太阴，通于秋气。

肝胆者罢极之本，魂之居也，其华在爪，充在筋，以生血气。其味酸，其色苍。此为阳中之少阳，通于春气。

脾胃者，仓廪之本，营之居也。其华在唇，其充在肌。其味甘，其色黄。此至阴之类，通于土气。

大肠、小肠、三焦、膀胱者,四白,化糟粕、转味而出入者也。

名曰器能。凡十一藏,取决于胆也。

"名曰器能"句,总结上文。能音奈,三足黎也。言藏器之象形,有如能介之出王游衍也。

(五)"故人迎一盛"以下,非本篇原文。

六、移精变气论

(一)本篇虽有篆文,然综其所论,则为"易地疗养"之法,与下篇"异法方宜",互相印证也。

(二)呼吸为祝,迁徙为由,祝由者,即"易地疗养"之古法也,故曰"如日月光"。如,就也,谓就日月之光华,以改良其呼吸也。又曰"去故就新",明明言吐炭酸、吸酸素矣。王太仆注:"祝由者,祝说病由,不劳针石而已病也。"全元起注。"祝由者,南方神。"是为后世祝由科附会中国医学之动机。然试读本论,有如唐宋祝由科,专用符咒,以惑众诬民否乎?

(三)本篇以"移精变气"命名,故中间不无吐纳导引家篆入文字。然学说粗浅,容易剔除。盖本篇所重者,在于"色脉"二字,因色脉之有异,而明"易地疗养"之可贵,理极明白。不意全注混于前,王注误于后,自唐迄今,无人发其覆,致疑中国医学出于道家、阴阳家,抑主为从,认贼作父,良可慨也!

七、金匮真言论

(一)本篇名曰《金匮真言论》,而所论者,乃四时之气胜,与五藏之病应，盖不啻一篇"杂病式"也。

仲景论杂病之书，亦名"金匮"，殆取义于此。窃疑"金匮"、"玉机"，古皆有是书，故既有《金匮真言论》，复有《玉机真藏论》。综其所论，气胜与病传，盖互相对勘焉。

（二）日医渡边熙博士谓中国医学上之阴阳，实为"相对性理论"。今文《内经》《金匮真言论》与《阴阳应象大论》等篇相次衔接，不为无见。篇中列举人身藏府，孰为阴，孰为阳，而挈以"此皆阴阳、表里、内外、雌雄相输应也"一句，是真相对性理论矣。

（三）"平旦至日中"八句，关于时间、空间上说得颇为透彻。此可根据相对性原理，而发挥其思想之伟大也。

（四）春气在头，夏气在心，长夏气在络，秋气在肺，冬气在背脊。今只有"是以春气在头也"句，想其他皆脱简矣。

（五）肝病在筋，心病在藏在脉，脾病在舌在肉，肺病在皮毛，肾病在谿在骨。此为中国医学上论证治病之枢纽，故不须解剖，而确知病根所在。彼谓中国医学不合于科学者，出主入奴之谬见也。岂知"中国医学底统系"，只此寥寥数语，已将"生理、组织、病理、解剖"包括而靡遗哉！

（六）《病能论》曰："金匮者，决生死也。"则最初之金匮，当系测病征（兼测气候）之仪器，与土圭之测日景，木鸢之测风向，同其作用，及有所得，遂名其书。今文《金匮》一篇，虽属演文，然首言八风五风、四时气胜；继言风气所生、人身病舍；次言平旦、日中、黄昏、鸡鸣，天之阴阳，与人身腹背五藏六府相为输应，以"空间时间相对"立论，逆知人身病俞所通，病变所发，病机所在，层次井然，有条有理。此"揆度学"之先型，而《病能论》所由据也。

乙 言藏 论藏府之官能辨生理之形态

一、五藏生成论

（一）本篇名曰《五藏生成论》，而综其论列，可分为三：有"生理学"，有"病理学"，有"诊察学"，而少组织学。

（二）"人有大谷十二分，小溪三百五十四名，少十二俞"，此三句，近组织学（王注"四"为"三"传写之误）。

（三）"诸脉者皆属于目，诸髓者皆属于脑，诸筋者皆属于节，诸血者皆属于心，诸气者皆属于肺"此五句，至为精审。但却脱简一句，即"诸肉者皆属于脾"。然后接"此四支八溪之朝夕也"，文气方为一贯，且与上文"心之合脉也"一段相呼应。至"目"字当是"肾"之剥文，"节"字当是"肝"之误写，因"目节"二字虽可通，终不如"肾肝"之明白也。

（四）"过在足太阴阳明"下，应有"甚则入脾"四字。

"过在手阳明太阴"下，应有"甚则入肺"四字。

"过在手巨阳少阴"下，应有"甚则入心"四字。皆脱句也。

二、五藏别论

（一）本篇纂文甚少，惟首数句有之，"方士"二字，其漏洞也。结段"凡治病"以下可删，是纂文也。

（二）奇恒之府，言常变之府也，为奇经八脉所寄。"恒"指其常，"奇"明其变。《病能论》曰"奇恒者，言奇病也。下经者，言病之变化也"。因脑、髓、骨、脉、胆、女子胞，此六者皆奇而非偶，本常而善变，然皆有所藏，又在五藏之外，所以谓之"别"也。

《内经》医学上名词，对于藏府之称谓，向无定，盖就其作用而言也。然府可称为藏，如《六节藏象论》所云"十一藏"是，而藏则未尝称为府。独此篇开首，或以脑髓为藏，或以肠胃为藏为府，故为问难之辞，盖亦就作用立论，以引申藏府之涵义也。

三、灵兰秘典论

（一）本篇名曰《灵兰秘典论》，而所论者，乃藏府之官能，相使之作用；与今医所云内分泌、外分泌颇合，且形神两溶，颇见重要。

"贵贱何如"句，篡文也。"以此养生则寿"三句，亦篡文。"以此养生则殃"以下，皆伪文。

四、藏器法时论

（一）本篇名曰《藏器法时论》，其所论者，为藏器疗治法，说明生活素之原理原则，病理上之时间空间。此种伟大之发明，实足驾欧美而凌日本，使中国医学成为世界医学，当以此为立足点而出发欤？

（二）"夫邪气之客于身也"至"取其经少阴、太阳血者"一段，乃论刺法，不宜入本篇。

（三）"毒药攻邪，五谷为养、五果为助、五畜为益、五菜为充，气味合而服之，以补精益气"，是为中国"医食同源"之原则。一部本草所载，莫能外此例，即本草未载，而可以养生治病者，亦无能外此例。彼只知参、苓、芪、术为药，而不知五谷蔬菜亦药者，狭隘之见也。

五、阴阳离合论

（一）本篇名曰《阴阳离合论》，题文相称，纂说尚少。

（二）本篇所论三阳三阴脉根所起，穴俞部位颇堪研究，乃"组织学"也。

藏府之有穴，犹铁钥之有门，钥门之开以匙，藏府之病治穴。凡按摩者、针灸者，固应明穴之所在，以为疗治之机关。即专用汤剂者，有时亦须察穴，以窥病根所由起。尤以外科内治为最要。如大小肠痈、子宫癌等，视其脐下寸余，隐隐隆起，或红紫块如葡萄者，即可断定，因其穴在此也。

按：先医有"腹诊法"，以人电诊内藏，较诸器械，密且胜矣。今医不知揆度，因不知腹诊，至为西医所凌，咎将谁归？

六、太阴阳明论

（一）本篇专论太阴、阳明之生理、病理，说得甚明白，李东垣《脾胃论》或取义于此。本篇纂文甚少，盖"托始"之原作也。

（二）王太仆注"阴阳异位"一节，谓：脾藏为阴，胃府为阳；阳脉下行，阴脉上行；阳脉从外，阴脉从内。所从不同，病生各异。最为精到。

（三）"阳道实，阴道虚"者，即《五藏别论》所云："胃实而肠虚"，"肠实而胃虚"也。王注以更实更虚为解，未确。

（四）"阳受之则入六府，阴受之则入五藏。故阳受风气，阴受湿气，伤于风者，上先受之，伤于湿者，下先受之"等说，概由实验而来，是为"病理诊断学"。

（五）喉主天气，咽主地气。此为气管、食管之分，而营卫周流之作用寄焉。

（六）"四肢皆禀气于胃，而不得至经"者，直行为经，旁行为络；四肢皆禀气于胃，胃之肌肉横行，故云"不得至经"。杨上善作"径至"，意义反晦。

"必因于脾，乃得禀也"，因脾为络之大本营，必脾之横叶动踔，方能行津液、长肌肉、化糟粕、利筋骨。此节为"组织生理学"。

（七）"脾与胃以膜相连耳"，及"其脉贯胃，属脾络嗌"等语，皆为"生理形态学"。盖脾之大络，为一横叶，横亘肠胃中间，与脾藏相接，分泌膏液，以助消化。脾为鱼形，能喷，故曰"脾络嗌"也。

按：西医名脾络曰胰腺，日医造名曰膵。吾国力言曰析。以脾络之本体而言，胰、膵是也，以脾络之工作而论，嗌、析胜焉。

七、宣明五气

本篇名曰《宣明五气》，而其论列则为五入、五病、五并、五恶、五液、五禁、五发、五乱、五藏、五主、五伤、五脉，是为中国医学之前提，不算纂文，但多倒置，兹为钩距如下：

五味所入　五味所禁　五气所病　五精所并
五病所发　五劳所伤　五邪所乱　五邪所见　五脉应象
五藏所主　五藏所藏　五藏所恶　五藏化液

丙　言诊　论诊家之枢要明揆度之始机

一、异法方宜论

（一）此篇论水土之异宜，因病证而施治。病原不同，故治法不一，故治法不一，故学术分途。

（二）砭石、毒药、灸焫、导引按跷，为先民治病四大发明。然砭石、灸焫、导引按跷，均须手术，惟毒药专用汤剂。经谓毒药从西方来，乃中华民族自西祖东之一证也。

（三）人群进化，必经三大阶级，即由渔猎而游牧，由游牧而耕稼也。中华民族自西徂东，本择水草丰茂之地，以安其处，而美其食，故享天然之利独厚。自神农尝百草后，"医"与"食"遂同其源，所以汤剂特殊发达，而刀针、按摩、灸焫渐次失传，盖有由矣。

（四）种族不同，血统各异。人类之营生，各有畸形之发达。白种之所以白，黄种之所以黄，不但水土不同，营养自异，即以细胞而论，验诸血液，殊觉参差。此异法方宜，不可不讲求也，审矣。

二、玉版论要

（一）本篇名曰《玉版论要》，而所言者则为"揆度"。"揆度"者，方切也。生行度量，死可解剖，揆度必用奇恒。"奇恒"者，正负也，故云道在于一。

（二）《书》曰："璇玑玉衡，以齐七政"。是玉版、玉机皆为量测之器明矣。道家见"玉版"二字，又思篡窃。"神转不回"数句，伪文也。

（三）《内经》所谓揆度，即《阴阳应象大论》所云"论理人形，列别藏府，端络经脉。会通六合，各从其经，气穴所发，各有处名。溪谷属骨，皆有所起，分部逆从，各有条理。四时阴阳，尽有经纪，外内之应，皆有表里"。盖包括人体生理、组织、病理、解剖各学而一之也。

（四）揆度之术，既含如许之实用，而本篇只曰度病之浅深者，盖虽用种种方法，而其结果，不过"治疗学"而已。

（五）"阴阳反作，治在权衡"，用揆度之法，以诊察脉色，《阴阳应象大论》所谓"观权衡规矩，而知病所主"，是也。"相夺"，即相对，正负也。故曰奇恒事也，揆度事也（全注改"他"为"作"，是。王注"权衡相夺"为一句，非）。

三、平人气象论

（一）本篇名曰《平人气象论》，平人者，无病之人也，论无病之人之脉搏息至调匀也。不曰"脉象"，而曰"气象"者，以脉之动跃，由于气也。

（二）《难经》切脉独取寸口，其义本于此篇。

（三）本篇虽论平脉，然仍以病脉为多。

（四）春弦、夏钩、秋毛、冬石，此平脉也，然皆以胃气为本。所谓胃气者，脉弱以滑，即六脉平均，不见一部独胜也。一部独胜者病，胜而不能平，则真藏脉见矣。

四、玉机真藏论

（一）本篇名曰《玉机真藏论》，而所论者，前半为四时脉象，中段为五藏受气，及其传变。"大骨枯槁"以下，乃及真藏，层次固觉井然。然其中不无错简。

（二）玉机，疑系古有是书。盖玉机，器也，与玉版同为揆度之用，以器名册，亦金縢之类。本篇自"黄帝问曰"至"名曰玉机"止，可别为一篇。

（三）中段自"五藏受气于所生"起，至"传，乘之名也"，论藏气之受舍，及相并之乘传，立说颇湛，乃"变之医学"也，亦可别为一篇。

（四）"大骨枯槁"以下，至"帝曰善"所举真藏脉见各证，皆"劳"病也，可自为一篇。

（五）"凡治病察其形气色泽"以下，至"皆难治"止，是论"望切"，此一段为"诊断学"。

（六）末段所论五实五虚，堪为治久病急病之标准，亦"诊断学"也。

（七）今文《内经》，自《诊要》至本论四篇，皆言"脉学"。

五、脉要精微论

（一）本篇名曰《脉要精微论》，其实"诊要"也，盖"望切"之法，已具于此，兼及"闻问"，所谓"四诊"也。

（二）"尺内两旁则季胁也"一节，是为三部九候之法。"尺寸"二字，聚讼纷纷，然以《难经》解之，则甚明白。《难经》曰："故分寸为尺，分尺为寸"（徐灵胎注：言关上分去一寸，则余者为尺，关下分去一尺，则余者为寸，此尺寸所以得名也）。故阴得尺中一寸，阳得寸内九分，尺寸终始，一寸九分，故曰尺寸也。

六、三部九候论

（一）本篇名曰《三都九候论》。然《脉要精微论》"尺内两旁"一节为原文，本篇实演文，且多纂文。

（二）本篇论天、论地、论人、论针、论刺、论切，都是纂袭他文衍成，严格而说，索是可删。

（三）"三而成天"、"九野"、"九藏"等语与《六节藏象》重沓如出一手，完全是秦汉方士口吻。

（四）神藏五、形藏四，合为九藏。《六节藏象论》亦有此文。王太仆注云："形藏四者，一头角，二耳目，三口齿，四胸中。"此说非也。其实乃头脑、骨椎、筋脉、皮肉也。（参考《脏府通诠·补脑篇》）

七、诊要经终论

（一）本篇应名《经终诊要论》，不宜题"诊要经终"。以其所论者，乃十二经脉之败象，三阴三阳之病，至此而绝也。

（二）"故春刺散俞"起，至"刺之道也"，乃论刺法，不宜入本篇。

八、阴阳别论

（一）本篇名曰《阴阳别论》，论阴阳之传变，别病状之死生，所以补前二篇之未备。间有脱简，尚少纂文。

（二）"凡持真脉之藏脉者"，应作"凡持脉见真藏之脉者"，或"凡持脉而真藏之脉见者"。

（三）"脉有阴阳，知阳者知阴，知阴者知阳。三阳在头，三阴在手，所谓一也"。《难经》切脉，专取寸口，盖取诸此。王注："头谓人迎，手谓气口"，是。而以引绳大小齐等解释"一"字，则误。

九、经脉别论

（一）此篇名曰《经脉别论》，而所论者，则为五藏津液之运输，及筋脉精气所流行。

（二）本篇立论至为精湛，惟后段忽论三阳穴俞、三阴脉搏，既有错简，亦见阙文。

十、通评虚实论

（一）本篇名曰《通评虚实论》，以经络之虚实，为藏府之虚实，挈领提纲不愧"通评"。

原文至"病久不可治"止，以下皆错简也。

（二）"邪气盛则实、精气夺则虚"，为切脉论证、处方、用药之标准。

（三）"气虚者，肺虚也；气逆者，足寒也。"经脉行于内，络脉见于外，故经虚见于肺，而络满始于足也（《灵枢·经脉》云："经脉者，常不可见也，其虚实也，以气口知之。脉之见者，皆络脉也。"又曰："其常见者，足太阴过于外踝之上，无所隐故也。"堪为本文注脚）。

（四）寒热易辨，虚实难辨。寸脉急而尺寒，为经络皆实；脉口热而尺寒，为经气有余，络气不足；脉寸寒涩而尺热满，为经虚络实，是切脉最简便方法，亦辨别寒热虚实最明瞭方法。

（五）"大热病，气热脉满，是谓重实"，胃实也。"脉气上虚尺虚，是谓重虚"，心肾虚也。《甲乙经》作"脉虚气虚尺虚，是谓重虚"，其义亦通。因为重虚之病，肾气不藏，逆于心藏，而寸口脉反弦者比比。

（六）"滑则生，涩则死"者，即《玉机真藏论》所云："脉弱以滑，是有胃气"，专指脉虚气虚而言。王注将"气热脉满"统释在内，大误特误。

（七）"寒气暴上，脉满而实"，即肾气不藏，逆于心藏，故寸口脉反弦也，故曰："滑则生，逆则死"。王注以"涩"为"逆"，非。全注谓"逆"非"涩"，是。

第二编　下经

导　言

《病态论》曰："下经者，言病之变化也；金匮者，决死生也：揆度者，切度之也；奇恒者，言奇病也"。

按：病之起讫也，有其"机"焉，有其"原"焉，有其"合"焉，有其"舍"焉。何谓机？机者，几也，言绵邈不易几及也。何谓原？原者，因也，即风、寒、暑、湿、燥诸气，为病之原因也。何谓合？合者，经络衔接之处，谓病征由外入内，从表达里也。何谓合？舍者，留也，谓邪气留连藏府之中、募原之内也。是以病之发作也有期，而病之乘传也甚脱，故病之变化也无极。先民之初，只知不适为病而已，不知病因何自而起也，既知病因矣，又不知病征何自而入也；既知病征所从入矣，尚不明病根所由舍也。吾人所谓"病舍"，即西医所谓"病灶"也。夫病而有"灶"，则病已盘根错节矣，其非卒然而起可知，其非无端而筑更可知。先哲知其尔也，所以论病证之归受，必须论病象之变迁。而论病象之变迁，更须辨藏府之生成、经脉之起讫、俞穴之距离，生则度量切循而得之，死则解剖皮肉而视之，创为金匮、玉版等方圆之器械，发明揆度、奇恒等正负之术科。论理人形，列别藏府，端络经脉，察数穴俞。会通六合，各从其经；气穴所发，各有处名；溪谷属骨，皆有所起；分部逆从，各有条理；四时阴阳，尽有经纪；外内之应，皆有表里，凡十二经脉之所终始，络脉之所别处，五输之所留，六府之所与，营卫之所生会，五藏之所溜处，阔数之度，浅深之状，高下所至，出入所次，今医所谓人体组织、生理、解剖、病理各学，莫不反复研究，首尾证明。不只洞悉病机、病原，而且洞明病合、病舍；不只洞明病合病舍，而且逆知病传、病变。用是决生死、起膏肓、针废疾，无不见微知著，得心应手，是为"揆度"之学，而其术则准诸奇恒，故曰"揆度奇恒，道在于一"。今医未解揆度，故不识奇恒；不识奇恒，故不能明病之变化；只知循环器、呼吸器、消化器、泌尿器而已，只知何藏何器发病，专治某藏某器而已。沉迷于微菌，疑似于病灶，不知病在上而求诸下，病在下而求诸上也；不知病在脉而调之血，病在血而调之络也；不知病在营而调之卫，病在肉而调之分肉也。夫善治病者，先治皮毛，其次治肌肤，其次治筋脉，其次治六腑，其次治五藏，治五藏者，半生半死也。今医之所谓解剖，正半生半死之术也。兹本《病能论》所述，绵蕞而治下经，一曰"病"，二曰"变"三曰"输"，四曰"针"，补短截长，举隅反三，有挂漏矣。

甲　言病

一、阳明脉解

（一）本篇名曰《阳明脉解》，则所论者，应为胃之"生理组织"，今所举者，为胃之"病理、病状"，盖有阙文。

（二）"阳明主肉，其脉血气盛"，"其脉"应连下，不应连上；如连上则是"与肌"二字之剥文。《甲乙经》作"其肌"，以胃主肌肉，故修之。然题曰脉解，则"其脉血气盛"为一句，较改"其肌"尤为通畅。阳明之为藏府，多血多气，故曰"其脉血气盛"。

二、热论（缺）

三、评热病论

（一）本篇名曰《评热病论》，盖别于《热论》、《刺热》二篇也。

（二）本篇首言病温，次辨风厥，均以"诊汗"为先。盖六气之邪，其稽留于人身者，莫如湿，其次莫如风；风湿相搏，则变为热；湿热相搏，则成为炎，此温病不愈，所以变为风厥也。"表里刺之，饮之服汤"，为治温病风厥先决问题。王注"谓泻太阳、补少阴也"。又曰"止逆上之肾气也"。是则仲景所谓"今复欲下利"也。即西医所云脑膜炎、官肠炎，胥准此矣。（参考《黄溪友议·伏气辨》）

（三）劳风、肾风、风水，皆由于邪湿不行，而内风扇动也，亦为风湿相搏之证。

（四）腹鸣，湿在肠；胃隔，湿在脾之大络；月事不来，湿入胞中。

四、风论

（一）本篇名曰《风论》，题义甚明。

（二）风有内风、有外风，故曰："风者，善行而数变"。又曰："风者，百病之长也。

（三）风气循目内眦入胃，则为热中，面目黄，此发黄病也，故《伤寒论》列诸阳明项下。

（四）风气由太阳而入，行诸脉俞，使肌肉愤䐃有物，今"麻风"病也。

（五）疠风，今"梅毒"。《脉要精微论》曰："脉风成为病"，是也。有谓疬为麻风者，盖前人辨证未确之说。

（六）脑风，多于夜半得之。

肠风，泻血也。

（七）肺风，肺气寒也，治在温肺，与肺疝同法，王注误。

心风，风入心包络也，故病甚则言不快，善怒吓，与心痹同治。"焦绝"谓三焦孙络，绝续不通畅也，王注误。

肝风，肝扇翕张也，治在胆。

脾风，即直中风也，与其他中风，及西医所谓"脑出血者"异治。

肾风。肾藏虚矫，元气散外也，治在纳气归肾。

上述五藏之风，皆内风也。（参考《黄溪方案·明教方》）

（八）胃风，有直中者，与脾风同治。本篇所论胃风，为鬲塞不通，是风食相隔也。

（九）首风、漏风、泄风，皆为外风，亦有由内风鼓扇而与外风相引者。

五、疟论

（一）本篇名曰《疟论》，题义甚明。

（二）"疟"字上加一"痎"字，至堪研究。痎从痎疒从亥，言有根亥也，如痰核、结核之类是也。王注谓痎为老，尚近，以瘦为解，非。

（三）西医谓疟有虫，又谓由夏天蚊子吮血所致。

今疟称痎，极奇；又曰："痎疟皆生于风，其蓄作有时"；又曰："疟之始发也，先起于毫毛欠伸，乃作寒栗鼓颔"。与蚊子吮血相似，更奇。盖今医之所谓微虫细菌，先医概谓之风，间曰寒邪。《论衡》云。“凡虫为风（風）字”，又云：“虫为风所生，取气于风”，是风、虫一矣。

（四）日作、间作、晏作、早作，虽所论未确，然疟疾之发作有重轻、有时间，不可不辨：如脾寒则早作，肝煽则晏作。

（五）先伤于寒，而后伤于风，故先寒而后热，名日寒疟；先伤于风，而后伤于寒，故先热而后寒，名日温疟；但热而不寒者，名曰瘅症。分疟为三候，皆由实验而得，是为“病理诊察学”。

（六）经言“无刺熇熇之热”三句，及“必须其自衰乃刺之”等句，当系《刺疟论》错简于此。

篇中所举经言，当系托始原文。

六、咳论

（一）本篇名曰《咳论》，题义甚明。

（二）“皮毛者，肺之合也”。《灵枢·九针十二原》云：“气所入为合。”合者，经络衔接处，即由表入里之谓。

（三）“则外内合”，谓自外而内也。《痹论》曰：“五藏皆有合，病久而不去者，内舍于其合也。”

（四）咳之见证（标）皆在肺，而其病原（本）有在他藏者，如肝总管闭塞，则吐黄痰如绵絮，西医名为肺门浸润，是为肝咳。又如“吐白血”之证，若用显微镜窥之，则累累者皆白血球也，故其治在肾，是谓“肾咳”。

（五）脾咳动胃，肝咳连胆，故曰咳而呕，下一呕字，以示咳之副病，若直云“胃咳、胆咳”，则似是而非。脾为鱼形，能啧，脾之大络阻掣，亦能作咳。

（六）大肠、小肠、三焦、膀胱之咳，乃肺藏久咳，而脉络牵动也。肺朝百脉，久咳不已，奇经八脉受伤，失其约束，故有遗矢、遗溺等见象。

七、举痛论

（一）本篇名曰《举痛论》，所列举者，为五藏之卒痛。卒痛者，气痛也，与痛风异，与其他伤痛亦不同。

（二）所举气痛有十三，而热气只一，其他皆寒气也，可知气痛多属于寒。

（三）气痛可按为寒，痛甚不可按为热，此寒热之辨也，故此篇为"诊察学"。

（四）炅气，热气也，不曰热而曰炅，从内发也。

（五）炅气与厥气不同：厥气者，肝肾之气也，属营；炅气者，炭气也，属卫。

（六）厥逆，厥气上逆也。

八、腹中论

（一）本篇名曰《腹中论》，所申论者，皆为脾络坏湿之病，及其连带关系者，可知脾络在腹中之重要矣。

（二）本篇举病状，兼及药剂，是"诊察治疗学"。

（三）鼓胀，湿也。血拈而胸胁支满，湿入脉中也。伏梁，裹大脓血，居肠胃之外，是病在脾络，故迫侠胃脘而生内痈。其居脐上为逆，脐下为从者，因脐下为育原，所生为肠痈，即盲肠炎也。

乙 言变

一、病能论

（一）本篇名曰《病能论》，"能"古"态"字，应曰"病态论"。

（二）本篇既称病态，而所举之病，只列胃痈、颈痈、阳厥、酒风，及腰痛、食易，且已杂见于他篇例同索引，复多阙文。

（三）本篇论病态，而有方剂，并定分两，为汉人所篡无疑。

（四）本篇所说，论在奇恒、阴阳中，及上经、下经、金匮、揆度等，皆为原文篇名，今原文虽阙乱，然尚可以依此方法而整理之，以成统系也。

二、奇病论

（一）本篇名曰《奇病论》，据《病态论》所解，奇恒者，言奇病也，是为上古"奇恒篇"中遗文，由托始者重加绵蕞可知，盖"变之医学"也。

（二）本篇所列诸病，为瘖、息积、伏梁、疹筋、厥逆、脾瘅、胆瘅、癃厥、巅疾、肾风，皆奇经八脉之为病，所以名曰"奇病"，盖皆生理、病理之变态也。

瘖，为任脉之病。

息积，为脾络之病。

伏梁，为盲肠闭塞。

疹筋，为肝肾中寒，冲任内乱，即筋结也。

厥逆，厥气上逆也，见《腹中论》。

脾瘅，为消渴，西名"糖尿病"。

胆瘅，为"热病发黄"，即胆石、胆沙之类。

癃厥，湿入肾藏，肾为圆锥体，能入而不能出，故图一日数十溲，盖临溺中断也，肺气衰则厥。

巅疾，为胎病，是传染性神经衰弱证。

肾风亦湿入肾藏，横行奇经八脉；湿毒攻心，则心藏与心包络脱离，往往下陷或破裂而死。

三、大奇论

（一）此篇名曰《大奇论》，象属奇恒，亦为"变之医学"。本篇举病皆举脉，不曰"脉解"，而称"大奇"，盖本篇以脉证为对象，而《脉解》则专释证状，皆演文也。

（二）本篇错简甚多，兹为勾正如下。

胫有大小，髀腨大跛，易偏枯。偏枯，男子发左，女子发右。脉不至若喑，不治自已；不喑舌转可治，三十日起；其从者喑，三岁起；年不满二十者，三岁死。

脉来悬钩，浮为常脉；脉至浮合，浮合如数，一息十至以上，是经气予不足也；微见，九十日死。

（三）本篇举脉，先满，次急，次缓，次沉，次浮，次败象。切脉论证，颇有次第。

四、痹论

（一）本篇名曰《痹论》，题义揭明，理论丰富。

（二）行痹、痛痹、着痹，是为合病、并病。

骨痹、筋痹、脉痹、肌痹、皮痹，是为合病。

肺痹、心痹、肝痹、肾痹、脾痹、肠痹、胞痹，是为舍病。西医论病有"病灶"，即舍病之义也。

此篇为"病理学"；亦可云"变之医学"。

（三）淫气，即风、寒、湿三气也，是谓六淫之气。王注"谓气之妄行者"，意义反晦。

（四）"六府亦各有俞"一节，是论以针治痹，此针灸家所应研究也。

（五）藏府独胃无痹，以荣卫之气，非胃之磨擦不行也。胃而有痹，则荣卫之生会停，而藏府之真脉见，此胃痈、胃癌之病，所以不易治也。

五、痿论

（一）本篇名曰《痿论》，论痿之病源由于藏，探本寻原，发明伟大，此巢元方"病原式"所由仿。

（二）痿躄由于肺，脉痿由于心，筋痿由于肝，肉痿由于脾，骨痿由于肾，较诸西方"细胞学说"，尤为精辟，是为"生理组织学"之独创者。

（三）肺为五藏之长，阳明为宗筋之主。肺司呼吸而朝百脉，阳明束骨节而利机关，是即所谓奇恒也。本篇说明此理，是由揆度解剖而得。

（四）"故本病曰"、"故下经曰"语有所引，乃原文也。

六、厥论

（一）本篇名曰《厥论》，厥者，气上逆也。

（二）阳气阴气，即营气卫气也。营气卫气，周流人身，循环不息。其在脉络也，二气并行，然阳气在外，而阴气在内，所谓"阳因而上，卫外者也"。若阳气亢进，则为热厥，阴气亢进，则为寒厥，此厥之所以分寒热也。

（三）"前阴者，宗筋之所聚，太阴阳明之所合也"，前阴即今医所谓生殖器也。宗筋即奇经，肾系督、任、冲、带是也。男子之冲、任外行，女子之冲、任内行。故男子有内肾，复有外肾，是为睾丸；女子有内肾，而无外肾，却有子宫，而睾丸之腺。并于任脉而向上，所以双乳特别膨胀。冲脉贯胃，任脉贯肺，故曰太阴、阳明之所合也。

（四）本论至"阳气乱则不知人也"为止，"太阴之厥"以下，论六经之厥，及其病征，应别为一篇。

（五）寒厥、热厥，卒发于临时，变也。六经之厥，非一朝一夕之故，其来本渐，病象变而病舍不变，名为变而实未尝变也。如"太阳厥逆，僵仆呕血；少阳厥逆，发肠痈（盲肠炎）"，此其辨也。

七、气厥论

（一）本篇名曰《气厥论》，而所论者，为藏府寒热之相移，亦"变之医学"也。

（二）《厥论》下半篇论六经之厥、厥逆，以此题命之颇当。全元起将此篇并于《厥论》，亦以题目相似，然厥之为病，皆从下而上，此篇所举则否，故以"气厥"命名，固近费解，但并于《厥论》，则舍文就题，又未免断鹤续凫之诮。《孟子》曰："今夫趋者、蹶者，是气也，而反动其心。"观此篇所举病证，颇有急趣之义。盖他病之传变，胥由上面下，或由下而上，其来也渐，所谓"纵"也。独本篇各病之迁移，其象甚遽，所谓"横"也。横近于栓，是气厥者，或即气橛之义，如肝回管，大脉管，及其他动脉管之闭塞，多有此现象。

（三）柔痉。自仲景有刚痉、柔痉之分，于是《内经》之柔痉，金以为即《伤寒论》之柔痉，不知痉由于湿，《至真要大论》所谓"诸痉项强，皆属于湿"，以其病在筋节，与西医所称脑脊髓膜炎相近；痉由于燥，与《生气通天论》所云"大偻"由暴风吹入背脊，致骨椎弯曲相似。故王太仆注，调"骨痉而不随"。又曰"气骨皆热，髓不内充，故骨痉强而不举，筋柔缓而无力"。其言本确，乃后医纷纷聚讼何耶（柔缓，若改为懈弛，更当）？

（四）虑、瘕、沉。虚即秘。小肠移热于大肠，助小溲不通，大溲中秘，久之为瘕。沉者，堕重之义王注未确。

（五）瘦人，瘦人之"人"，当系"人"字，与下之"亦"字为拆文，"人"、"亦"合之，则为"你"矣。古简漆书，人作立形，与入相象。

（六）食亦。食亦之"亦"，即解亦之"亦"，如上说。因食亦为贪食善饥，而肌肉消瘦；解亦为骨髓枯竭，筋节短缩，亦肌肉消烁，俗称食亦为"消食傍"，斯其义也。

八、脉解

（一）本篇名曰《脉解》翻经病变，而附时间，盖"病态学"之总兑也。

（二）本篇所举病态，先论阳王，转入于阴，阴气既竭，复归于阳，阳盛而动，阴气在中，阴阳并争，内外相并，终至薄夺，仿《周易》之《系辞》，开《难经》之先例，所以名为"脉解"也。

（三）"色色"，谓误视也，有此色而不能定为此色，比方红色当前，而疑为黄、为黑、为绿、为白，即遇其他各色亦然，故曰"色色"。

九、逆调论

（一）本篇名曰《逆调论》，所论者为"病理诊察学"。

病象有从有逆，阳盛而热，阴盛而寒，常也；阴虚而热，阳衰而不冻例，变也。变则逆矣。从变而治，是谓逆调；病在上而求诸下，亦曰逆调。此篇所举，正可云"变之医学"。

（二）逆调者，非头痛医头，脚痛医脚之谓，亦非以热治寒，以寒治热之谓，中国医学所以异于西方医术者在此。

丙　言输

一、调经论

（一）本篇名曰《调经论》，虽论刺法、按摩，亦通汤剂。

（二）"血并于阴，气并于阳，故为惊狂"，是气血分离也。"血并于阳，气并于阴，乃为炅中"，是气血错乱也。

（三）"络之与孙脉俱输于经，血与气并，则为实焉"此鼠疫、猩红热之类也。"血之与气，并走于上，则为大厥，厥则暴死，气复反则生，不反则死，"近医张锡纯谓此即西医所云"脑出血"是也。

（四）"风雨之伤人也，先客于皮肤，传入于脉，孙脉满则传入于络脉，络脉满则输于大经脉，血气与邪并客于分腠之间，其脉坚大，故曰实"。此节论六淫之感人，及受病之深浅，理甚明白，亦由揣度而得。孙脉者，微丝血管、毛细淋巴管也。络脉者，静脉也。大经脉者，大动脉、大脉管、肝回管也。

（五）经言"阳虚则外寒，阴虚则内热，阳盛则外热，阴盛则内寒"四句，为托始之原文，实论病之正鹄。

（六）"病在脉，调之血；病在血，调之络；病在气，调之卫；病在肉，调之分肉；病在筋，调之筋；病在骨，调之骨"。脉为血所舍，病在血，宜治心，以心合脉也；络为血所归，病在络，宜治脾之大络，以脾之横叶，为络之大本营也，卫为气所主，病在气，宜治肺，以肺司呼吸也，肉为分肉所会，病在肉，宜治脾与胃，以脾主肉、胃主肌也；筋为节所结，骨为髓所藏。病在筋，宜治肝，以肝主筋也；病在骨，宜治肾，以肾主骨也。是为"病理治疗学"。

二、骨空论

（一）本篇名曰《骨空论》，所论列者，为骨节间针灸之穴俞与脉络之起论讫，间及病状，为揣度中之浅深论，是针灸、按摩科之基本知识，乃"生理组织学"之最有统系者。

（二）骨空，即骨窌，即骨穴也。同是俞穴，《气府论》所举者，为脉气所流行；本篇所论者，在骨节所凑合，此其辨也。

（三）本篇所论督、任、冲三脉病状，至堪研究，所以不列其他论脉诸作，而列入此篇者，以奇经八脉，自相钩距，不为其他经脉所拘束故也。

（四）任脉为藏府之牵线，至咽喉而止，"上颐、循面、入自"六字，错简也。

男子冲脉环上唇一周，女子冲脉环下唇一周，此上下之分，即正负之辨也。女子冲脉不至喉，故上唇无髭须，喉间无软骨。

女子带下之病，亦由于任，因任失其约束，而带脉宽，故处女患带者，双乳不膨。

论督脉之为病及治疗，较冲、任为详者，以督脉所经，前会奇经，后循背脊，皆骨穴也。治渐、治㑊、治机、治骶关、治胭、治关、治背内（大杼）矣。治阳明俞髎、治少阴荥、治少阳之络，灸法可谓备矣。

（五）"扁骨有渗理凑，无髓孔，易髓无空"。王太仆注云：扁骨、尻骨也。其骨上有渗灌文理归凑之，无别髓孔也。骨有孔则髓有孔，骨若无孔，髓亦无孔。易、亦也。是非经过解剖之手续，又乌能知之。

三、气穴论

（一）本篇名曰《气穴论》，所论者为人身之穴俞，是由揆度而得，合"生理、组织、解剖"而为一者也。

（二）"背与心相控而痛，所治在天突与十椎及上纪。上纪者，胃脘也。下纪者，关元也（十椎为七椎之误，剥文也。天突，食管也）。此言心藏之俞在肯，而督、任、冲、带相连系也。

（三）本篇所列穴俞之数，凡三百六十五穴，王注谓除却重复，实有三百十三穴，先民解剖之学术可谓精且密矣。

（四）自"孙络三百六十五穴会"句起至"与法相同"一段止，阐发气穴所会，即为荣卫所经，文赅而义精，理明而辞达，此种病理上之逻辑，实为世界医学理论上所无。

四、气府论

（一）本篇名曰《气府论》，所论列者，为六经脉气之所注，其波动及于附丽之穴俞，盖"生理组织学"之最精密者。

（二）《气穴论》论穴数，《气府论》论六经所属之穴数，一为量，一为质。《阴阳应象大论》所云："气穴所发，各有处名，会通六合，各从其经"，此之谓也。

（三）藏府之有穴，犹锁钥之有门。按摩家外行手术，而能愈内藏之病者，因知某处为某藏之穴故也。针灸家能愈第三期肺痨者，因知肺俞在背脊第三椎，外用引火之药丸，能杀根深蒂固之痨虫故也。一藏有一穴，一府有一穴，而此藏此府脉气所流行者，更有无数俞穴；此无数之俞穴中，而其重要者，仍只一穴。《灵枢·背腧》云"胸中大俞在杼骨之端；肺俞在三焦之间；心俞在五焦之间；膈俞在七焦之间；肝俞在九焦之间；脾俞在十一焦之间；肾俞在十四焦之间，皆挟脊，相去三寸许。按其中，应其处，而痛解。灸之则可，刺之则不可。"此之谓也。

五、水热穴论

（一）本篇名曰《水热穴论》，所论列者，为水穴热俞之辨。水穴者，为水病之穴；热俞者，为热病之穴。故曰"水热穴"，亦针灸、按摩家之亟应研究者。

（二）论水病之本在肾，而其标在肺。水俞五十七穴，即为肾俞，可知治水之枢机，在于导肾。顿觉西方肋膜炎肾藏炎、腹水之说，为不知本，而抽水之术，专于治标也。

（三）春取络分，夏取经分，秋取经俞，冬取井荥，为治热病之标准，所以写五藏之热也。热俞五十九穴，即由此推得，是"治疗学"之明通者。

丁　举针

一、血气形志

（一）本篇名曰《血气形志》，乃论六经之气血，及形神之苦乐。亦"诊断学"也。

（二）本篇所举十二经，互相表里，分配手足。及藏俞所在，而无府俞，疑有阙文。

（三）脉病宜灸刺，肉病宜针石，筋病宜熨引，咽嗌病宜汤药，经络病宜按摩，此为战国时代，集民间医术之大成，《异法方宜论》所指，亦当此时追述，互相比较，以明其系统，而别其短长。观于《周礼·医师》，分设食医、疾医、疡医、兽医，所专用者为毒药注灌，而无针灸按引，至春秋时医缓论膏盲之疾，曰："攻之不可，达之不及，药不至焉"。夫曰攻、曰达，似用手术，继称药不至焉，是仍用汤药也。此今文《内经》，为周秦诸子所演，确无疑矣。

二、宝命全形论

（一）本篇名曰《宝命全形论》，"全形"二字，尚无不合，"宝命"二字，显系篡加。

（二）"夫盐之味咸"至"是调坏府"，中有错文，注疏亦误，兹为改正如下：

"夫盐之味咸，者其气，令器津泄。""者"字应是"着"字之误。言盐之味咸，咸走骨而涩血，多食盐，心肾着其咸气。能令脾藏泄津。《生气通天论》所谓"味过于咸，大骨气劳，短肌，心气抑"是也。"弦绝者，其音嘶败"。肾气衰败，肺系失司，因而声带内绝，故其音嘶哑。

"木敷者，其叶拨。"木敷叶发，应是木散叶拨。此以木叶拟肺叶也。肺之呼吸与叶同，披其枝者伤其心，摇其本者拨其叶。"病深者，其声哕。"声息恶浊，咳唾胀啰也。

"人有此三者，是为坏府。"三者，即弦绝、木散、声哕也。此节所举，甚似肺劳：弦绝为第一期，叶拨为第二期，声哕为第三期。故目：毒药无治，短针无取也。而论其病原，则由于心肾之衰败。

（三）"天地合气，命之日人。"王充《论衡》曰："天地合气，人偶自生，犹夫妇合气，则子自生。"其说本此。此节自"夫人生于地"

至"不可胜竭"止，为道家篆文，题加"宝命"二字，盖为此也。

（四）"故针有悬布天下者五"，此"针"字与上文"余欲针除其疾病"句相应，以后泛论针道，而略针法，中多篆文。惟"手动若鹜，针跃而匀，伏如横弩，起如发机，手如握虎"五句，则针法手术之至精者（"务"为"鹜"之剥文，"耀"、"跃"本字，方与下文"乌乌稷稷，从见其飞"相连贯。王注："专务一事"、"针形光净"，皆读如字，误解）。

（五）本篇论针，先论盐病，校诸"异法方宜所说"东方之域，其民食鱼而嗜咸，其治宜砭石"云云，是针法之传，来自齐鲁。顿悟今文《内经》，无殊《吕览》、《淮南》，不只出于一手，即使一人所演，亦必博采他书，学说既出诸家，传写复多讹误，俾成统系，惟有删修。

附说：针、一也，而曰五，治神、知养生，道家语也；知藏府血气之诊，医家法也；惟制砭石大小，则为针传；加入知毒药为真一语，是调和论矣。可知《内经》原书，出于关西，衍于中州，而篡于东方也。

三、八正神明论

（一）此篇名曰《八正神明论》，殊不知所谓。日月星辰、八正何候，完全方士邪说，惑世诬民，与医学上一无关系，理应亟删。

（二）本篇虽论针法，然与针法上亦无关系，盖因《针经》失传，秦汉方士乃乘间而入篡。然术非所知，故语多虚伪，故中间有云："员与方，非针也"，结曰"九针之论，不必存也"，狐尾毕露，令人哑然。惟不解皇甫谧、杨上善、王启玄、全元起诸家，割据因袭，不以为妄，何耶？

四、刺热论

（一）此篇名曰《刺热论》，盖以刺法而治热病也，故先论热之病状，再言所刺之脉俞。

（二）刺法为东方砭石之遗制，先用石而后以针，自《针经》失籍，刺法无传，《内经》论刺学说甚富，虽不明手术者，亦足资参考。

五、刺疟

（一）本篇名曰《刺疟》，盖以刺法治疟也，说见《刺热》。

（二）疟为阴阳交争，故其治在肝胆，今本篇所举，六经皆有疟，且列所刺之穴，不足为据。

（三）疟疾古名脾寒。脾寒者，脾之大络有寒湿也。西医以金鸡纳霜为治，确为中的。今本篇云"脾疟者，令人寒，腹中痛，热则肠中鸣鸣，已汗出"，是矣。

六、刺腰痛论

本篇名曰《刺腰痛论》，乃以刺法治肾系之病，所谓肾系者，即奇经八脉所经过之处也。

七、刺要、刺齐、刺禁、刺志、长刺节论

（一）上列五篇，皆论刺法，文多重复，无关紧要。

（二）《刺要》者，论刺法之要也。

《刺齐》者，论刺法之手术，宜整齐划一也。

《刺禁》者，论刺之禁忌也。

《刺志》者，论刺时之诊察虚实也。

《长刺节》者，论刺候之应有节制也。

（三）此五篇中，惟《刺禁》较为翔洽。《刺禁》云"鬲肓之上，中有父母，七节之傍，中有小心"是为道家语，从丹经脱胎而出。

八、针解

（一）本篇名曰《针解》，为演述九针之法。自《针经》失籍，针学沦亡，留此参考，聊知大略而已。

（二）此篇所论九针用意，颇有头绪，虽其说不无附会，但古人思想简单，皮应天，肉应地，脉应人，筋应时，阴阳应律，窍络应分野，如是如是，亦属时代使然，不得目为荒唐无稽也。

（三）一皮、二肉、三脉、四筋、五骨、六调阴阳、七益精、八除风、九通九窍，除三百六十五节气，此谓各有所主。是针固一，而所用不同，可知《宝命全形论》所云"针有悬布天下者五"，妄矣。

九、缪刺论

本篇名曰《缪刺论》，专论刺法。缪刺者，谓病在络而刺在经，痛在左而刺在右，因经络之交邁，而用针有移易。古文"缪"与"穆"通，乃沕穆高远之义。王注以纰缪纲纪为释，未确。

十、四时刺逆从论

（一）本篇名曰《四时刺逆从论》，亦论刺法。本篇所论，先列病理，次言刺有时间，从之则治，逆之则乱。《缪刺论》所传，为刺法之变，为刺法之常。

（二）本篇论文，多杂见于他篇。

十一、离合真邪论

（一）本篇名曰《离合真邪论》，综其所说，是论针，较诸《八正神明论》则为翔实，疑有所本。

（二）开首即言九针九篇，因而九之，九九八十一篇，是《针经》原有九篇，后人复就九篇，衍为十一篇也。然至令孰为九篇中语，谁属八十一篇文已难考信矣。

（三）针有呼吸，是为离合，针有补泻，是侯真邪。吸则纳针，呼则引针，去邪取络，护真调经，邪应泻而真应补，此针法大略也。然泻易而补难，"扪而循之"八句，乃详补之之方。

（四）"推阖其门，令神气存，大气留止，故命曰补"，此十六字，虽论补针之理，然可通一切汤剂、按摩诸法，是《针经》原文也。

（五）《内经》一书，脱节错简既多，又因杂家挽入，是以何者为原文，何者为衍义，何者为伪造，殊难一一分辨。间有可以意会者，如"帝曰候气奈何"以下，有许多"故曰"其所引者，当为托始之本，则无疑也。

（六）本篇所举针法，绵蕞而已，然论针不宜乱用，则要言不繁。结段以诛伐无过为戒，一般针医宜铭座右。

十二、标本病传论

（一）本篇名曰《标本病传论》，首言病有标本，刺有逆从，虽论刺法，但可通于四诊。

（二）先有《缪刺论》之立异同，遂有《四时刺逆丛论》之守常法，而本篇则为调和折衷之论，可见同一学术，出于多门也。

《四时刺逆从论》以《缪刺论》为对象，《标本病传论》则以前二论为对象，《内经》学说之差错皆当作如是观。

（三）本篇所论治病之标本，为诊察学，理论上之归纳律。

（四）本篇先说标本，后列病传，名为一论，实二论也。

第三编 附经

导 言

扬子《法言》:"或问黄帝终始,曰:'托也。昔者姒氏治水,而巫步多禹;扁鹊,卢人也,而医多卢。夫欲售伪者必假真,禹平、卢乎、终乎、始乎?'"

无咎按:中国医学,发源于神农,而托始于黄帝。太史公所谓,诸子百家,皆言黄帝,而其言不雅训也。然中国医学,肇基于医食同源,面萌兆于移精变气。论第其次第,可分四个时代。第一,石器时代,用砭镞;第二,铜器时代,用按跷;第三,铁器时代,用灸针;第四,鼎烹时代,用汤剂。故"醫"之为字,实"矢、匚、殳、酉"四形所组成。自神农尝百草,知何物可以养生,何物可以治病,倣贷季理色脉,知太阳光线,与人种生命呼吸气机相应。渐进而知镞疽,渐进而知匚跷,渐进而为针灸,渐进而为酒齐。由游牧迁徙之风,而为易地疗养之法,就日月之光华,征验合于揆度,所谓效实,得于储能也。不期砭石失传,流为丹汞(按,砭石用磺,故一名磺石。《管子·法法》作"痤睢之矿石"也。磺、矿,同字);针灸失传、流为运气;按摩失传,杂以导引,末流为禁咒。一般阴阳家、道家、杂家,出其绪余,篡文造经,以诬民惑世,假创作而炫比附,多附会而泯发挥,此齐、赵方士作之俑也。周、秦迄汉,虽名医辈出,然除却《内》、《难》、《伤寒》外,实无完书。秦越人为揆度之传人,张仲景为汤剂之传人,皆嫡派也。知越人、仲景为嫡派,便知丹汞、导引为别宗,更知运气证治为曲说矣。知运气证治为曲说，更知后篇、遗篇为赝作矣。兹为辨别源流，删订真伪，约略而治附经：一曰续，二曰伪，三曰篡。在旁支或可干正统，而盗贼决不能乱宗盟，是固后知后觉之责任，非腊祭余怒者所得而私也。

甲　续　循前人之绪余为自己之创作

一、皮部论

（一）本篇名曰《皮部论》，所论者为络脉之所经，即为皮肤之所属，是近揆度，亦"生理组织"之比也。

（二）中国无论何种学术，必加一个名词，如以干支纪年足矣，而又创旃蒙、大荒落、柔兆、摄提格等以宠之，且此种名词，每在可解不可解之间，徒费记忆，至无谓也。本篇阳明之阳名曰害蜚，少阳之阳名曰枢持，太阳之阳名曰关枢，少阴之名曰枢儒，心主之阴名曰害肩，太阴之阴名曰关蛰，亦此类也。其为两汉阴阳家所搀入，更何疑乎？

（三）"肺合皮毛，皮毛者、肺其应"，皮毛为肺外表，言之屡矣，今忽分皮为十二部，裁托六经，又无起论，妄矣。

二、经络论

本篇文至短简，所论者为他篇所习见，不足存也。

三、汤液醪醴论

（一）本篇名为《汤液醪醴论》，然对于汤液醪醴之制作，及其用途，迄无明了学说，非原文也。

（二）按汤液作于伊尹。伊尹负五鼎以干成汤，见于史传。今曰："必以稻米，炊之稻薪"，又曰："备而勿服，服之万全"，都属臆话，不足为训。

（三）全篇扼要语甚少，惟"精气弛坏，荣卫泣除，疏涤五藏，巨气乃平"几句而已。

（四）"去菀陈莝"，杨上善"莝"作"茎"是。

《吕氏春秋·本味篇》，乃伊尹学说所仅存者，比诸此论，精当多矣。

四、著至教论

（一）本篇名曰《著至教论》，假黄帝、雷公之授受问答，以论三阳之病理，然其说卑卑不足道，亦伪文也。

（二）三阳独至，是气并于阳也；三阳并至如风雨，是血并于阳也；上为巅疾，是气之与血，并走于上也。三种病候不同，安得混而为一。

阴虚阳搏谓之崩，故肾脉小而搏；沉为肠澼下血，心肝澼亦下血，与三阳并至如风雨者大异；说"上为巅疾"尚近，缀"下为漏病"，大非。病理不知，妄著至教，心劳日拙，斯之谓欤（参考《调经论》、《大奇论》、《阴阳别论》原文）。

五、示从容论

（一）本篇名曰《示从容论》，亦假黄、雷问答，阐发论文，伪之伪也。

示从容者，意谓诊察病证，应从容不迫也，以是命题，无聊极矣。

（二）本篇所论病证，为肝虚、肾虚、脾虚，脉象为脾虚浮似肺，肾小浮似脾，肝急沉散似肾，乃阴虚之病也。年长则求之于府，年少则求之于经，年壮则求之于藏，虽为切脉、论证、处方、立案之标准，然苟领悟《通评虚实论》者，断无逆治之虞，亦沓说也。

六、疏五过论

（一）本篇名曰《疏五过论》，论粗工诊病，不洞病情，指其过失，计有五端，然伪文也。

（二）论中所疏五过：（1）不明营卫，（2）不辨真邪，（3）不识奇恒，（4）不别内外，（5）不知始终。所见固是，而其说则粗。惟曰："守数据治，无失俞理；诊病不审，是谓失常"，以审辨俞理，为诊病之常经，斯言当矣。

七、征四失论

（一）上篇曰《疏五过论》，本篇曰《征四失论》，文出一手。

（二）不知逆从，一失也；妄用砭石，二失也；不知比类，三失也；卒持寸口，四失也。夫粗工之失，岂仅斯四者，何言之简也。

附说:《内经》所载学术,不只出于家,故其说不同,然皆在周秦之际,所以难能可贵。至《素问》后编,既属赝书,又为晚出,如《著至教论》《示从容论》则昌言自己之真传,《疏五过论》、《征四失论》则腹非他人之粗浅。"妄用砭石"、"卒持寸口",因为诊法不同,借此以为攻击之具。于是顿悟卢越人作《难经》,所说有与《内经》同者,有与《内经》异者,乃派别之分歧,非学术有堂室也。特造后编者,除《方盛衰论》一篇外,综其所学,不如越人远甚,其得流传至今,幸也(《难经》原书已亡,今所传本亦多伪作)。

八、方盛衰论

(一)本篇名曰《方盛衰论》,论中气之多少求盛衰之比例,定阴阳之左右,为诊病之逆从,明揆度之始机,持奇恒之法则,是为"诊察学"。本篇文虽比附,理在阐明,在续经中为最佳,亦可存于上经各论之后,以其所论者曰气"、曰"诊"故也。

(二)"是以少气之厥"至"以在经脉"一段,从《经脉别论》"夜行喘出于肾",及《脉要精微论》"阴盛则梦涉大水恐惧"两节而来,演文也。

(三)"合之五诊"。诊有五,今只知四,盖失揆度一诊也。

(四)诊有十度:脉度、藏度、肉度、筋度、俞度。十度只列其五,是为奇恒,是为正反。脉与络对,藏与府对,肉与皮对,筋与骨对,俞与穴对,五而二之,成十度矣。

九、解精微论

（一）本篇名曰《解精微论》，而所论者乃为涕泣，在续者之意，以原文少此，而鸣其一得也。

（二）《宣明五气篇》曰"心藏神，肾藏志""心悲名曰志悲"，心肾相通，在理论上，神志相违，因而泣出，未尝不可，但既云"俱悲"，又曰"神气传于心精，上不传于志而志独悲，故泣出也"，颇带语病。

（三）"泣涕者，脑也；脑者，阴也；髓者，骨之充也，故脑渗为涕。志者，骨之主也。是以水流而涕从之者，其行类也。"此一节，为本论之干，即作者自表其真知，故曰"解精微"。

十、阴阳类论

（一）本篇名曰《阴阳类论》，明阴阳之正负，借经脉为发端，实上经《阴阳应象大论》、《阴阳离合论》、《阴阳别论》之演文，虽属仿言，尚少曲解，亦"诊察学""病态学"之比也。

（二）"不知阴阳，不知雌雄"。即《金匮真言论》所示："此皆阴阳、表里、内外、雌雄相输应也。"

"三阳为父，二阳为卫，一阳为纪；三阴为母，二阴为雌，一阴为独使"。三阳，太阳也；二阳，阳明也；一阳，少阳也；三阴，太阴也；二阴，厥阴也；一阴，少阴也。即《阴阳离合论》所云：太阳为开，阳明为阖，少阳为枢；太阴为开，厥阴为阖，少阴为枢也。其他所谓三阳为经，二阳为维，一阳为游部"，"三阳为表，二阳为里，一阴至绝"，皆本此理。王注迂回曲折，意义反晦。

（三）《阴阳类论》言脉，《方盛衰论》言气，合而言之，"理色脉"也。

附说:《著至教论》、《示从容论》、《疏五过论》、《征四失论》、《方盛衰论》、《解精微论》、《阴阳类论》七篇,论其文笔,揆其体例,殆出一人之手,原为解经而作,不知后人何以合诸本经?况曰"著"、曰"示"、曰"疏"、曰"征"、曰"方"、曰"解",表示甚为了了,其非篡经明矣。而《方盛衰论》一篇,明"揆度奇恒"之术,举五诊十度之规有功中国医学不少。较诸《皮部论》、《经络论》、《汤液醪醴论》三论,徒托空言,羌无实用,胜矣。所以列诸续经,用示非伪非篡者,职是故也。

乙 伪 非学术之正宗鸣异端之曲说

一、天元纪大论

(一)汉儒说经,谓有经必有纬。故董仲舒之治《春秋》,夏侯胜之治《尚书》,皆以阴阳五行,横断政治,创为运气元会之谈,而当时治医者,遂将经纬之学附会《内经》,不知《内经》之举阴阳、五行,是假定的,非肯定的,是代用的,非专用的。观于《生气通天论》之称阳气、卫气,与《厥论》所称阳气、阴气,相对不同。又如郑康戒用古说注《周官·疾医》云:"肺气热配火,心气次之配土,肝气凉配金,脾气温配木,肾气寒配水",则与今说以五行配五藏,称心火、肝木、肾水、肺金、脾土者又别。可知本篇《天元纪大论》,以及《五运行大论》、《六微旨大论》、《气交变大论》、《五常政大论》、《六元正纪大论》、《至真要大论》等七篇,所谓"运气证治、司天在泉"者,都是两汉阴阳家,沉迷于谶纬,恐吓于灾变,篡文造经，以张皇其学说也。

（二）本篇固属伪文，然亦有几句学说，足资参考。

"君火以明，相火以位"君火者，少阴心肾之火；相火者，少阳肝胆之火。君火之溢也，由肾溢心，由心溢肺，由肺溢于皮毛。故先医称为龙雷之火，其实乃人身之真阳也。真阳外行，温度亢进，而肝胆之火，亦随之上炎，于是由大热而壮热，由壮热而上热下寒，非敛其真阳，则热度不退，此君火所以为主，而相火所以为从也。

"少阴所谓标也，厥阴所谓终也"。少阴以肾为本，而以心为标，如心气上逆，宜纳气以归肾。厥阴以心包络为标，肝藏为本，如心包脱出之证，宜平肝以为巩。

"厥阴之上"至"所谓本也"，此风、寒、暑、湿、燥、火六气之所舍也。

二、五运行大论

（一）本篇之为伪文，已如上述。"七曜纬虚，五行丽地"，非谶纬家习语而何？

（二）本篇后半文字，已杂见于他篇。前半论文，有可采者，兹摘出如下；

"燥以干之，暑以蒸之，风以动之，湿以润之，寒以坚之，火以温之。故风寒在下，燥热在上，湿气在中，火游行其间，寒暑六入，故令虚而生化也。

"故燥胜则地干，暑胜则地热，风胜则地动，湿胜则地泥，寒胜则地裂，火胜则地固矣。"

"从其气则和，违其气则病。"

三、六微旨大论

本篇伪文之至陋者。天符为执法，岁位为行令，太一天符为贵人，完全是符谶邪辞。

四、气交变大论

本篇主论宗旨，在以气候之变迁，为病象之症结，命意非不佳胜。无如医学上之传变，断不能是岁运以为鹄。盖人非草木，安有一任天行之残暴，而不谋丝毫之抵抗者。且大块噫气，嗷而为风，员舆室气，礴而为雷，两间之有空气，与空气中之有六气，胥由于自然，非冥冥中有主宰也。阴阳家以为岁运之迁流，其太过与不及，皆有"变复"之玄妙，而此种变复之玄妙，又惟彼辈知之，以是论政，以是论学，甚至以是论医。如本篇结段所谓"善言天者，必应于人……善言气者，必彰于物，善言应者，同天地之化，善言化言变者，通神期之理"云云，岂非荒天下之大唐，流伪文之大谬乎？

五、五常政大论

（一）本篇论五行之太过不及，造出许多名目，亦由干支柔兆、摄提格之类也。

（二）本篇先论天时，后言地理，中杂生化，碎琐支离，积非成谬，不足训也。

（三）"地有高下，气有温凉"，"西北之气，散而寒之，东南之气，收而温之，所谓同病异治也"。"气寒气凉，治以寒凉……气温气热，治以温热……必同其气，可使平也"，虽属伪文，理却明白，不以人废言可耳。

六、六元正纪大论

（一）本篇名曰《六元正纪大论》，所论者为胜复，正王充《论衡》所谓变复之家也。

（二）"先立其年，以明其气，金木水火土运行之数，寒暑燥湿风火临御之化，则天道可见"云云，为本篇之提纲，其伪造如绘矣。

（三）天干地支，不过纪年而已，并无什么奥妙也。以干支配五行，已为曲说，况用之论病治医耶？此"运气证治"之格，可以欺愚蒙，而不足以惑贤智也。

（四）六气只有一元，一元者何？生气也，即空气也，亦即自然之气也，春为发陈，夏为蕃秀，秋为容平，冬为闭藏，不过形容气之厚薄升降而已，非谓一季有一气，一年有一气也。今以"六元正纪"命题，强将甲子符岁会，并以某岁为某藏司天，而断其风、寒、暑、湿、燥、火之化，因不能自圆其说，更分为一之气、二之气、三之气、四之气、五之气、终之气，罗列病状，周章失措，散漫支离，茫无头绪，是亦不可以已乎？

（五）"妇人重身"四句，王注误解（参考《妇科难题·无殒》）

"木郁达之，火郁发之，土郁夺之，金郁泄之，水郁折之"，此五句后医传为宗匠，其实乃剿说，非要言也。试问：达之、发之、泄之，可也，夺之、折之，何如宣之、导之（《遗篇刺法论》：木欲发郁、火欲发郁、土欲发郁、金欲发郁、水欲发郁云云，为此节所自出）。

七、至真要大论

（一）本篇所论，依然上列"司天在泉"套说，不真不要，而名曰"至真要"，不亦诬乎？

（二）"风淫于内，治以辛凉"一节，骤观之似有理由，细咀之实多遗误。试问诊治一藏一府之病，而五味兼施，在医学实验上有是方案耶？读者宜以《藏器法时》为鹄，此种谬论盲谈，置诸脑后可也。

丙　篡　张异端之邪术行无赖之寄生

一、刺法论

（一）本篇论刺法，而以运气之迁复为言，固阴阳家所伪造也。

（二）本篇中间论疫病，亦缠夹到五行上去，创为木疫、水疫、金病、火病等名目，诞妄不经，可谓极矣。

（三）"咽气饵津"，导引术也："神游失守，鬼神外干"，厌禳语也；"黑尸鬼、赤尸鬼、黄尸鬼"，较诸"苍天当死，黄天当立"。尤为怪戾，设非张道陵一辈，乌肯作是语。是殆所谓"五斗来道"也。

（四）"心病刺少阴之原"一段，似刺法矣，然亦门面语、习是语而已，不足存也。

二、本病论

（一）本篇名曰《本病论》，而开始即云"天元九窒，气交失守"

与上篇《刺法论》同出一家，伪文之至拙者。

附论汉代变复之家，每将岁时之流易，附会干支之升降，创为"迁正退位"之邪说，而"司天在泉"之曲解以兴。"行风雨之发"，至"胥由于自然之气"，质言之，不过空气变换"而已。《内经》首言生气之通气，次言疾病之变化，中言治疗之预防，其理论统系已备。苟有所作，只就经文之旨归，发挥其效实与储能，已足宏学术而拯民生。乃不此之图，妄将日用行常之医学，趁年代之未湮，简册之未剥，挽入己说，用广其传，遂使确当平易之本经，渐难于索解。即魏、晋、隋、唐以来治医者，何尝不窥其神秘，然都为虚荣心所冲动，对此炫奇回诞之学说，不肯发其覆而声其妄，更为之附和疏注，以欺世而盗名，陈陈相因，袭为瑰宝。《遗篇》既知其晚出，而不肯斥其为伪，昭代医家，不得辞其咎矣。

（二）本篇仍有"金疫、金疠、水疫、水疠"等妄谈，更有"丹田在帝、太一帝君、丸泥君下、脾神、肾神、白尸鬼、青尸鬼"等怪论，符禳厌胜，不打自招，是巫之篡医，非医之从巫也明矣。

窃谓《天元纪大论》等七篇不废，无以见《内经》理论之高骞，遗编《刺法论》、《本病论》不删，无以见中医学术之纯洁，此治中国医学者所宜知也。至于后编《著至教论》等四篇，不过学说粗浅而已，存留无关宏旨。次则《灵枢》所纪，皆为揆度之学，原属解经而设，能辨《素问》之惑，即能辨《灵枢》之惑，所谓势如破竹，数节以后，便无着手处也。

跋

黄溪陈无咎（1883—1947）先生，是我省义乌县继元·丹溪朱震亨、明·花溪虞抟后又一医学大家。他们异代同源，鼎足而三，为祖国医药学的发展作出一定贡献。

陈氏"论病必本于《内经》，而处方则多为自制新方，并都通过实践而证其理，验其方，于近代医家中独树一帜，实具有河间之遗绪，而驾于《拾遗方论》诸人之上矣"（任应秋教授语）。陈氏治学不尚空谈，勤于写作，故著述甚多，计有：《医量》、《医轨》、《医学通论》、《脏府通诠》、《妇科难题》、《医事前提》、《黄溪方案》、《在抱室问答》、《黄溪友议》、《刚底灵素》、《医銎》、《伤寒论蜕》、《中国儒医学案》、《黄溪大案》、《中国内科学讲义》、《金匮参衡》等，以及《墨经悬解》、《善补过斋笔记》、《震悔堂文存》……治平于青年时代虽曾涉猎一二，但迄未窥其全豹，为憾。

1981年岁末，列席中华全国中医学会内科学会成立暨首届学术交流会后，由武汉返杭，在沪逗留期间，拜谒世丈张赞臣教授。张老与老父魏长春（文耀）主任医师神交多年。抗战胜利时，治平曾请为拙作《疡科识要》题序而亲聆教益，已三十余年。此次会晤，畅谈浙省医界概况，当得悉治平与董浩（志仁）副主任医师长期共同主编《浙江中医杂志》时，张老以其珍藏多年之陈氏遗著《内经辨惑提纲》手稿见赠，并建议校点刊布。乃携归阅读，感其所论颇多创见，能发前人之未发。书分上经、下经和附经三篇，分别隶入《素问》诸篇，指出错误脱漏之处，予以整理更正。其上经言藏象、生理等，皆《内经》精要之言；下经言病理、针灸等，亦皆较为重要；附经所列，谓皆后人伪托，无当医理，应予删削。深觉所论对学习研究《内经》有所启迪。乃先分期刊于《浙江中医杂志》，继请浙江科学技术出版社出版单册。值兹单行本即将付印之前，略陈其经过始末于书后。

一九八四年春魏治平谨跋

陈无咎医学八书

目 录

医　量

黄　序

戊午九月，无咎行护法浙军掌书记。初入粤关，羽檄星驰，万言立就，能文之名，謷乎岭表。嗣以幕府未得展其才华，郁郁东归。己未十月，无咎欲伸其怀抱，重入粤关，始与仆相见。虽谢逅相遇，有如故交，仆得倾聆其议论，而习诵其诗文，故知无答咎非常人也。仆因戏无咎曰："吾闻具非常之才者，必挟有非常之技。吾子文疑邱迟，诗雄瞿昙，但不识有亭林梨洲之技否？"无咎笑曰："不佞文心未及《雕龙》，脉诀则惜《太素》。"且重申之曰:《太素》之脉非止治病，凡人之贤奸淑慝，富贵贫贱，皆得心而应手，不待盖棺而能断其芳臭。"仆怃其说，请试其技。三指既揄，果符斯旨，益信私心忖度之不谬。用是过从无虚，臧否抨衡，往往达旦。既而南北辑和，滇桂冲突，无答恚曰："西南涣矣，余将归休。"一别数年，苦无音讯，盲雨凄风，未尝一日忘无咎也。殆法统重光，仆将北行，闻无咎就聘沪上，乃迂道访之。觌面加欢，益信无咎之能践其志也。昔范文正不为良相当为良医，傅青主萧然物外自得天机。今无咎悬壶海澨，豪商大贾、政客伟人，不以医见，不见也：劳工苦力、梵鳏残废，倘以医请，立应也。穷而在下，何曾独善其身？明入地中，深得遵养之晦，民胞物舆，天机盎然，乾亢震存，潜龙勿用，无咎信非常人矣。《医量》之作，殆其嚆矢，含弘光大，犹诸张弓。

"中华民国"第一癸亥五月五日众议院议员罗定黄元白

陈　序

　　致知格物，名儒而为大医；草服黄冠，穷居兼善天下，惟朱丹溪博青主为然，近则吾师丹雏先生，其庶几矣。吾师周岁识字，舞勺能诗，读书一目八行，为文万言立就。年未冠，名紧全郡，群以诗起临海之衰，文雄景濂而后。属望吾师，侯官张燮钧侍郎，当代大儒也，清季视学吾浙，得吾师卷大喜，谓中唐杜牧之、南宋陈同甫不足多也。尝以左遗直、袁临候自比，而拟吾师为史道邻、博青主焉，其见赏名流如此。张工既拔吾师冠博士弟子，复欲挈之北行，入京师大学，吾师以家贫亲老辞，丹徒支苍香提学，亦极推重，称为鸿博，优行拟贡，为幕僚所抑不中。然职科仍置高第，比诸汉时茂才异等，吾师以为科举尾闾，弃而不顾，独致力于医。入民国后，吾师以才智机能见征，当路挟册遨游，历任咨顾参秘诸清要，所谓平章幕府节度参军也。吾师以寄人篱下，丐乞馀沥为羞，复弃而不顾，愿执业为医生，其高尚又如此。宿岁吾师尝闭门却扫，研精覃思，诂释《内经》《素问》《灵枢》，纂辑《中国儒医学案》，冀自成一家言，未脱稿，乃先著《医量》一书，以为向导。光于吾师学术，未能窥见百一，医科哲学，更未涉及藩篱，但受读《医量》既竟，知吾师欲通中西医学之陲，使中国医学皇成统系，其言简而意赅，思深而力果。方诸丹溪《格致余论》、青主分科医说，尤为卓绝，真创作也。吾师比来不乐车马，遁迹海上，安步当轮，自称壶叟，二十年前，在义乌故里黄山讲学，企凤穴丹房之胜，别署丹山雏凤，同门诸友，简称丹雏先生，良以吾师学术独得丹溪正传，允作南州冠冕，谨遵其所好也。名山事业不朽，千秋医量风行，影响必巨。中国医学之复兴，非吾师伊谁与宗？

"中华民国"十二年二月法学士受业陈光谨叙

医量创论

称物必衡其量，明学须畅其量，但物之量，乃大小轻重之谓，体是也。若学之量，则大小轻重尚不能括之，用是也。何谓体？物质近是。何为用？精神近是。无物质，则无以供人类之要求；无精神，则无以进物质于文明，此学术所以尊也。中国学术，其精微者莫如易，其次莫如医。易，哲学也，非上智之资不能明。医，科学而兼哲学也，唯中人之资方可索。余少时学易不成，乃退而学医。初焉记方而已，所熟诵者曰某方某汤，继而悟用古方而治今病，无异治国经野，高谈封建井田也，乃弃而习案，所比照者，曰某证某治而已。继而又悟考医案而符病状，无异陆军必德、海军必英也，乃复弃而辨脉求经，复进而循经求药，更复晋而引药求理。挟吾寂然之心，而抉其纷然之感，恢吾皇然之想，而蹑其坦然之途。始则识其当然，终则洞其确然，近则究其所以然。徵于抽象，察于具体，恍然悟中国医学在世界学术上之位置，乃思成《医轨》一书，冀为大辂椎轮。无如人事卒卒，学殖日荒，扶诸轨道，聿成统系，尚非浅薄时间可几。乃就阅历所得者，先行实写，名曰《医量》。日有所徵，夜有所辑，晨有所证，晚有所悟。虽未成文，然中国医学之量，于是乎可徵，视夫刻舟求水，数米而炊，殆有间矣。盖医量之作，非吹竹呼熊，实天雨徙蚁也。

"中华民国"十一年壬戌五月壶叟笔完

医 量

一种学说之流传，必能知而后能行，故曰失败者成功之母。余弱冠以前，淫于科举，然最恶八股，尤不喜医书。余当二十二岁时，寒热往来，迁延月余，遍请乡医诊治，毫无效验。虽头脑尚清，而困顿殊甚，不能坐立，又不思饮食，意甚苦之。先慈谓余曰："昔乡贤朱丹溪先生潜心理学，因其母与业师许白云病痹痪，始治医学。而既读书明物，何不习医自救。"余奉慈命，因将家藏医事书籍罗列榻上，随意取览，盖余病中固不废书也。又将古人治疟之法与乡医处方对照，觉有似者，亦有不似者。乃决计用《景岳全书》所载四兽、休疟二方加减，一剂效，数剂痊。乙巳以降，遂引余专治中国医学之兴趣。自丙丁以至庚辛，皆从丹社教师周龚二先生请益，门径始通。一病成医，可称余毕生莫大纪念。《医量》之作，乃余朴实说理，非依赖想象也。

余自七八岁起以至二十二岁，每当夏秋之交，总病疟一次，从前不过二三日愈，或至七八日愈，渐至十余日始愈，惟二十二岁那年，至为夷延。自余吃四兽、休疟饮后，竟不再发。按疟疾古称"脾寒"，当以健脾为主，其处方之法，不外一"和"字诀。无论排日一发，或间日一发，及长期之三日一发，皆须循此治疗。但健脾与燥脾不同，而和中与健脾亦稍有出入。是在诊者，分其轻重，以为处方之标准。以余所知，凡治疟疾者不能离一味草果仁，盖寒热往来，显系阴阳相搏，草果仁气香而烈，能开明脏腑，疏通阴阳，所以收效甚伟。彼谓草果仁为劲药，无异金鸡纳霜（奎宁）误也。

疟疾不可截，截则脾胃之火，易致外攻；疟疾更不可闭，闭所则脾胃之火，乱走三焦。然用金鸡纳霜等药物截之，虽有变症，尚可不死，若误用石膏一塞，则十有九亡。但截后相火外灼，再误寒凉，则不可救药，无异于闭。

汉光武谓景丹曰："联闻丈夫不病疟，大将军乃病疟耶？"俗谓疟疾有鬼，本属不经，但忆景丹故事，可知此说由来已久。疟疾既为阴阳相搏，则壮气必消，且寒热转瞬，有伤肝胆，故治疟须提其气，以疏通脾胃，并宜温胆柔肝，祛邪培正，故治疟先锋，必须草果仁，其居中调度，策应营卫，则党参、柴胡、白芍、陈皮、姜、夏、甘草皆不可阙，当归、茯苓、壳次之，枣仁、远志、青皮又次之，若夫常山、苍术、附香、木香、花粉之类，聊备驱使而已。

于术能括痰，亦能闭气，括痰者燥脾之功，闭气者室肺之过，故用于术者，或可与参同，而不可与芪同。先严因气机不旺而痰饮甚多，庸医杂用芪、术，遂抱终天之痛。先严逝世，余只五龄，假先严多十年寿，余亦何为流浪至此。然余因流浪主义，开始研究医学，此余二十年前所不料也。

盲肠有病，西药不能达而中药能达之，醋制没药是也，子宫有病，西医须解剖而中医不需解剖，善用黄条芩是也。若夫白果之能治任脉，苏梗之引易五带，则知者更鲜，中国医学之湛微，虽头痛齿豁不能精一科，而中国医生之荒陋，读《雷公》《汤头》，便统治内外。既不能将科学之眼光，为统系之研究，复不识读解剖与生理，为相对之参考，混假定肯定为一，无客观主观之分，散柱鼓瑟，刻舟求剑，易为西医所窃笑。故不治中医则已，必先名理，再进而讲求解剖生理之学，寻绎十二经络及奇经八脉之所在，庶昨几不冥行适填，而空洞无凭。

伤寒一症，西医谓之肠室，是固可备一说。先医云："冬不藏精，春伤于寒"，是伤寒云者，在藏精与否，尤有绝大关键也。故治伤寒者，须明肠室与泻精二个病原，方有把握，否则易致错误。观于古人，在伤寒病中，加创挟阴脱力等各词，望文生义，庶于真伤寒病，思过半矣。

伤寒与伤风不同，与中风更不同，大约传经者谓之伤寒，不传经者便不得指为伤寒。或问："伤寒何以传经？"则应之曰："经者常也，人之伤于寒，必有一部分经络失其常态，先由内伤，后招外感也，所以伤寒不嫌迟下，兼忌进餐。"谚云："饿不死伤寒。"又云："不吃便是药。"此之谓也。伤寒喜有余而苦不足，如眼珠突出等，有余也；胸腹干瘪等，不足也。伤寒初起生疏表，中道在疏润，殿最在疏整，得一"疏"字决而伤寒不至变症，得一"整"字诀而伤寒方可收束。故不知疏肝润肠之法不可以治伤寒，不知整肠理胃之法亦不可以治伤寒，况中间又有扶气藏气之机妙，更非浅尝寡识者所能窥。盖伤寒一症，必须运哲学之慧，以济科学之穷，所以治医莫难于内科，而内科又莫难于伤寒。明医之士，能于伤寒一门，洞见症结，其于他科，一经涉猎，便觉游刃于虚，无殊庖丁解牛矣。

古来伤寒论著，奚啻汗牛充栋，然皆明其顺而未明其逆，道其常而不通其变，此非古人之陋也，盖树案处方，牢笼万汇，而斧智运奥，在平寸心。伤寒一症，西医不及中医者在此，而中医学术日趋孤寡者，亦未尝不在此焉。

伤风与伤寒不同，治伤寒者宜表，治伤风者宜散。先医对于"表""散"二字，往往为同样之解释，是盖先医不知名学，故有此不明了之学说。至寻常医生，不特不识名学为何物，即对于训诂，亦未曾研究，乌得不错？乌得不大错？夫表者，表解也，有和之意焉。散者，发散也，有汗之意焉。表、散虽相近，和、汗实不同，差之毫厘，谬以千里，此之谓也。

古人云："治风先治血，血行风自灭。"其说善矣，然犹未尽治风之量也。夫风之入人身也，有缓有急，有浅有深，有轻有重，有常有变，缓者浅者轻者常者，伤风也，急者深者重者变者，虽伤风而实不止伤风也。是以古人遂创一"重伤风"之名。然重伤风尚未尽风之量也，复创一"中风直中风"之名，以发挥风之意气，描写风之性情，而治风之量，乃得循焉。夫风之始也，不过入皮毛而止，稍行发散而风去矣，然浸假而入肌理焉，则非防、荆、苏、葛等药所能去，必须归芍、陈、柴以行其血矣。又浸假而进筋络焉，则仅加行血之药，或仍未见功，必须桂枝、羌、独、天麻、秦艽以舒其筋矣。更浸假而入骨节焉，则虽姜、桂、麻、艽诸重味，犹难霍然，更必须虎骨、威灵、狗脊、骨皮以通其髓矣。故风有浅深，而用药亦有浅深，风有轻重，而用药亦随轻重，其他缓急常变，莫不如是，惟能明风之量，然后能用药之量，平准权衡，造化在手，治风之能事毕矣。所斟酌者，不过在虚实之间，所参加者，亦参、枣、酒、姜而已。

中风之症，大抵虚者多而实者少。夫虚何以中风？譬诸房屋，门户窗枢，必有数处破坏，始为风所摧倒，否则栋梁朽蠹，或基础不固耳。以房屋例诸人身，则门窗者，营卫也，栋梁者，脏腑也；基础者，肾及脾也。所以有卒然中风，不能言语者，多关脾坏；又有无病暴死者，则为肾绝。盖脾为消化之机，肾为气化之原，消化之机停，则肺管为风所闭，气化之原涸，则奇经为风所牵。质言之，中风本无死法，其卒然暴死者，肾源既涸，空穴来风能入而不能出，克止而不克行，当其初死，面色灰白，殆死后一二日，则转为青黑矣，此肾绝之明证也。至脾坏中风，大都由于爽闭及气窒，不难推想而得也。

实证中风非中风也，盖实证属火，火势炎上，随风动摇，与其名为中风，不如名为畜风较为确当也。

中风之症不止外风也，吾人脏腑，兀自有风，惟内风先煽引外风而来方成中风，若仅外风风入则伤风而已，故大病之后，不可吹风，不特脏腑虚脆，抑亦内风易煽也。

三焦之说，古无明证，"焦"当作"膲"，焦字从"隹"从"火"，"隹"者，鸟振翼之形，其鸣隹隹也，"隹"为象形，"焦"为会意，"膲"为假借。三膲非他，乃人身腔子，五脏六腑之油膜也，此种油膜，不特撑持脏腑，而且输送血轮，因三膲中有微丝血管，传达气血，亭平消化。既与五脏六腑有相维相系之功，复与人身气血有翕张辘辘之量，故名为三膲。实则膲一而已，无所谓三。古人之所以名为三膲者，乃指人身腔子部位而言，非真别其膲有三种也。中医不察，因不明膲之所在，遂以人身三段为焦，西医因中医不能指三膲地位，遂谓荒唐无稽，皆陋也。

三膲与人身脏腑最有关系者，一为心包络，二为大小肠，三为脾胃。心包络受邪则焦缩，大小肠失用则焦弛，脾胃不消化则焦闭，此侧重男子而言也。至于女人，则三膲与任脉更有密切之连属，盖任者，任也，任脉之在人身，乃脏腑之内线索，犹房虽之有柱础也，未有柱础不巩固而房屋不倚侧者，亦未有任脉受伤而冲带子宫不懈弛者。冲带子宫既懈弛，则脏腑位置之摇动与督脉之缓急失中，皆系当然之理，于是腰沉节痛，潮热骨蒸，带下经愆，胃呆脾湿，肝虬胆恐，百病杂生。论其症状，千变万化，而溯其病原，则三膲失道为历之阶。

治三膲之药，莫如天花粉。天花粉之物质，腠理纵横，而其功用则善医消渴，又储澈上澈下之能。其次则为炒白芍，白芍者，药中之王也，柔能平肝，甘可入脾，刚能活血，酸可理气，能柔肝理气则膲开展矣，能行血健脾则膲输运矣，更得天花粉以去膲之窒碍，而为芍之向导，治其上而中下流行，治其下而上中消纳，天动星回，而辰极犹居其所；系旋轮转，而衡轴仍执其中。能善用粉芍，则医三膲之病，有如造化在手，酌剂盈虚，参透关格，胥得其联矣。

三膲在人身之效能，及医正膲病之主药，既如上述，读吾书者，不但明白三膲在人身关系之量，并可知天花粉炒白芍主治膲病之量，然尚有晋者。古人既分焦为三，故其用药，亦有上焦中焦下焦之别，但一考其性质，虽分寒热而进索其功用，则有病在上焦而药求诸下者，亦有病在下焦而药求诸上者，如丹溪所列举治上焦热药而用玄参、黄芩，治下焦热药而用柴胡、秦皮之类是也。可知古人之按药举方，譬诸算学教本，其所演者，乃指示一种格式，加减法同，数目累异，神而明之，存乎其人。

西医不知气化之理，故无常经十二（经名本六，因分配手足遂成十二）、奇经八脉之定位。中医洞明气化，故将脏腑分配六经，列为阴阳。阴阳定位，脏腑乃和；阴阳偏胜，脏腑始病。六经既分阴阳，阴阳互相附丽，动静翕辟，乃生万物。万物之生生，阴阳交感为之也。《易》曰："一阴一阳之谓道。"又曰："天地絪缊，万物化醇，男女媾精，万物化生。"夫阴阳非他，正反之谓也，譬如一张纸，正面为阳，则反面为阴矣；又譬如一朵花，外瓣为阳，则内瓣为阴矣；又如奇经四脉中，冲任突出为阳，男子也；冲任倒入为阴，女子也。万物化生不同，构造或异，而阴阳配置则一。所谓"独阴不生，独阳不长"也。人为万物之灵，故阴阳之消长，较万物为繁复，不仅背为阳腹为阴也，是以《内经》医祖，既将脏解分配六经，复将六经假定气化标本。如厥阴风木，肝心包络属之；少阴君火，心肾属之；太阴湿土，脾肺属之；阳明燥金，胃大肠属之；少阳相火，胆三焦属之；太阳寒水，小肠膀胱属之。故少阴有病，则从本化，用菟丝茯神之类，则交济心肾也；加姜附肉桂之类，则导龙入海也。太阳有病则从标化，用小茴龙骨之类，则浊气下降也；用山药升麻之类，则清气上升也。少阳太阴有病，则从本化，用陈皮姜夏之类，则温胆也；用花粉炒妙芍之类，则输焦也；用百合白薇之类，则舒肺也；用于术枳壳之类，则摄脾也。阳明厥阴有病，则不从标本，而全从气化，如砂仁之开胃，柏实之润肠，取其香也，香附之疏肝，芦荟之止痛，取其气也。所以仲景著《伤寒论》，治太阳伤风发热自汗，则汤用桂枝；无汗而喘，则用麻黄；表证未解，则用青龙，取其从标化也。太阳阳明合病，则用葛根从气化也。邪在少阳则用小柴胡，兼走阳明则用大柴胡，或调胃承气，取其从标化兼从气化也。移入少阴则用大承气，症见瘀血则用桃仁，取其从标化兼从本化也。至病在太阴，则用理中四逆之类，纯从本化。移入厥阴，则用藿香正气，又纯从气化矣。此先师仲景对证发药之大概也，而况六经之外，还有奇经，如狗脊之治背也，白果之治任也，芥穗之完带也，条芩之缓冲也，西医不特无此名，并不知有此法，彼言中医治病不及西医者，盲而陋也。习为中医而对于中国医学不能作统系之研究，使扶上于轨道，陋而盲也，安得起衰振绝之士，与之上下古今，一究中国医学之量哉？推中国医学之量，在世界上学术之位置，若一一归纳其原理，是不特究其当然之科学，乃能明其所以然之哲学也。

太史公作淳于意医状，有迥风沓风之名，虞天民谓不知何病。余以谓此迥字乃廻字之讹，廻风者旋风也，有回肠荡气之意，在夏为霍乱转筋，在冬为肠风下血，皆为肝克脾之症。沓风者，肺管伸缩太过也，其病得之于饮酒，酒性发酵，肺管重叠伸缩，易致破裂，故先病瘁。肺气不收则四肢无力，一旦破裂，遂无端暴卒，此沓风之意也。

饮酒之人常喜配食辣味，如姜椒辣芥之类，酒性既发酵，辣品复助之以为虐，故嗜酒丧身者，多病肺叶霉烂及肺管胀裂，然善饮者往往自以为无病也。淳于意医状，提一沓风之名，不特善写酒人，抑且善举病案矣。

嗜酒之人易成酒瘵，不但无酒悒悒不欢，抑且怏怏成病，凡得此证候时，可用葡萄酒疗之，因葡萄酒性甜，且能活血，故此以酒治酒之法，犹用毒攻毒之意也。是不特酒病为然，如误食一切生冷之物，积在胃脘，不能消化，往往成肝胃气痛之症，若病象不久，而病人尚记得系食某物所致，可以某物烧灰调醋吞之，抑或可愈。因物以类聚，后之熟者能引前之生者连带而下也。百草霜为治胃痛之要药，即此理欤。

先医谓胃乃脾之口，是脾实胃之底也，故胃之容量如何，须视脾之容量以为衡，而脾胃容量中间，尚有一最要物，则胆是也。因吾人食物，先入于胃，运输于脾，然非胆汁分泌，则食物不能消化，所以胆汁之量更重要于脾胃之量也。凡病脾胃之人，必面黄肌瘦，大便白色。夫肌属于脾，肌瘦原脾败之见症，若面黄便白则胆汁失其分泌之效，杂在血液而为面黄，不入糟粕而成便白也。故病不消化者，固宜治脾，即病胃呆及反胃者，亦须治脾，而治脾之诀，更宜柔肝温胆以保储胆汁也。

胆汁之在食物，犹造酒之待糟，制腐之须卤，酒无糟不酝酿。腐无卤不结品，食物无胆汁分泌则脾失其消化机能，而胃溢其容量。胆者，担也，能担当人身之生存，役使脾胃，消受生活，使菁华化为精血，糟粕从大小便排泄而出也。

胆汁之效用，即如上述，乃西医以为食物消化，功在胃酸，其说谬矣。夫酸液之存在，五脏皆有之，不独胃为然也，翻胃之症，非胃脏酸液之败，实脾脏消化停滞，而胃量失其功用也。胃者，劀也，有磨之意焉，脾者，俾也，有受用之意焉，脾不受而胃始呕。

果如西医之说，胃病治胃可矣，如日本胃活等药，离足以见效于一时，然服之即久，则胃内黄色厚膜无形蚀薄，终成食道涩恶之症，不揣其本而齐其末，此西医于内科，究未能鞭辟入里也。

西医无温胆之法，而中医则有温胆之法，但温胆必须柔肝，如肝不柔则胆不能温也，又必须翼焦，焦不翼则胆不易温也，抑胆虽附属于肝，而为调和脾胃之螺旋，然与心包络恰有密切之关系，故心痛者莫不病恐。其窃窃然者，胆虚也，此陈皮姜夏之类所以为胆脏所喜悦也。

凡温胆又必须厚肠，肠不厚则胆汁虽匀，而患大小肠交者，与患大场肪薄者，过则冲墙到壁，不及则纠缠癃闭，均非善治也，此姜制厚补、金钗石斛能补其阙矣。因朴可厚肠，而斛堪保肪也。但用朴宜轻而需斛宜重，因朴性强而斛性缓也。承气汤用苍术以燥脾，用制朴以厚肠，用枳实以去积，脾肾肝胆焦肠，三脏三腑同治，夺造化之机绒，开关格之秘钥，与四君六味鼎立而三，治病处方能解此中奥秘，则参天地，赞化育，虽为宰执可也，而况于医乎。

厚肠又必须润肠，寻常润肠之剂，多以当归为主，因当归之性可活血也，然当归之性可以活血亦可以提气动气，盖血行而气亦随之忽上忽下也。故善用当归者，用全、用身、用头、用尾、用白、用油，故足以治一切病象。而不善用当归者，有时适得其反，是则润肠全视当归，尚难奏效如期也。欲相助为理，则柏子仁、火麻仁等，皆其选矣。而最重要者，又莫如银柴胡。寻常医生，只知柴胡为表解之品，不识柴胡能推陈出新，实当归得力先行也，不知当归之量，故不能役当归，知当归之量，而不知遣柴胡之量，亦不足举当归也。当归四之，柴胡一之，其庶几矣。

润肠有时必须清肺者，先医所谓肺与大肠相表里是已，相表里云者，即阴阳相通之意也。表者标也，主在外，里者泽也（《诗》

曰：岂曰无衣与子同泽，泽训里），主在内。肺主皮毛，而大肠之底曰盲肠，盲肠之毛曰蟠毛，乃人身毛发之根也，故大肠为肺之腑，亦人身毛细管之腑也。所以湿气之中人身也，从毛细管而传入肺叶，复由肺而漉入大肠，其见证也为大肠下坠，肠重而肺轻，盖湿气积于盲肠也。湿能生热，则为肺炎，水能浸脏，则为痰饮，下注则成脚气，中满则成鼓胀，流行则为痰核，入髓则为骨软。积水既腐则盲肠失其启闭，而大肠为之瘀塞，完谷不纳，大便不通小便不禁，相因而至，灵明之肺叶败矣。夫肺叶犹树叶也，树木之生存，一在于根部之营养，二在于叶分之受光，所谓吐碳酸、吸酸素，吐酸素、吸碳酸也。肺叶之呼吸，与大肠之排泄，正与植物同，先医称肺为五脏之华，益不信然耶。

博青主先生有吐白血之说，此先生之医说，所以复绝干古也。夫活则为血，死则为痰，痰与血非二物也。丹溪治病专从痰想，此丹溪心法所以允执厥中也，今人不知痰血之变迁，知括痰而不知活血，是欲清其流而浊其源也，卒之流不得清而源则愈浊。本属痰饮小恙，或妄用寒消而绝其肾，致命门之火外溢，或骤用辛散而伐其肺，致清肃之气不行，反咎病之不受药，岂不谬哉。盖痰既为枯血，故治痰者宜清其血，使死痰变为活血，此一法也。痰死已久，不能复变为血，则惟有行血去痰，此又一法也。如痰根附在脏腑，温用当归、柴胡、川弯、白芍等清血活血行血之药，仍不能胜，则用白芥子、姜南星等以括其痰，此又一法也。如括痰太猛，恐伤肺管，则重用蒸百合、轻用白及以保其肺，此又一法也。然此皆治标之法，而非治本之治也。治本之法奈何？夫摄血者脾也，滤血者肾也，脾恶湿，湿则脾坏，需用党参、陈皮、野术、积实等以健其机；肾恶泻，泻则肾亏，需用怀药、米仁、骨脂、杜仲等以坚其肾。吐白血之症，莫不由于肾亏脾败，若不顾脾肾，知补血而不修摄血之机，知敛气而不备藏气之用，一误为痰饮，再误为肺病，是吐痰如白沫者，终身无已痰之希望，直头痛医头、脚痛医脚耳，岂识先天后天气化之主宰，与黄种重脾、白种重肺之分量欤？

治白血之要即如上述，而治血之法亦有分际，近医治血只知一派寒凉，此大误也。夫血有寒有热，有脏有腑，如鲜属热，老带寒；又如淡为肺，红为心，青为肝，黑为肾，黄为脾胃，此色之分也；肝味酸，肾味咸，脾胃味甜，无味肺，腥味心，此味之别也，夫血见黄则下行，见黑则中止，见青则归经，故熟蒲黄行血之药也，炒艾叶止血之品也，银柴胡引血之物也。治血者分其色，辨其味，别其脏腑，察其寒热，庶几血之路明而用药之量审。所以震荡伤肺，其吐血也则救其肺，大怒伤肝，其吐血也则柔其肝；火突冲心，其衄血也则泻其心；思虑伤脾，其咯血也则和其脾；虚痨伤肾，其越血也则补其肾；积压伤胃与焦，其冒血也则磨其胃而通其焦。故曰白及救肺也，白芍柔肝也，茯神泻心也，当归和脾也，姜汁、黄连磨胃也，花粉通焦也，菟丝补肾也。他如肠风下血，则非苦参、木香、樗白金樱同用不为功，虚劳失血，则非人参、黄芪、败龟、阿胶兼程不能疗。若沾沾于地黄、牡丹等寒凉专品，抑末矣。夫地黄、牡丹等药非不可治血也，不过不明其经，不分其色，不辨其味，不察其寒热，不叩其脏腑，则收功固仅耳。此治血之正轨，亦医术之衡斗也。

血之泽人身也，有白血轮、红血轮二种，此二种血轮常互相冲突，殆以人身为战场，皆争心脏为其大本营，动脉血所行之道，其行军出发之路也；静脉血所归之路，其军队收集之途也；三阳三阴所分配之经络，皆其接触之引火线也。气海所聚其鼓也，诸阳所会其金也，脏腑其地盘也，营卫其辎重也，奇经八脉其军书羽檄也。如红血轮战胜白血轮，则吾身肤廓充盈，精神强固，饮食腴美。白血轮战胜红血轮，则反是。故西医研究红白血轮之情状，调剂种种清血之药，以为红血轮之援军，使其战胜白血轮，用保吾人肉体之健康而求精神上之愉快。夫物以类聚，质以群分，制血造血事非不巧，然此乃治标之法而非治本之法也。譬诸决水灌田，沟浍皆盈，然其涸固可立而待也。治本之法奈何？夫摄血者脾也，滤血者肾也，脾为生血之机，肾为清血之器。若徒知注清血之药，而不知造生血之机，抑但知借外物之血质，而不储自然之血液，在经脉脏随位置无碍者，固可收一时之功；倘经脉脏腑失其常态者，欲求无过且不可能，尚何功之可奏？此红色清导丸、自来血等药，与华人体展有时不相宜者，殆因黄白种族不同，尚未合吾人脾罚之量也。若中医本方，若归脾、寿脾、左归、右归诸剂，若能斟酌得宜，加减适当，其收效之宏，有非西方所及者，有由也。

春为发陈，夏为蕃秀，秋为容平，冬为闭藏，此《内经》天时人事相感之说也，知发陈蕃秀容平闭藏之义，则中国医学不特施之华人，能确如其量，即施之白人及其他有色人种，亦无不厘然切当也。

黄人重脾，白人重肺，印人在黄黑之间，故其肾部发达异常，成年甚早，而寿亦促。世界人类之长寿者，多属学问特殊之人，而尤以哲学家为可能。一般研究哲学者，心思才力，概运用于灵明之环境，使全身经络提于巨阳之会，脏腑气血聚于气海之间，又能以理性之位育制其兽性之冲动，七情六欲胥不足荧惑其意志，无需借金石草木之灵，堪以全其浪漫之天赋。古有饵黄精、柏实、石英、获藜而年过期颐者，非黄精、柏实、石英、葵藜能使人寿，实其灵明莹澈，情欲推开，血气流通，脏腑安善，先医所谓"不治有病治未病，不求服饵求天真"。是则种无分于黄白，居无水间与水陆，地无关于南北，人无辨于阴阳，欲为彭聃俦不可者，质言之，养身之量实逾服药之量，而与医学之量，同其玄也。

中医有导龙入海之法，而西医无之，此中国医学所以成为哲学也。夫龙，火也；海，肾也。龙雷之火，实肾中之真火，曰龙曰海，皆假定名词。肾中之火，人之阳气也，人得此阳气则生，失此阳气则死，而阳气则以肾为归，尤龙之潜海也。人在母腹未有五官百骸，先有此肾，故肾为先天，乃人身五官百骸之荄也，又谓之命门。命门者，谓安身立命之户，气化之原，生生之本。肾中之火，不可一时或息，亦不可一时或溢。肾火外流必须收之，发而不收，则阳气根绝而五官百骸僵矣。西医诊疾只视热度高低而平亭泻补，大抵热则用寒，寒则用热，不暇辨其寒热之真伪及内外也。比医之过，实科学之分析不及哲学之涵量也。般乃一中医，多不识此中奥妙，一味用知柏、黄零、石膏，以为伐根之斧。已溢者，使之外散，本潜也，引之外流。知识简单，杀人如戏，舍我所长，蹈人之短。是胞诚与之罪民，而为碧眼黄髯所弃也。

收藏命门之火必须桂附，此一般医生所知也。然用桂附必须适任桂附之量，此则通常习医者所易忽矣。善用桂附者，姜制附子以五分至七分为度，玉桂以三分至五分为度。又必须与参芪同用，方收奇功。否则鼎鼐失位，有负调元。何则肾火之外溢也？必由肾溢心，由心溢肺，由肺散于皮毛，红于两颧，其收也，仍由皮毛归肺，由肺归心，由心归肾。用参所以驿心肺也，用桂所以陲心肾也。若附子则固走而不守，直达于肾。若怀药则又肾肺相通之楫也。然亦有不用党参、薯蓣而用熟地、鳖甲者，是必阴分过伤，肾水涸竭，不足以潜阳，致真阳失走耳。又有与黄柏、知母同剂者，是则阴阳两亏，欲其水火既济，别有会心，匪可律喻。要之，不参透生物气化之原，必不能用附桂，不洞明消长盈虚之候，必不易用附桂。既参透生物气化之原，复洞明消长盈虚之理，极深研几，逆知运会，以之学易可也，而况于医。

医之与易有同其颐者，如乾画连三而起于一，天一生水，肾是也，坤六断，是为地，地六成之，脾是也。故肾为先天，而脾为后天。又乾元初九曰："潜龙勿用"，系辞曰："龙德而隐者也"。一辞一名则谓之德，同德数义，则谓之涵。龙德而隐，象肾火之宜藏，潜龙勿用，象真阳之宜守，藏则不可摇，守则不可走。其在卦象，地在上，天在下，则为泰，天在上，地在下，则为否。此脾为肾盖，肾为脾藏之义也。又水在上，火在下，则为既济；火在上，水在下，则为未济。此又左为肾宫，右为命门之象也。是以壮水可以藏阳，沃水亦能越火。如杜仲、菟丝之类，本以滋肾也，而真阳于是潜。石膏、知母之类，本以泻心也，而肾火或以溢，故明夷之象曰："明入地中"。明夷，胰字从夷。俗谓各为腰子，亦曰胰子，此肾火宣晦其明之征也。明夷初九曰："明夷于飞，垂其翼，三日不食"，此象三焦下陷，如伤寒、结胸、肠风、下痢之类，皆肾火失饪，以不食为吉也，又六四曰："入于左腹，获明夷之心，夫左为肝象，腹为小肠。肾能养肝，肝能煽火，心肾不交，则胆焦解纽，而君相不能明位。心与小肠相为表里。六四断爻，其象为风，风入左腹，宜治其心，心肾既交，风行水济，故获在心也。由斯例推，不胜枚举，不特西方学者，未能得此藩篱。即一般新文学家，受西方之洗礼，评祖国之学术，如蔡、胡、钱某，谓中国医学有如摸索者，真门外汉也！

中国医学之量，其深颐湛微，既非自居欧美人之地位所能评骘，更非一知半解者流所能梦见。故习中国医学者，非国中优秀才隽，其绝顶之智慧，穷毕生之精神，必不克探索其量。果探得中医学术之量，则世界一切学术，皆顿觉其寂寞寡欢。否则将群罗其研究所得之科学，展置中国医学之下，如天文、地文、历史、教育、伦理、心理等，皆有一部分与医学有关。至化学、博物、生理、解部，直接间接为中国医学之注脚者，更不待赘矣。

中国医学之发明，超超元著，贤哲相承，垂四千年，此固中华旧有之文明，不特扶伤起痿，民无夭札已也。其关于种族之生存，民族之智慧，抑至钜矣。乃自西方医术东渐，喜新厌旧者惊共刀刲解剖，随谓中国医学平淡无奇，当然受天演之淘汰。不知中国医学，古分十三科，自正骨金镞失传，所谓刳腹、湔肠、伐毛、洗胃，种种手术，只存其名，而无其书。即针灸一科，按经、按脉、按脏、按腑，用针、用艾，或刺、或壮，其医术之神奇又非西所及者。不过魏晋以来，专制君相、咕哗小儒，视医道为小技，习者既卑，精此乃罕。上失提倡尊重之功，下弃专门名家之学，总有拖残守缺之士，亦泯泯以生，踽踽以死而无所表见。国史记载，如太史公重述淳于意医状者，阒无其人。中国医学之式微，在上者固不能辞其咎，而一般秉笔者叩首虚荣、唾弃实惠，若朱晦翁，高谈性命，诋医为贱工，可谓盲于心，更盲于目也。

中国名医自和、缓、扁鹊而后，从汉唐以迄明清，如淳于意、张机、华佗、王叔和、巢元方、王冰、王焘、孙思邈、钱乙、庞安常、许叔微、阎孝忠、张元素、刘完素、张从政、李杲、罗太无、罗益、吕复、朱佐、滑寿、朱彦修、虞天民、王肯堂、张景岳、傅青主、叶天士、徐灵胎等，皆可谓豪杰之士，虽无轩岐犹兴者，而仲景张机、河间刘完素、东垣李杲、丹溪朱彦修，则世所称四大家也。四大家中，吾乡得一人焉，丹溪是也。名医中间复得一人，花溪虞天民是也。而罗太无、朱丹溪、傅青主、徐灵胎，皆以大儒而为名医，对于医量，颇多发挥。如丹溪之治痰安胎，灵胎之诀脉砭贯，皆为独到之论，青主之医纯为哲学尤为卓绝，仲景著《伤寒论》，循《内经》而制方，思邈著《千金》《翼》，因处方而垂统；钱乙入机之室，建为五脏之剂，谓肝有相火、肾为其木，泻补异宜。东垣登孙之堂，推明内外二伤，注意培植脾土，深合黄人体质。至理名言，正当不易，虞花溪云："医书之藏有司者，凡一百七十九家，二百有九部，一千二百五十九卷"。花溪生于明代，医学作者已多如许，虽不无陈陈相因，然本段所述诸名医，凡有创作，率多见地，好学深思之士，探微索隐，援古证今，能为统系之研究，不难扶中国医学成为科学之哲学，于世界学术上得一重要位置。夫由淳于、仲景以至思邈、钱乙，其间相去数百余岁，由河间、东垣以至太无、丹溪，相去仅百余岁，由丹溪至花溪亦然。然由花溪至青主、天士则二百岁，若由花溪至小子，则四百岁矣。昔罗益、吕复承东垣之绪余而景岳阐之，太无、丹溪挹河间之流风而花溪传之。不佞生与二溪同乡，奋蚁雷负山之欲，希兴灭续绝之工，为继往开来之事，称物必衡其量，明学必畅其量，医衡选叶，固匪伊人任也。

孔子有"医不三世、不服其药"之说，在古士皆世禄，职皆世官，故《周礼》有医师、医官之职，父子相承，理或可通，然实非也，乃后世误会斯语。凡江湖托钵之流，药肆庸工之属，仅识之无，略懂草性，嗷名世医，标为三代六代、七世九世，以炫其技。不知孔子作《春秋》所谓三世者，乃所传闻世，所闻世，所见世也。至医学上所谓三世，乃《黄帝针灸》《神农本草》《素女脉诀》也。不妄先世，传遗产制，为大规模之家庭组织，五世同居，族为义门，人口众多，疾病时有，凡读书者，例须习医，高曾祖考承鲍氏太岳之薪传（鲍名芳铅县志有传）。得丹溪、花溪之囊密，然不妄不敢以世医罔俗者，盖医学自有进化之量，非昭代株守所能规。凿方枘圆，削踵适履，余知免矣。

医学之量不可不明，而用药之量亦不可不审。先医用药，有君臣佐使之说，或以参、苓、茂、术、归、芍、芎、地为君，或以分两、轻重、储材、效能为君，一则贵贵，一则尊贤，其说皆通。但君臣佐使均属假定名词，不明经络脏腑，不知各经主治，横此四字在胸，无异盲人谈日。兹为便利读者起见，试将当归用法分列一表，以例其余；

用药	分两		说明
当归	五钱		
柴胡	一钱		凡伤寒状态，必须润肠，疏表，厚肠，生脂，祛积，五个条件为前提，至其他合病、并病、变症等种种，其各经主治要药宜临时加减，但分两之配合应如上方。
厚朴	八分		
石斛	一钱		
柏子	四钱		
枳壳	一钱		

用药	分两		说明
当归	六钱		
怀药	八钱		凡妇人带病，必以行血、健脾、祛湿、紧带、理中、治任为前提，然后问其经期之后先及带之颜色，辨其寒热、别其何脏，加入各经主治要药。带为血变，故行血之药宜重；带根在肾，故用药宜注意肾宫。
米仁	五钱		
固脂	二钱		
苏梗	一钱		
黑芥	八分		
条苓	三分		

用药	分两		说明
当归	四钱		风寒湿三者合而成痹，故治痹必以活血，祛风、渗湿、祛寒为要件，然一般痹症风湿居多，挟寒者少，抑治风先治血，活血可驱寒。痹果挟寒，则用吴茱萸、独活、炮姜视牛膝可矣，至生地、米仁。黄芪、党参、萆薢等皆为治痹之药，应分别其功效，加等分如上列。
防己	二钱		
牛膝	一钱		
酒芍	五钱		
怀药	四钱		
独活	八分		

当归应用之量既如上述。设学者只知当归之量，而不知他药之量，不特不能用一切药，并不能用当归也。故用药之量，在表而视之，似在于分两轻重，而实际考较则不在于轻重而在于配合。配合得宜，则金石草木呈其效能；配合失当，则寒热温凉无一而可。然不明经络、不洞脏腑，安知标本气化？不知标本气化，又安能驱使金石草木？对症发药，适符其量也。

余述医量至此，姑作一小结束，凡兹所述，本属象征，后有创作，当谋具体，但余本书中于中医脉学尚未一字道及，是非余之疏也。因脉学精微，可以意会，不可以言传。王叔和《脉诀》，体会虽详，未免拘拟；徐灵胎《洄溪脉诀》，可为学脉阶梯；朱丹溪《诊家枢要》可谓得脉神秘。夫脉不外春弦、夏洪、秋涩、冬石四端，而脉之状态不外浮、沉、迟、数，至脉之变态，不外滑、代、其、促、散、伏、牢、濡，应分为阴、为阳、阴中阳、阳中阴。大抵无病之人，则六脉平均。其有一部分呈异状者，是得之先天，二部或三部呈异状者为得之后天，由先天以推察后天，复由后天以推测病状，辨其阴阳，求其虚实，合其时令，究其病原，记其息至，调和药饵，无一错误者。中国医术临床诊病有闻问望切四诀，是四诀中以闻问为易，望切为难，而切较望更难，惟其难也，斯量宜精。欲明统系，应入《医轨》。

医案创论

何谓医案？案者，木案也。大医创立医案，必融会经脉医药种种理论，笔之于书，以示绳墨，使后贤有举一隅而得三隅反之用。此惟吾乡先达丹溪、花溪近之，吴中叶香岩、徐洄溪亦皆佳妙，山右傅青主则寓案于方，名理醰醰，允推上乘。至喻家言《寓意草》，陈修圆《南雅堂》，已失举案之精神。若近世马征君医案等只可谓之方，不得名为案。盖案为创作，而方为依傍；案为独见，方为雷同；案可引申，方备查考。近医于医案医方，衔接太宽，实失先民矩矱，宜中医学术日沦也。余学虽不精，然何者为方，何者为案，固知之审矣。引玉抛砖，述我医案。

壬戌三月壶叟著

伤寒类

肾虚伤寒

粤人杨生，年十八岁，于"民国"十一年五月患肾虚伤寒。在医院中住，均谓其无救，已备身后矣，由高昌丈代邀鄙人诊治。余见其只有出气而无吸气，俯视其胸，则肺叶振荡如风扇，知肺气将散。切其脉则肾部如游丝，而右关洪数，知肾虚已甚。且上身甚热，而下身稍可。视其舌则本缩而尖起红粟，知肾火外溢，真阳不潜，命在呼吸。幸脉尚有根，似属可挽。乃用收气藏气之法，并煨肾以缓真阳。方用炒怀药、破固脂、桑白皮、菟丝子、象贝母、炒杜仲、炒白果等味。复因前手误为风温、湿温，杂用石膏、黄芩、银花、知母等品，方中取次加减广陈皮、姜厚朴、制半夏、炒枳实、瓜蒌仁、柏子仁、白获神、熟枣仁、远志肉、山萸肉、银柴胡、铁石斛等温胆清心，厚肠保脾。一剂而肺气稍收，即下大解一次；二剂则肾脉见巩，虚火归原；再进则环舌红粟皆退，惟舌本尚缩，手足尚僵。余乃加入当归身、生白芍、天花粉、川续断、熟地黄、淡蓉等品，并嘱其慎风寒，节饮食。如腹果饥，亦只多饮炒米汤，少食焦面包，以保胃气。如是三星期方谓告痊可待。不意忽变为发颐、结胸、刖足，余不觉心慌，沉思久之，知余邪未尽，恨前医错误到底，然功亏一篑，心不能甘。因忆灵船老人论此任象，谓宜用辛凉以下之，或可转危为安，余斟酌再三，采一辛字，弃一凉字，拟一辛温大剂，以作单刀直入之想。自调虽灵胎复生，亦将退避三舍，兹将方案记出，昭示来许。

【脉案】

今日脉象如前，无甚变动。因前手错误到底，致所蕴余邪与真阳相战，发颐、结胸、刖足种种险象，一旦俱来，但稍有犹疑，前功尽弃，决用辛温以渐下之。

【方剂】

干地黄四钱　熟地黄（细辛三分，打）四钱　柏子仁四钱　炒白芍五钱　当归五钱　党参二钱　石斛二钱　炒杜仲二钱　制菟丝二钱　炒枳壳一钱　姜半夏一钱　瓜蒌仁一钱　甘草一钱　广陈皮一钱五　姜厚朴八分　银柴胡八分　九节菖蒲五分　加姜一片

此剂饮后，诸险皆夷，不觉手舞足蹈，喜而不寐。由斯调治，遂收全功。余治是症，先后多次，要以杨生变状为最险，但无论如何蜂变，始终抱定收气、藏气、整胃、理肠八字，与余所著《医量》互相印证，虽不拘于《伤寒论》，然未尝突破《伤寒论》之范围也。

肾虚伤寒，据余近日观察，以二十岁以下之青年为最多。质言之，即手淫过度，肾系受伤也。青年在发达时期，肾系未牢，而情欲甚炽。其黠者，则倡不规则之自由恋爱，以填其兽欲，而坊间复层出桑间濮上之海淫书籍，如言情小说等，以蛊惑其心志。其愿者

目的不得达，乃出于手淫之一途，聊快瞬时情感，暗损终身健康，甚至因是而丧生者比比。夫饮食男女，人类之大欲存焉。知好色则慕少艾，亦人生观必经之阶级。吾辈身为医生，凡遇此种病状，其轻者宜婉言告诫，其重者不妨正言声明，均宜注意肾系一部分，以保其生命，上案中所举炒白果一味，即为此故。盖炒白果为治女子任脉之要药，用之肾系极有效验也。何则肾系者，乃奇经四脉中任冲督带所连属之总名，男子之冲任突出为阳，女子之冲任倒入为阴，阴阳虽异，而脉则同。炒白果能平衡任之痕而纫其腺，足为炒杜仲、补骨脂、菟丝子等补肾维系之臂助。能明此理，则对于奇经四脉受伤，不患无药可治，而中医学说之深湛，过于西方远矣！

脱力伤寒

友人卢志文哲嗣尧滨，年十九岁，于"民国"十年十一月患脱力伤寒，诸医皆以为湿温，医治两星期不愈。适余在沪，邀余诊治。余按其脉，心肝沉迟，脾肺洪大，肾细数而焦弦小，又见其昏昏喜睡，两眼如朦。据其祖母云，睡中谵语，大便无，小便短小而难。抚其体热而不炙掌。余索观前手方剂，无非猪苓、泽泻、黄苓、东参之类。知其表邪未解，所以沉困特甚；其谵语梦呓，乃大肠有燥粪；小便短赤而难，则肾气不足，焦气不舒。问其是否劳动过度？据卢君云：尧滨在银行服务，平日做工甚勤，常有头晕腰折种种小恙。余曰："是矣。"乃斟酌己意，用炒怀药、破固脂等补其肾，用天花粉、鼓枳壳等理其焦，用姜厚朴、柏子仁以厚肠生肪，并少加柴、葛、吉、归以疏其邪，及生枣仁、远志肉以养其心，将上列诸药次第加减。如是数剂，颇见功效，睡眠时刻略少，小便日行顺利，呓语顿除，且思饮食。余只许其饮炒米汤及焦面包、咖啡茶、牛肉汁等物，每天二回为限，每次以二件为度。如此三星期，能坐能行，能作种种消遣游戏，然大便终无。余用淡苁蓉、火麻仁等入剂，亦不见下。而余终抱"伤寒不妨避下"六字以告病人。虽问亦用小承气汤，而仍斟酌六味归脾之问。再过一星期，而病人思解甚切。余知其元气已复，乃令其服蓖麻油一杯。服后半日，遂解出燥粪数十枚，皆如黑棋子，腹中斗觉愉快而病愈矣。

治病不难，辨证为难，辨证既明，用药乃准。夫伤寒与湿温，病象相似，而证候不同。上案所述，明明冬令正伤寒，而一般时医多指为湿温，不知湿温脉象与上列脉象相反，共易别一也。湿温之病春秋为真，与伤寒多发冬令，其易别二也。湿温之气浮，故头面虚肿；伤寒之气陷，故胸夜干瘪，其易别三也。湿温之热潮，而伤寒之热渐，共易别四也。湿温之身软重，而伤寒则僵直，其易别五也。湿温妄语，在发热时，虽醒亦然；伤寒吃语则在熟睡后，其易别六也。即以伤寒有余论，如眼珠掛下，热越发黄，与湿温之两胫逆冷、头目挛急不同，其易别七也。余尝推想时医心理，无非因伤寒多变证，其治难，湿温少变证，其治易。趋易避难，以文其陋而已。岂知病症虽万，纲领甚单，能为统系之研究，自得医术之正轨，未有好学深思而不精通其故者，勖之又勖，是在同道。

积食伤寒

友人傅侠生于"民国"八年八月患积食伤寒。其病系食米面而起。因傅君素患脾虚肠瘪，平日食物稍不慎，非大解困难，则下痢作泻。医者不察病源，因其大便不利，热度增加，只知消泻其肠窒，而不识整理其脾胃，遂至脏腑失位、骨肉瘦削、两胫如鹭、呼吸渐低。时余适由汕回沪，往视其疾。傅君自谓必不起，问余有无救法。傅君言时声息极微，余耳听低莫能辨所语，由其夫人传述，方知其意。余按其脉虽部位凌乱，然根尚在，决定可医。急为处方，于润肠之中兼厚肠，于疏整之中寓整理，如余《医量》所述，间用槟榔、藿香、神曲、焦楂以祛其积，更用党参、怀山药、野术以摄其脾，务使轻重适宜，分两确当。十日少愈，一月告痊，不特傅君异之，即前手德医亦急惊异。不知中医内科，本善西医，伤寒一科，尤为卓绝。特时医肤浅，非忽近图远，即见虚不明，遂为世人所轻视。若能融会体察，标本兼顾，中国医学具有特长，较诸刻板西法，固嫌其滞也。

积食伤寒，即西医肠室扶斯也。西医知润肠去室，不知厚肠溃室，所以多方润下而脂肪愈稀，肠腔顿薄。治理不善，仍肠破而不救，况西医于气化不甚讲求，对于收气藏气之法莫名其妙，功亏一篑，良可惜也。

伤寒饱食

族人陈三于"民国"六年三月，当春雨连绵，在途受湿，复饱食冷饭而病。因医治失法，变为伤寒，邀余诊治。余既洞识病源，以四君理中加减与之，一剂而病若失。三系乡愚，不知保守。次日中午大便下后，觉腹中甚饥，一顿饭数碗，至哺时而病大作，延至次晨，再邀余诊治。按其肺脉洪散，气息如丝，知肠已破，无法挽回。特述于此，以告医不执方，病不恃药也。

伤寒自汗

东阳杜君之室于"民国"十年九月患正伤寒，医生只知表散，而不知和解，于是发表太过，汗下昏沉，壮热不退。时余在杭，邀余治之。余恐其多汗亡阳，或至虚脱，急用甘温除大热之法，并少加芪、术，取有汗能收之意。一剂而热退，数剂而病除。彼专用麻、葛以治伤寒，而不知麻、葛之外尚有大小柴胡，柴胡之外尚有四君益气者，是赵括读父书，坑人而已。

杂病类

寒结成冰（一）

同年傅景年继室丁夫人于"民国"三年秋初患热，始由邑医诊治，久不退。遂由义而金，由金而兰，由兰而杭，不知经过多少名医，仍无法使退。傅君元配是浙江陆军病院厉院长之姑，傅厉为霞草亲，傅君遂请厉君诊视。厉君见病象甚深，颇形郑重，并邀多数西医，悉心研究，始行下药。然热度虽低，而神气萧散。群谓病入膏肓，迁延岁月而已。四年六月，余适游杭，傅君闻余研医也，邀余诊察。余切其脉，六部沉迟而肾为尤甚。望其面则毫无血色，黄白如纸而雾气萦回。闻其声缓而低，如欲说话，必先吐痰，痰如白沫，且陆续不止。问其喜饮否？曰：喜饮；问其喜寒抑喜热？曰：热佳。余曰：得之矣。乃以大已寒丸为底，而斟酌于理中四君及手拈散。一剂快，二剂则竟体清凉，无复热状。傅君问余何以如斯神速？余笑曰：尊嫂之病，余用望闻问切四法，征其形热而神寒，所谓寒结成冰也。时当盛夏，而用大热之剂，那得不神速？尊嫂得病之源，必食凉物太多，致内阴而外阳，阴踞而阳逡。丁夫人瞿然曰："是吾宿岁夏间畏暑，每食必尽凉粉数器，先生之言确矣。"傅君恍然大悟。余之微名震耆朋侪，实治此病为始。

寒结成冰（二）

族叔步蟾为人性亢而燥，晚年忽得寒疾。虽盛暑必重衣且畏风。平日喜饮，得病后而饮益恣，但酒必蒸腾，茶必百沸。舌端烫烂，下咽犹凉。问医求药，羌无要领。余劝其服大已寒丸，渠不信，然百药无效亦姑服之。五剂以后，觉病稍可，渐如常人。惜渠复听庸医之言，不肯竟服。迁延年余，旧病复作，此"民国"三年八月事。故余前案，实有所本，并非以病试方，贸然幸中也。

真阳外溢

"民国"四年十月，上海高冠昌丈患壮热，五旬不退。中西名医，殆已请遍，时余在杭，特电召余。余研医有年，只为亲朋乡里处方，尚未敢出而问世，因来电由同乡刘君出名，乃束装就道。既至，切其六脉虽弦，然皆无力，而心肾为尤甚。抚其体则上身觉炎，而下身不甚，初抚似炙手，久抚则又不甚，余知为肾火外流，决以四君为底，而丽以安神定志，少加桂附。盖用导龙入法，收真阳于命门也。丈之亲友，围而观者，皆咋舌相阻。丈为粤人，夙忌热药，且涉猎医书，亦极犹豫，但无医可请。正在相持之间，其长君伯谦则颇以余为是，力排众议，必欲试服。自五时开方至六时未决。伯兄乃私问余："果服先生之剂，几小时能退热？"余曰："刻方夜膳，膳罢七时，赎方煎饮在八时许，十二时正必能退热。"伯兄然之。次晨余尚未起，伯兄匆匆来告，喜形于色，谓九时服药，十一时热退，从前神志昏迷今已清醒。乃放胆听余调度，不及一旬，起居如常矣。

【按】丈之病，原于气虚伤神受风发热，当其受病之始，先行血祛风，以归、芍为君，柴、葛为引，再纳气安神怀茯为主，固、茯、枣、远为从，无不愈者。无如时下名医往往误虚为实，一点派清凉，所处之方，无非桑叶、黄芪、生地、麦冬之类，再进一层，亦不外石斛、牡蛎，黄柏、知母之属。共用芩、柏又不知轻重，往往多至数钱，间入柴、葛亦复如是，非发散太过，即消泻无藏。职是之故，中气愈虚，元神日薄，真阴失守，真阳不潜，病象既危，犹循诉覆辙。无真知灼见之明，乏改弦更张之量，甚至变本加厉，犀、羚、白虎自大妄投，促人生命，视为故事，不亦哀欤。夫肾火之外溢也，由肾溢心，由心溢肺，由肺溢皮毛，一引即出，其归也。由皮毛入肺，由肺入心，由心入肾，转瞬亦旋。导龙入海之法，虽赖桂、附，然无怀药、人参，不能收皮毛之虚热以纳于肺，无茯神、枣、远，不克引肺之虚热以安于心。真阳归心，得桂附之转运，乃立潜命门。彼不知用桂附者无论矣，知用桂附而不知用参未善也，知用参而不知用怀茯犹未善，知用怀茯而又知用枣仁远志，斯为尽善。余常用姜附一钱，肉桂五分，白归身四钱，熟枣仁二钱，远志肉一钱，炒怀山药四钱，白茯神三钱，破固脂一钱，党参二钱创为还魂肉骨汤，随症加减，以挽垂危。宣古人不传之秘，辟生民未有之奇，此陈同父所谓推倒一世之勇，开拓万古之心胸也。岂拘拘与时下名医、西方形学争一日之短长哉？因记高丈医案，不觉大吐为快。

食梨伤胃

南洋华侨某君，患肝胃气痛，于"民国"六年，由余治愈。其同伴某君亦得是疾，去年四月，闻余在沪，由汕头乘轮来沪，求余诊治，亦愈而去。查肝胃气痛一症，由于饿后多食生冷所致。是二君者系数年前结伴赴南洋，适遇飓风，轮漂荒岛，不得前行，粮绝无所得食，幸同舟之客，带有生梨多篓，分买充饥。如是七日，遂得此症。故名为肝胃气痛，实则胃痛；名为胃痛，实附胃寒。质言之，乃胃中积有冷物，不能消化。其称为肝胃气痛者，因痛甚牵肝，有如锥刺，或痛连心包络，贯彻脊梁，且久痛伤胆，胆伤则肝亦伤，故治胃痛必带疏肝并需温胆，方为正治。古方所学温胆汤、姜附汤、手拈散、失笑散等皆为胃痛之要药，但加减之量，因人而施，未可执一。大约胃痛一症，不外将生冷积食，用药消磨，自然而愈。问有热痛者，则百人之中仅有二三，是系气郁伤食所致，则不宜用姜、附，而用黄连、郁金。余于胃痛一症，研究十年，应手奏效，过于专门，因成驱寇一方，此岳武穆所谓陈而后战。兵法之常，运用之妙，在于寸心也。

半身不遂

乡丈张翁日勤，年届古稀，勤于治理。民国初年，感受直中，嘻嘻嬉笑，不能言语。嗣因医治失法，遂成半身不遂之症。委顿床褥，两便淋漓，饥饱不知，饮食不索，气息奄奄。金曰：不治。其文孙辈与余为友，因邀余诊视，殆亦聊尽人事而已。余切其脉甚和，知尚可治。乃宣言曰：疾虽危，幸无碍。时余名未著，乡医皆目笑存之，争问余方。余曰：非秦艽天麻汤不可。伊等更忍禁曰：此走方郎中能之，似无待名医重拟。余正色曰："方固普通，然化陈腐为神奇，则惟名医能之，走方郎中不能也。不特走方郎中不能，即时医亦不能也。公等不信，请实余言。"乃将秦艽天麻汤加倍与之，并重用天麻四钱、当归一两，去石膏、黄连而以煨姜为引。一剂而能言语，二剂而能屈伸，不及来复，霍然起床。盖当归能活络以祛风，天麻可出声而转舌，复得秦艽、牛膝等以佐之，转筋劲骨，无处不到，遂呈奇效。古人制方之妙如此。所患者，刻舟膠柱，无变化之机能，加重减轻，失平衡之标准。彼执古方而医今病，及发药而不对症者，其念之哉！

湿痹

胡真光女士患湿痹五年余，初只不能出门，然家庭尚可缓步，后竟既缓步亦不得，偃封床席，不容动弹。屈指半年，百方医治无效。王戌夏间，邀余诊察，服药尚未七日，便可行动自如，见者讶为神速。实则余所处方，无非蠲痹汤加减而已。痹者，卑也，非湿不成，非温扶风寒亦不成，故治痹之法，先以渗湿为主，再分风来轻重，大约风重者多加当归，寒重者比加姜、附，而苓皮、五加，尤其左辅右弼也。

消渴

张君粤人执业永安公司，前在南洋经商，因地处热带，过吃西瓜、汽水，回国后，遂成消渴。每日饮茶数坛，依然口渴无津，一小时中小便多至四五次，大便则无，有亦必数天一解。初请西医诊治，断为糖尿症，尝其小便，颇有甜味，然多方服药，卒难见效。王戌夏间，邀余诊视，余以天花粉、金石斛为主，贝母、麦冬为风，归、芍、石莲为佐，黄连、泽兰为引，日渐而愈。据西医观察，谓患糖尿者，小便能蚀溺器，若排泄于地，则群蚁钻吮，此乃人体糖质排泄之证，其说颇是。余谓是症，实肺脏燥热，灼枯津液，移在肠焦，消其脂肪。天花粉能理焦去热，贝母、麦冬能润肺去燥，金石斛能厚肠生脂，皆为此症之圣药，更得归兰之活血，芍莲之助脾，黄连之苦而杀虫，自然日起有功，较诸西法为善。上海中医讨论会曾提出此能治疗方法。据某君所答，引一人食面体肥，终患糖尿，应多服羊肉等进养料为证，其说错误。既食面体肥矣，复益以滋养料，岂非加其肥？窃谓食面体肥而患消渴，其应用之药，莫如生萝卜煎汤服之，或依余方加减，以木香，积实为从，可以痊愈。盖消渴之症不一，所以古人有三消之名。病既称消，药应用消，病名为渴，药须止渴，此治消渴之正轨。若羊肉遂能生脂益肾，然其性温，可备此症之一格，或病愈服之，非治此症之主方也。

心血外散

上海方氏妇因上灶烹饪，焚油失惊，遂成神经错乱之状。遍请中外医生调治，不但不愈，而且神智昏沉，哭笑杂作，每一合眼，则见鬼神无数，有如索命。其家故迷信，乃多作佛事翼邀神佑，僧尼梵，靡费不资，然疾曾不因之稍减。嗣闻余名，特邀诊治。余切其脉，肺脾焦肝，忽大忽小，惟心肾二部，则极沉迟。余知心血外溢，神不守舍，应从正治。盖正气消亡，则灵明蒙瞶也，乃以朱茯神、熟枣仁、远志肉、柏子仁以安心，当归身、白川芎以注血，而以茜草根为引，潞党参、巴戟肉、炒白芍益气健脾，而以怀山药、破固脂补肾，并用广陈皮、姜半夏、柴胡温胆，姜厚朴、南木香、天花粉整胃理焦，将以上诸药，察脉合症，随时加减。一剂而神安，三剂而气壮，不及十剂，壮健如常。中间亦焚羽箭、苍术、雄黄于炉，名为驱逐邪厉，以坚家属之信，寓方正于权变之中，明得失在寸心之际，特著于此。庶见治病宜分阴阳，而治阴病更宜用阳药也。

妇人类

上下流红

妇乡方陈氏于"民国"三年春，怀妊七月，忽流红，气息仅属，群医束手，乃问救于余。余曰："最险不过小产耳，当无性命之虞。"乃急以安胎归血之药与之。一剂下咽，其病若失。丹溪先生曰："白术、黄芩安胎之圣药也。"怀妊流红，病势已危，更加吐血，其危尤甚，乃一用芩术，立转危为安，良药之功，真如甘露。但今之用芩术者往往失芩术之量，所谓知其然，而不知其所以然也。善用芩术者，如用术二钱，则芩四五分已足。先医谓小产，由于孕妇血贫不能养胎，所以胎儿震动。芩术味苦，胎儿得苦则安，其说善矣，犹未至也。夫芩术所以能安胎者因术能补中气，而芩直纫子宫也。若以苦论，则连甚于芩，何以连之效用不及芩耶？妊娠何以补中气？妊者，任也，娠者，震也，必任重而后能镇震。故补气之药莫如芪，而芪之安胎无功者，以术独镇中气也。余治方陈氏，既用芩术以安胎，复益归、芍、熟蒲黄、血余炭以补血止血，仍借柴胡为引。吐血必用蒲、余、侧柏、艾叶诸炒药者，盖红得黑而止，其捷便于桴鼓。孕妇流红，势将小产，若依余法治之，虽十分钟二十分钟，犹可挽回。习妇科者，宜书诸绅。

交骨不开

余长嫂生第七侄光棪时，坐蓐一日，驯至夜深，努力不下，忽然晕去，举室惊惶。余与两兄早年分炊，别屋而居，乃叩余门，而告以故。乡间风俗，凡产妇之室，只进妇人，不入男子。余至兄家，出内子传述。余曰："尔姒育产已频，当易下，今难若此，殆血少也，否则时值岁暮，产妇受寒血冻，亦未可知。可向二伯要当归二两、川芎两许、炮姜数块。"盖余次兄固开药店，及药至，余令煎半数服之。人事虽醒，其胎仍不下，室人且交谪。余笑曰："是乃交骨不开。可再取败龟板一块，将余药煎服必产，何喋喋为？"果药下咽而呱呱坠地矣。

【按】西医产科列为专门，其于手术，研究有素，而吾国临产，多用稳婆，鲁莽灭裂，不知枉死多少产妇。余前举之方，乃先医佛手散，命名之意，谓不用手术，而灵于手术也。若怀孕将产，前事预防，备置归、芎、龟板三味，夏加黄芩五分，冬加煨姜三片，春秋照旧铢两悉称。无论难产易产，良为有益。若能先服安胎诸丸，十月期满，自然瓜熟蒂落，断无横生倒产之虞，虽难不招产婆可也。同胞女性，幸记斯言。

产后血崩

友人倪轶池之室陈守黎女士临盆既产，母子相安，方深庆幸，乃炊时许，骤然血崩，轶池急请医生。及医生至，则气绝矣。去岁余与轶兄晤及，不胜凄婉。余谓兄之误，误于求医。轶池惜曰："医生尚未下药，似难归咎。"余曰：非此之谓也。犹忆"民国"五年五月，余客杭州，有张氏妇者，产后血崩，阖室惊骇。适余过其门，有识余者，坚邀余入，恳余求治。余曰："无须开方，可快向隔壁药店，买当归一两、党参五钱，用大茶壶冲开水灌之，余见其门插有干艾一束，是端午点缀节候者，余手括一把，引火烧炭，用以入药。三碗未尽，血崩已正。今将前药覆煎，徐为处方而去。及平月后重经其门，则产妇在廉内，正怀儿就乳。可知血崩非不可段，恨兄未涉猎医书耳。轶兄聆罢，为之恍然。

五带俱下

上海周氏妇患黄白带下，治不愈，渐成五色，余以还带汤加减与之，十日而瘳。昔扁鹊能为带下医，是妇科专门之滥觞。谚云：十妇九带。可知妇人病带之多。夫带何以病？于气虚脾湿也。带脉起于肾而围于脐下，人身经脉作一结束，气虚则带宽，先下白带；继而脾湿，乃下黄带；气虚肺必虚，脾湿则肝热，乃下青带，肝热则胆怯，胆怯则心弱乃下红带；心弱则肾亏，乃下黑带。故五带之成，由白而黄，黄而青，青而红，红而黑；而五带之去，先除黑，次除红，次除青，又次除黄除白。还带汤之配合为炒怀药、补骨脂、当归身、白川芎、炒白芍、银柴胡、炒香附、茯苓皮、潞党参诸品，皆相维相系，合作成功，更得泽兰、芥穗、条芩作引，以收束其本根，而涤荡其瑕秽，加减得宜，效验如响。抑病带者，必面黄肉削，经水愆期，大便失调，饮食无味，尤为脾湿血枯之见证。盖脾壅其消化机能，则胃隘其容量，精华不克提为精血，而糟粕混合血中，故治带之纲要在于健脾，脾健则血清，血清则气足，气足则神完。质言之，柔肝所以清血也，宁肺所以足气也，益肾所以完神也。肝柔肺宁肾益，则天君泰然，百脉从令。尚何面黄肌瘦便白经愆之有？五带易治，况黄白二色或青黄白三色哉？

医　轨

黄溪医博陈无咎小传

陈无咎名淳白，一名易简，字茂弘（原名绿潇，字兰澄）号无垢居士，浙江义乌黄溪人。义乌之先，有丹溪朱彦修，花溪虞天民，元明二代，迭为医坛祭酒，今得黄溪有嗣音矣。无咎清季补博士弟子，举省试高第，旋入两浙高级师范兼习法科，在高师时，喜研究博物、解剖、生理、心理、理化诸学科，自成系统。无咎先世，旌为义门，人口众多，疾病时有，凡习举业，例须学医。无咎之父云骑公鼎父先生，独奋志于功名，洪杨之乱，曾为民帅，始弃其学。无咎幼失怙，善病疟，奉太君命，仍治祖业。既卒业高师，乃请益于东阳周外翰、同邑龚茂才、永嘉徐侍卿，传二溪之学，将科举解释《内》《难》，遂得其朕。民二，无咎方主报政，与于讨袁之役，及败，勾留沪江。次子光炬殇于蛾疹，无咎痛之，始出其绪余，为人诊病，应手奏功，遒于折肱。民四游杭，愈寒结成冰之疾，是冬就聘来沪，再已真阳不潜之证，医名渐噪东南，然无咎不以为满，益复猛进，乃握《灵枢》之钮。民五，与于护国之役，历任咨顾。民八，入粤为护法宣劳，始勾管浙军机宜，继赞画鄂豫军务，乃与不佞相识，凡有所咨，莫不随答。其于太素，弥觉精湛，而在本草，更形贯澈，虽古仓扁箧以如兹。所著医垒丛书百余万言，分釐五辑，第一辑《医量》《医学通论》阅已问世，第二辑《医轨》《脏腑通诠》《妇科难题》，第三辑《医事前提》《黄溪方案》《在抱室答问》近次刊行，第四辑《黄溪友议》《刚底灵素》《医壑》等正在整理，第五辑《变之医学》《伤寒论蜕》《中国儒医医学案》等尚未杀青。溯洄医箸以来未有几无咎之博者，中医读之，弥见奋兴，喜得导师宗匠，西医得之。深自悚皇，不敢轻相国土。古称三不朽，立德、立言、立功，今无咎洞一术而三名俱立，此孟轲所由悬择术也。综无咎之所立，足以行世溉世，奚待不佞传为？今兹所述，明无咎怀抱利器，郁郁没由发展，刚致力于医，而其所成已若是，使无咎得假斧柯，则堪征围利民福者，讵有止境，虽然一世之福利有限，百世之福利无限，此无咎足自传而尤待吾人为之传也。无咎除医垒创作外，尚有《震悔堂文存》《倚剑楼诗集》《善补过斋笔记》《清史论衡》《无子》等书，都自成一家言，他人有止境而黄溪无止境也。无咎近不就军阀征辟，任丹溪医科学社二十代总教，神州医药总会月刊主笔，中华博医学会编审主裁，陶镕后进，汲引同人，倡导统系，皆传世事业也。尊之为博，侪曰不宜。

黄元白

医垒丛书许叙

扁鹊氏之言曰："人之所病，病疾多；医之所病，病道少。"良以医者，意也，意不可预，定按脉探理，因时辨方，变化于神明之中，推测于形象以外，甚不容专执古方，强符今病，斯可谓得其道矣。若墨守古方以治今病，纵能诊龙治虎，取柳出蛇，炙影针魂，呼肺告语，亦必失其当也。夫古方者，古人以意为之，时移事变，气换物迁，古人之意已尽矣，若师古而不得其意，拘牵援引，舛误乖张，歧路迷途，南辕北辙，以活人之心而为杀人之事者比比。在彼非故于杀人也，徒以未能神明于变化，超越于形象而失其道耳。陈无咎教授，邃于医学，近著《医轨》一书，凡人质之强弱、生理之本源、病症之虚实、药剂之取舍，融汇中西，阐明意蕴，变古而不失其精，通今而适如其量，上追《灵》《素》，横贯四家，诚今日东方医学之正轨矣。业是术者苟能循是轨，而善师教授之意，以推得古人之意，神明而变化之庶几得其道矣。

"中华民国"十三年五月秋浦许世英撰

医垒丛书许序

"新陈代谢"四个字，是在医学上最有趣味的名词，夫不曰"新陈变更"而曰"新陈代谢"，可知新中有陈，陈里有新。"代"为递嬗意思，"谢"含生萎理想，与其他位置之变异，形状之互换，索是不同。中国文明，先于欧美，征诸学术，蔚为大津，徒因唐宋而后，无分析之功能，多淆乱之工作，而于医学为尤著，如不辨阴阳五行为假定名词，五运六气为计数图会等，指不胜屈。是以西医流入，挟其器械之精芒，解剖之标本，组织之症状，种种实验，谑浪笑傲，凌厉吾前，中华四千年传统之医学，几无立足之地点。识者忧之而莫可如何，诚恨事也。继祥幼读《内经》，长窥坟典，夙信中华医学确成系统，羌非枝节，可扶轨道，具有首尾，苦于宦海羁迟，参考未博，无暇整理，亦不能整理。近闻东越陈无咎教授有医垒丛书之创作，乃乞取一二册而读之，言博而诣醇，理明而辞达，既推陈而出新，更引新以证旧，正合"新陈代谢"一句格言。熟读教授之书，不但守旧者喜得进化之途径，即专骛新奇者亦植根本之概念。本书之可珍，在能将平日诊察之结果——笔之于篇，由理想而征诸实验，仍由实验而返诸理想，使唯物与唯心充分发达，精神和物质互相平衡，辟四千年未有之坦途，穷大洲五学术之位置，其学说之深切著明，成绩之裔皇宏大，不只今医未足并其肩，即古人壹是瞠乎后。是真人类幸福之一颗明星，而学荒中国之长流甘露也。新陈代谢，物理循环，中华医学之复兴，必须奉教授为世尊，芸芸大众皈依法座也。无疑，因不辞塞陋而为之序。

　　"中华民国"十三年五月秋浦许世英撰四月浴佛节闽越许继祥题
　　　　　　　　　　　　　　　　　　于海军部吴淞海道测量局

校阅校勘诸人姓氏台衔

于右任先生（右任）上海大学校长

孙伯兰先生（洪伊）前内务总长

孙莼斋先生（发绪）前山东省长

许静仁先生（世英）前安徽省长

许作屏先生（继祥）海道测量局长

张阆声先生（宗祥）浙江教育厅长

黄元白先生（元白）众议院议员

张真吾先生（大昕）同上

蒋著卿先生（著卿）同上

彭巨川先生（介石）参议院议员

傅佛暗先生（亦僧）众议院议员

吴止潜先生（源）司法部参事

征求医垒题叙及批评

医垒侊促出版，所有题词叙跋，颇见缺遗，如承硕学通儒，名流医博，惠赐题叙，当于再版放大时敬谨制入，倘有未当之处，从长批评，匡予不逮，更为欢忭，或以原书奉赠，或用书画报瑶，临时酌定，惟如无妄子有换而来者，恕不报覆。

自 序

《说文》云"轨，车辙也。"孟子曰："城门之轨，两轨之力欤。"《史记》"车不得方轨。"车行必循轨，行久而辙显。《传》曰："闭门造车，出门合辙。"此之谓也。盖轨有定制，因引申为轨道，亦假名为轨物，盲左谓"讲事以度轨量调之轨，取材以章物采谓之物"，故唯心之调量而唯物之谓轨。自拙著《医量》行世，时贤研习国医者，群知将生理解剖诸书，解释《内经》《灵》《难》《金匮》，综观所陈，从一脏一腑而言，其详明有过于余，是固余所深盱而不寐也。惟中间尚有一蹶，此瞩伊何？即见证用药，犹未循途辨色也。但此端余早料及，豫将平日读书参考及临诊实验所得者，稍闲即笔之于书，次将中医见证不明，西医明证无药者，亦为之借箸代筹以合系统，名曰《医轨》。用抒一家之学说，博征同道之发皇，职是，通中西医学之陲，使中华医药之本能，得以凌厉向上，一如罗盘周髀，转输欧美，不綦迅欤。是书刚起草，先与同社商榷旨趣，求其定名，罗定黄馀辛肇锡"医学新验论"，黄岗张真吾嘉题"医药度针"，余自己则拟"医航新语"或"读医日记"。嗣恐涉夸大无竟，质直无文，乃都留置，直揭今名，至内容与外廓之当否，敢叩诸读是书而超余乘者。

民国第一甲子阳历元旦义乌黄溪陈易简

上　卷

论抵抗疗法

孙中山先生患胃蠕症，日医高野太吉翁，教以食水果及生硬物，遂渐愈。高野翁自称其治法为抵抗疗法之元祖，孙文学说极称扬之，不知《黄帝内经》早已言及。《阴阳应象大论》曰："甘伤肉，酸胜甘。"《五运行大论》曰："甘生脾，脾生肉，甘伤肉，酸胜甘。"又《灵枢·五味论》曰："黄帝曰：甘走肉，多食之令人心悗，何也？少俞曰：甘入胃，其气弱小，不能上至于上焦，而与谷留于胃中，令人柔润，胃柔则缓，缓则虫动，虫动则令人悗心。"其说至为明了，故余谓抵抗疗法乃中国医学上五味相胜之原理，非高野翁所创获也。

论阳有余阴不足

丹溪先生《格致余论》谓："阳有余阴不足，气常有余，血常不足。"景岳非之，嗣后谈医者，或作左右袒，或为调和之论，是皆买椟还珠也。盖丹溪之所云"阳有余阴不足"者，谓吾人之肾阳容易发动，故阴精时见不足也。肾为气脏，故谓之气；精为血炼，故简称血，男有阳精，女有阴精，男阳谓之外阴，女阴称为内阴，男正而女负也。肾为命门，储有相火，即吾人之阳气，肾阳亦称为相火者，因肾有二，含左右相扶之义。肾火易为心火所引，心火动则肾火亦动，故假名为君相，亦可称主从，所以本论云："动则精自走，虽不交会，亦暗流而疏泄。"又云："圣贤教人，只是收心养心。"其理何等明白，其说何等正大。是以先生特次本论在"食色二箴"之后，千百年后，犹见大儒讲学风度，独景岳以纵横捭阖之态辟之，冀欲自圆其说，言非不辩，已入歧途。乃后人不察，纷纷聚讼，是歧之又歧，良可嘅也。

论夹阴伤寒

夹阴伤寒者，谓当交媾后受风湿，或受风湿后而交媾也。同乡王昆西之友戴生，患夹阴伤寒，请丁医视之，见其心跳、舌大、面赤、头胀也，遽投白虎汤，已服半剂，适为王君所睹，王君曾读余著《医量》者，知石膏不可轻用，而南人尤忌，亟止之。乃持方询余，冀邀余往诊，余阅方顿足曰："殆矣，殆矣。"因转询王君曰："服丁方后，觉心惋乎？"曰："然。""觉音哑乎？"曰："然。"余曰："疾不可为，预备后事可矣。"次日果夭。嗣余友杨镇海君有疾，就余诊视，余切其脉，心肝弦数，肾焦洪芤，脾胃迟涩，症候一如戴生，余曰："夹阴伤寒也。然杨君未宿妇人，余沉思有顷，曰："君梦泄乎？"曰："然。""君梦泄，次日就浴乎？"曰："然。"余击节曰："是矣，是准夹阴伤寒矣。"立为处方，以茯苓皮为主，生山药、天花粉为从，当归头、白茯神、生白芍为从，炒柴胡、黑芥穗为引，煅龙齿、菟丝饼为从，粉葛根、泽佩兰为导，姜黄连、白芷为引，加白果肉五枚。一剂面赤头胀退，二剂舌大心跳平，三剂手面发水泡数颗，如水痘形。余大喜，将金石斛、甘菊花、煅牡蛎、青桔梗、广橘红、浙贝母等轻淡清化之品，逐日加减，来复而愈。可知夹阴伤寒一症，应导脉管之湿而去外卫之风，仍需巩肾固营为主，能明此理，不但丁医大刀阔斧（丁某自称）真为杀人之具，即先医黄建中汤称为夹阴伤寒正兵者，亦宜详加斟酌，缓投为是也。

论肾风

肾风有二，一为外因，一为内因。譬如多事忘餐，及觉后饥甚，狼吞虎咽，醉饱无艺，外因也；游嬉征逐，不知劳倦，及稍行休息，骨痛腰沉，内因也。外因之症，临时而得，内因之候，积久而来。余友徐镜清咨议，得外因，众医不知何病，就余诊之。切其脉，肾焦洪大，肝脾弦濡，心肺弱缓，余曰："此肾风也，其见征为脏腑不舒，头重腰坠，宜磨肾祛风。"又有一男子，就余诊察，余切其脉，心肝动甚而跳荡，脾肺弱小，肾焦洪芤，余曰："此亦肾风也。"盖此男子应酒征歌，遨游无度，麻雀扑克，卜昼卜夜也。余为徐君制一方，复为此男子制一方，先后皆愈。余名前者为磨肾去风汤，后者为巩肾去风汤，兹将二方列作甲乙，昭示明哲：

（甲）磨肾去风汤　治外因肾风

盐陈皮　姜半夏　姜厚朴　姜黄连　炒怀药　制菟丝　煅云母　煨枳实　南木香　缎牡蛎　焦山楂　炒白芍

（乙）巩肾去风汤　治内因肾风

当归身　茜草根　白茯神　熟枣仁　远志肉　炒怀药　炒杜仲　补骨脂　柏子仁　金狗脊　姜黄连　石决明

甲方病轻而药宜重，乙方病重而药宜轻，药重则一二剂可除，病深非十剂八剂无效。甲方益胃故谓之磨，乙方注心因名曰巩，神而明之，闻一知十，至用药分两，可参考余主从导引，或先医君臣佐使之法，庶几加减之量，因人而施，执中有权，无投不应矣。

申论肾风

余论肾风，分别轻重，及外因内因，略如上述，间有询余者曰："外因之肾风，何以须磨？内因之肾风，胡为宜巩？请道其详。"则谨应之曰："外因之肾风，为多事所得，其来骤。盖多事则劳形，劳形则气泄。肾为气脏，泄则无所藏，而胃又需物甚急，因之多食积胃，胃怯于消磨，脾忙于运输，物重机轻，肾阳失饪，清滤不及，风入肾系。一般时医，见其积食也，只知消；询其头重也，加以散，往往因小病而成为大病，轻候酿成重症，是皆不知磨之弊也。至于内因肾风，都为散精劳神所得，其来渐。敝精则骨空而能蔽，劳神则血竭而液枯。然近日中西医生，俦见及此，寒凉妄用，消泻杂投，千篇一调，其何能淑。甚至负病者不自知其有病，如李涵秋谈笑暴卒，简照南竹叙不起，即其明征。是皆不知巩之误也。试证外因肾风，尺脉洪大；内因肾风，尺脉洪芤。夫肾脉宜石，浮而有力为洪，洪大气虚，洪芤中空，空谷传声，山鸣谷应，虚堂习听，耳与心通，其几至微而理甚赜，苟非闻望知旨、问切知神之大医，又乌从而晰之。"

论痰核

痰核一症，乃血挟湿而行。盖湿能长痰而痰易阻血，故痰核之见证，为头面四肢，俱有核状，或大如胡桃，或小如豆粒，胸脘气闷，咽喉狭窄，浑身蠕痒，不可抓梳。近日国会议员尚镇圭患此症，初请中医诊治，用西红花破血，而病剧。再邀西医诊察，用血清马血注射，因不起。中医见证不明，宜其错误，西医颇有理由，胡为不救？良以破血固非，清血而不知去湿更非。且马血性热，热则血亢，湿入脉中，血离脉外，血管破裂，宜其速亡。余治族人陈禄痰核，曾制行血导痰汤，较诸先医开结导痰，似进一解。但知开积导痰，已足起死回生，若进行血导痰，更觉得心应手。兹将方案录出，用备辅采。

行血导痰汤　治痰核如神
（主）当归头　　南木香　　带皮苓
（从）炒香附　　广陈皮　　姜半夏　　浙贝母
（导）煨枳实　　炒槟榔　　羌独活　　青桔梗
（引）荆芥穗　　制僵蚕　　银柴胡

余此方之命意，循名责实，稍明医药者，自习知大概，至取次加减，则天花粉、酒白芍、射干、远志、威灵仙、甘露藤等品，皆预备兵也。

论胆枯

胆枯一症，西医谓之胆石，日医谓之胆囊炎，中医谓之胆实热，又有胆蒸、胆瘅、胆黄、胆胀之名，皆与此症近是。大概西医病名，含义太浅，中医病名，取义太泛。知症缺药故浅，简症不明乃泛，胥失也。然与其浅而不当，毋宁泛而兼入，胆枯之名，乃余折中东西，下一定义。自谓运浅于深，泛应曲当，亦创作也。胆枯之症，何自而作，则因饥饱无时，饮食失检，肝脾失其平亭，肠胃滞其输运，津液日竭，胆汁日漓。夫胆附于肝，胆漓则肝急，故其病为失眠。胆为消化元素，胆枯胃呆肠闭，其见症为腹痛、便难、面黄肌瘦。西医于胆枯一症，针之不可，达之不至，甚为棘手，中医则肤浅多，未曾研究及此，宜一任其呼号惨痛，莫之或救也。余平日参考中西医理，因取先医温胆汤、当归龙荟丸诸方神明而变化之，成还胆汤。粤妪陈姥，患此症六个月，中西医生治遍，都无寸效，二便常五六日不通，苦不堪言，由其儿子扶来余寓诊治。余闻声、望色、切脉、问苦，一剂而通之，大便二次，小便三次矣。还胆汤方剂如下：

还胆汤　治胆枯：

盐陈皮一钱五分　炙没药二钱　青桔梗七分　姜半夏一钱五分　柏子仁三钱　泽佩兰一钱五分　炒柴胡七分　火麻仁二钱　带皮苓六钱　南木香一钱　炒当归五钱　白茯神四钱　广木通一钱　金石斛四钱　茜草根五分　龙胆草五分　姜黄连三分

本方中麻、柏二仁及茯神、佩兰乃临时加入，非本方之"主，从"也，至本方之预备"主"药，应以天花粉，"导、引"则用姜厚朴、正藿香等为宜。

论胃大

胃大之症，西医名为胃扩张，日医谓之胃痕，或谓之胃部膨满，中医谓之胃胀。夫胃为消化之釜，何至于胀大，则因吾人饮酒过度故也。譬如善饮之人，常过其量，不善饮之人，或强之饮，亦过其量，酒性发酵，胃为酒所逼，因而扩大，遂成此症。此所以古人有嗜酒丧身之戒也。《灵枢·论勇》篇云："酒者，水谷之精，熟谷之液也，其气慓悍，其入于胃中，则胃胀气上逆满于胸中，肝浮胆横。"胃之组织，肉筋横行，恰如肌质，故主肌。肌者，人体之精肉也。胃管上通食管，下接小肠，连类相及，因称肠胃。凡患胃大之人，胃中黄色厚膜，必与胃腑相离，或食道涎恶，不思饮食，或饮食不为肌肤，而肌肉不仁，或谷食不腐，大便溏秘，甚至胃脉上循之处，如颐后颊边、耳前发际，连生瘰疬，中西医生，苦无治法。盖此症初起尚易，久则难图。余制缩胃、清胃二饮，颇有效验，并录出之。

缩胃饮　治胃府扩大

（主）粉葛根　天花粉

（从）金石斛　带皮苓

（导）炒枳实　生白芍　缩砂仁　苏半夏

（引）枯黄

加白梅黑豆鹅肫皮

清胃饮　治胃系生瘰疬

（主）天花粉　生薏米　当归头

（从）粉葛根　夏枯草　浙贝母　蒲公英　生赤芍

（导）昆布　椵龙骨　木通

（引）忍冬藤　甘菊花　生甘梢

加石甘露藤一段

其他预备之药，如广橘红、炒山栀、青桔梗、龙胆汁、姜黄连等，皆宜随症加减。《素问·脉要精微论》："胃脉，实则胀，虚则泄。"《灵枢·经脉》篇云："气盛，则身以前皆热，其有余于胃，则消谷善饥，溺色黄；气不足，则身以前皆寒栗；胃中寒，则胀满。为此诸病，盛则泻之，虚则补之，热则疾之，寒则留之。"余上制二方，正符虚补寒留之意，至盛泻热疾，负观自得矣。

论胃痛

胃痛亦曰胃疼，中西医病名相同。夫胃何以痛，则论议纷纷，尚无正确之断定。余谓胃痛者，乃食物积主胃中，胶粘胃肮厚膜，不能消化也。故治胃痛正法，惟有用药消磨其食积，则痛自愈。余以十年经验，制成驱寇一方，无论患病久暂，皆能应手奏功，惟加减之量，因人而施，不可执一耳。

驱寇方　治胃痛

（主）炒白芍　焦山楂

（从）炒陈皮　姜半夏　九制香附　南木香　带皮苓

（导）炒豆蔻　炙没药　制乳香　炒柴胡　醋灵脂

（引）黑芥穗　伏龙肝　肉桂

饭后即服用，服时加醋数滴

本方名曰驱寇者，盖吾人之生存，全赖谷食，而谷食之消化，全恃胃釜，《灵枢·五味》篇云："胃者，五脏六腑之海也。"五脏六腑皆禀气于智，所以胃之在人身，犹釜亦犹鼎，人身失其釜，即失其生活之本能；失其鼎，即失其宝。然鼎也釜也，皆赖肾阳之火以熟之，肾阳之火宜伏而不宜摇，宜静而不宜动。摇则生风，动则失饪，所以善养生者，不欲太饱，亦不可或饥。若饥饱无时，饮食失节，是铄釜叩鼎，徒令盗寇生心而已。夫开门引盗，固为不智，而驱盗出门，全在人谋。顾名思义，则知本方之运用，虽极错综之能，仍需节制有度。能明此理，不但用固吾垒，绰有余闲，即提兵救人，亦立建殊绩矣。

申论胃痛

余因胃痛一症，而制驱寇方，即如上论，但胃痛有寒有热，先医且别名为寒厥胃痛、热厥胃痛。厥，蹶也，谓胃痛若剧，可以杀人，甚至一蹶不起也。盖胃既为脏腑之海，水谷皆入于胃，分走五脏，谷气腐熟，津液流行，营卫大通，乃化糟粕。故余拟胃为釜为鼎，若胃腑失饪，是绝吾人脏腑之生机。《易》曰："鼎折足，覆公𫗧，其形渥，凶。"反胃之症𫗧，比诸覆𫗧之鼎，尤为确切，盖反胃之症，近于寒痛。王太仆以为无火是也。凡患胃痛之人，寒多热少，因寒由于食而热由于气也。张子和谓诸痛皆属于气，俗名胃痛，为肝胃气痛，或心头气痛者。其说本诸子和，前因恼怒伤肝，后因忧郁伤心包络也。盖胃者，磨也，气伤则不能磨。《灵枢·经脉》篇云："谷入于胃，脉道以通，血气乃行。"胃脉络肝，挟脐循腹，故胃痛往往牵肝及腹，胃管上接食管，比近心脏，而心包络者，心脏之托瓣也，根附脊梁，所以胃痛又每每痛彻背脊。食管与心包络中间为胃之内腔，中医名为胃院，所以又称胃腕痛。《素问·气穴论篇》云："背与心相控而痛，所治在天突与七椎及上纪。"天突即是食管，七椎即脊梁，上纪，胃腕也，故胃痛一症，至为复杂，其缠绵至十年，二十年、三十年者，皆治疗上有疑义也。常人胃痛，虽云寒多热少，然不诊察分明，则反益其痛。至寒热如何而辨，固自有说。如痛时喜按者，寒痛也；不得按者，热痛也；天雨隐隐觉痛者，寒也，天晴不快者，热也；喜热饮者寒，喜凉饮者热也。余治胃痛一症，名传海外，率皆寒痛居多。《素问·举痛论篇》："寒气十有三，热气只一。"余诊得热痛者，亦只族人陈镜明之配沈而已。亦有不寒不热者，则仙居张尉官也。更有真寒假热，寒结成冰者，则同年傅拔萃之继室丁也。但无论何种胃痛，均可用驱寇方为底，寒痛加良姜、附片，热痛去肉桂，加黄连、郁金、黑栀，不寒不热，宜斟酌六君，寒结成冰直须大已寒丸，其他姜厚朴、炒苍术、覆香梗、延胡索、荜澄茄等，皆药笼中物也。

论反胃

反胃一症，先医谓为气虚，或谓为血虚，而定气虚者为多。《金匮·呕吐下利脉证》篇云："胃气无余，朝食暮吐，变为胃反，寒在于上，医反下之，令脉反弦，故名曰虚。"三个反字，三样解说。第一反字，翻也，第二反字，负也；第三反字，反应也。后世治反胃者，率以是为宗，故所用不外大小半夏汤、理中汤、参附汤、藿香安胃散、六君丁香饮之类，较诸西医只知负治，适为反下，自然高胜一等。不过反胃一症，有旋食旋吐者，有朝食暮吐、暮食朝吐者。旋食旋吐，近于胃蠕，用西医反下之法，先呕宿食，再缩胃腑，未可厚非。若朝食暮吐、暮食朝吐，明是肾阳火衰，不能熟胃，所以中医谓之气虚，胃脉反弦，阳气虚弱可知，此中医治法优于西医，而学理反不及也。余于光宣之交，读书浙江优师，有一同学患反胃症，食后一二时即吐出，校医以西法治之无效，众医以中法治之亦无效，病人卒以是辍学。余于是研究生理解剖，参考先医学说，制一通胃汤，嗣后在乡诊治，竞收殊功。是方盖沉思数日，恍然大悟而得，亦创获也。

通胃汤　治反胃大症：

炒白芍二两　白茯苓六钱　金石斛六钱　炒当归四钱　白茯神四钱　姜南星一钱　盐陈皮一钱　炒槟榔一钱　姜厚朴一钱　炒木香一钱　煨枳实一钱　姜黄连五分　茜草根五分　缩砂仁五分

加炙没药、六一散二钱

是方之效用，在于苓，斛为"主"，归、没为"从"，而以白芍为主中之"主"，盖征诸解剖，胃腑之为物，如半个皮球形，左端大而右端略小，左端有管向上，上通食管，右端有管折下，下接小肠。反胃之症，乃胃中腐谷，不从大小肠蠕化，翻向食管直行，是以名曰胃反，亦曰胃翻。但胃之为物，既由食道与小肠互相牵制，绝无翻面之理可知，全由胃之下口与小肠上口，双方结合之间，有所阻隔，不能消纳也。《素问·五脏别论篇》曰："水谷入胃，则胃实而肠虚，食下则肠实而胃虚。"通胃汤之作用，所以实肠而虚胃，以二茯鼓大小肠，以石斛厚肠，以没药通盲肠，以当归润肠，以六一散直肠，不治胃而治肠，且重用白芍以和肠，务使胃肠中间去其闭塞，动肠以正胃，逆流者令其顺流，上行者使其下导。先医有启上窍而通下窍之法，此则通下府而正上纪也。观于陈无择三因方中八物汤，用芍药两半，甘草茯苓半两，而桂心、当归、前胡、川芎、防风都只三分，便知本方妙用，至其他各药，用为导引，切脉和症，临时可以加减，无须一一剖析也。

论瘰病

瘰痢者，乃热血上行，而凝于经络者也，六经动脉皆贯于脑，而颈项左右则为各经交错之道，如藤之萦树，亦蔓亦枝。所以瘰痢一症多起于颈项二旁，大约发于左边者为恼怒而起，发于右边者为忧郁而得。西医治瘰，或用刀割，动脉受伤，缠绵不愈；中医治疬，只知消毒，不知清血，亦非善法，盖血犹水也，流则清，停则腐，瘰痢一症，既为热血上攻，凝滞筋络，必于消毒之中，加重清血之药，方为正治。上海彭氏妇右颈患瘰痢六个月，高如破榴，痛彻心扉，遍访中西医生诊治，糜费数百金，而病愈剧，嗣来余处诊治。余治消痛丸与之，不十剂而无痕，盖余此方，实吮古人之骱而弃其骨者也。

消瘦丸　治瘰痢夹瘿

（主）当归头　天花粉

（从）去心浙贝　蒲公英　夏枯草　茯苓皮

（导）忍冬藤　青桔梗　炙没药

（引）炒柴胡　海藻　昆布　甘草

加石甘露藤

如生在左颈者，可加生白芍为"从"以平肝，如发在右颈者，可入桑白皮为导以泻肺，至郁金、茯神、木通、橘红、苏夏亦为本症要药，应随方加减，置诸"从导"之列可也。

【按】瘰痢一症，西医译名结核，日医谓之结核性溃疡，或曰咽喉结核，盖此与痰核相近也。吾国医书亦有称瘰痢结核者，唯通俗名称则曰痢子颈，其生在肩肋胸前者，名为马刀挟瘿，尤宜急治，可于本方中加生白芍或赤芍为"主"，龙胆草为"导"也（参考下卷漏雍）。

论疼痛

医书中疼痛二字。当一句互见。今俗医或书痛为疼。不知疼字音藤，乃痛之兼酸者。《灵枢·刺节真邪论》："寒胜其热，则骨疼肉枯。"故必寒痛带酸，方得称疼。若其他病痛，不得混作疼也。

论石膏之功罪

石膏一物，本草列入中品。余读本草，见其罗列种种功效，如解肌发汗等，心窃疑之。盖石膏性滞，乌能发解？果尔，真阳脱耳。惟谓肺经、三焦经、胃经有实热，必需石膏，则颇可信。又谓阳邪发狂，及伤寒阳证，邪在阳明，非石膏不治，亦尚有理由。余治医十年，用石膏者只两次，一次"民国"五年，余在上海治一男子，见其面赤皆红，口舌糜烂，热臭熏人，余投以白虎，一剂而愈。又"民国"九年余在乡里治上溪市张姓男子，阳邪发狂，弃衣而奔，数健者不能缚，余亦投以大剂白虎，二服而平。至余治其他肺三焦胃实热，则自制清肺饮、翼焦饮、简易清胃饮以代之，无石膏之猛，而上石膏之功，易曰："籍茅无咎，慎之至也。"

清肺饮

（主）生怀药

（从）金石斛　茯苓皮　丝瓜络　天花粉

（导）桑根白皮　泽兰叶

（引）远志肉

加去毛枇杷叶，白茅根，芦节

翼焦饮

（主）天花粉

（从）葛根　生芡实　茯苓皮

（导）泽泻　青桔梗　金石斛

（引）黑芥穗　炒白芍　木通

加白茅根、生白叶

简易清胃饮

（主）天花粉

（从）粉葛根

（导）龙胆草　青黛茯神

（引）姜黄连　甘草梢

加六一散，白茅根

（一）清肺饮之功用，将淮叶、苓皮，去皮毛之塞，盖肺主皮毛也。将石斛清大肠，佩兰清小肠，盖肺与大肠相表里，而大小肠固相连贯也。将远志开肺管，桑白洗肺叶，瓜络花粉清心包络三焦，则肺不至于热于心肾。复得黄金叶、白茅根、芦节，因势利导，则肺气自然下降，而清肃之令大行。肺中之实热，不从皮毛而出，必从二便而解，此《内经》所谓："病有标本，治有从逆。"

（二）翼焦饮之效用，与清肺饮理同而用异。三焦者，五脏六腑之油膜，布满人身腔子里，其原出于命门（右肾），其组织为微丝血管，此种微丝血管，所以撑持脏腑，输送血液，故治三焦实热莫如天花粉。天花粉一物，纹理纵横，功能生津挹液，称为消渴圣药。本方将天花粉为主，葛根、石斛为从导，则三焦不燥，得芡实、桔梗通上通下，则焦气自舒，得苓皮、泽泻则三焦之热不会移于命门，更得芥穗为引，白果为从，通入微丝血管，并清带任二脉，则三焦开展，气化流行，更得白茅、赤芍、木通，力清水道，可谓彻底澄治，深得焦字精意。盖焦之训为枯，三焦有热，其枯可想，焦润则热自去，津生而道大通。《素问》曰："三焦者，决渎之官，水道出焉。"（灵兰密典）《难经》曰："三焦者，水谷之道，路气之所终始也。"（三十一难）较诸石膏沉淀，弛而不张，其功罪为何如也。

（三）余于胃之大极，发为胃痫，已制清胃汤矣，兹复制清胃饮，恰与前方相反，故加简易二字以标明之。盖胃大虚也，胃热实也，胃大张而弛也，胃热弛而张也，一实一虚，或张或弛，一正一负，宜余因应不同也。夫胃腑也，附于脾，然居中央，尊为五脏六腑之海，消纳水谷而行气化，所谓其位则阴而其用则阳也。且胃左端一管，上连食管，右端一管，下接小肠，推而上之，与心脏相系，有如连环，若胃热而心脏不热，窒以石膏，则心脏失其作用因而停止，祸不旋踵，推而下之，与命门相通，有如电池。若胃热而肾脏不热，投以白虎，则肾阳被其遏制因而灭绝，祸亦不旋踵，故余用石膏，除阳邪发狂弃衣而奔者外，必口舌糜烂，热臭熏人。知其胃热而心亦热，必面红眦赤，须发戟张，知其胃热而肾亦热，乃敢决投，其他平常胃热即实，到十二分，均以本方代之。盖本方之作用，天花粉清焦腑，葛根清胃系，茯神清心脏，黄连、龙胆清肝胆，甘草清脾，滑石清肠，青黛清脏火，茅根下降，虽药味寥寥，而含义甚宏，往复回环，储能效实，谋近功而弃霸术，衡利害而得十全，无白虎之猛而有驺虞之仁，一医用之则此医笔端，便留多少生命；十医用之，则十医腕下，留得生命无数，推而至于十百千万都用，余知中国无罪之同胞，脱石膏之厄者，岁会月计，数当无量。《鲁论》云："虎兕出于柙，龟玉毁于椟中，是谁之过欤？"夫石膏，虎兕也；心胃肾，人身之至宝，犹龟玉也，不纵虎兕而藏至宝，乃医生之责任。亦区区为民请命之微意也。

申论石膏

余讨石膏之功罪，可谓烦而芜矣。余非震白虎之名，故作危言而耸听也。

（一）余于"民国"九年，庖代三卫中学讲席。长儿光斗患暑，此病得津而解，庸医不察，投以吴茱萸姜朴，变为热遏胃府，阳邪发狂，众医不敢下药。同社吴汉丞教授，处白虎汤，下咽，而狂愈甚，本吉征也。汉丞惧，专电速余，电发而狂减，复与之，果平，余星夜回里，已三剂矣，切其脉濡而无力，余阅汉丞方，乃白虎也，乃置之，只开橘红、姜夏、白芍、桔梗、苓皮、甘草、花粉浙贝八味，且分量极轻，不三剂而病若失，嬉戏如常。夫于误庸医，而拯于良手，犹有过当，况学识不及汉丞，胆量不如汉丞，其能贸然幸中乎，且小儿之病，苟无汉丞，必为庸医所杀，余对汉丞，泥首叩谢不暇。兹纠其过量者，因医生不能常侍病人，而治病易狃，故常也。此一事也，可谓有功而无过。

（二）其次，佛堂镇沈宪麟翁之媳，患骨蒸潮热，大烦大渴，傅豁如茂才治之，投以白虎汤，不应。再加羚羊、犀角，复不应，然据古法，非此不治，时余适因事过镇，沈翁邀余诊视，余切其脉，两尺已绝，胃气全无，知不可救，从阅豁如方，知服白虎已十四剂，余故以肉骨汤加知母，减轻与之，一剂，似回光返照，再剂，复不应。余曰，人不能与命争，快备后事可矣。此一事也，可谓有过而无功。

（三）"民国"十二年七月上海翁小琴之妇病暑湿，已后，夏至十日，《素问·热论篇》："凡病伤寒而成温者，先夏至日者为病温，后夏至日者为病暑，暑当与汗皆出勿止。"说得何等明白，小琴请某山人治之，某山人见其舌焦而热潮，头重而气蒸也，立案则为湿温，处方则清离丸加石膏，一剂，心闷音低，四肢无力，热变为壮，小琴恐，趣余治之，余切其脉，弦数而无力，遂与十全香薷饮，因系青开，幸得无恙，此一事也，成则无功，败则分过。

其他，郑业成之次郎、陈秉祥之侄女，皆众医以是杀之。而余挽诸其室者也，即吾党健者阙麟书案议，亦以是毕其命。近日粤医李某，好用寒凉，羚羊、犀角、知柏、石膏，摇笔即来，大小男妇，每年为渠所杀者，最少当在十人以上，乃粤商反推为鸿博，殆所谓漏脯救饥，饮鸩止渴，而吮嘴舐舌者也。盐山张锡纯，谓石膏宜生用不宜煅用，并述石膏之功能，其所称道，颇津津有味。张君产于沧州，治医于外，朔方气候高燥，居民率以高粱麦面，为家常便饭，北人喜食辛辣，且食量秉人，故胃腑甚强，投以石膏真为中的。若南方地居卑湿，气候温和，南人体禀柔弱，役志纷华，实与石膏少缘，盖天气有寒燠之别，地势有南北之殊，人类有赋禀之异，种族有强弱之辨，所谓起居饮食，习惯遗传，不能强同，未可执一也。《素问·五常政大论篇》曰："西北之气散而寒之，东南之气收而温之，所谓同病异治也"。又曰："气寒气凉，治以寒凉；气温气热，治以温热，必同其气，可使平也"。岂不然哉？况石膏气味，他书皆曰大寒，唯《本草纲目》独曰辛微寒，按《本草纲目》一书，系李濒湖所辑，濒湖医学，本博而不精，大而少当，医之有李时珍，犹儒之有苟卿，韩昌黎所谓小醇大疵也。近人迷信石膏，而误濒湖"辛温"二字。俗医不读成无己、张元素、李东垣之论，而奉濒湖饾钉之学，宜其一误再误，而贻误无穷也。徐之才曰："用石膏以鸡子为使。"成无己曰："仲景大青龙汤以石膏为使。"细嚼二个使字，便知石膏在药品中无独立资格，故徐灵胎《本草经》不列石膏。

论麻黄

麻黄者，发汗之具，亦无大功用之品也。《本草纲目》之奉麻黄，其误事亚于石膏，余治医十年，只曾一试。如需发汗，用麻黄一钱者，余尝以生苍术五分、生黄芪七八分代之，取其适可而止。先医谓："有汗不得用麻黄，无汗不可用桂枝。"又云："麻黄不可轻用。"仲景麻黄升麻汤乃为误下而设，其他麻杏甘石治无汗而喘，麻附细辛、麻附甘草皆因少阴病，脉沉发热，因病制方，别有机轴。西医称热度高脉搏迟者，为特殊伤寒，今人不能对症发药，致汗脱而死者比比。故非确有太阳之证而见少阴之脉者，万不可与麻黄。若平常发汗，姑不妨苍代之也。余于麻黄经验尚浅，容当后论。

论母子

中医学说，最晦暗者莫如母子之论。夫母子者，乃孳乳之义，非互对之名，今试执途人而问曰："你的爹妈生你，你生爹妈吗？"其人不笑必怒，其不笑不怒者，必缠夹二先生也。拘泥母子之说，胡以异是。《素问·阴阳类论篇》："三阴为母。"《灵枢·阴阳系日月》则曰："子者十一月，主左足之太阴。"三阴既为母，太阴何以子？可知母子者，仍是相对理性。阴阳涵义，俗医不知名理，津津以"肾生肝、肝生心、心生脾、脾生肺、肺生肾"为治病之标准，且云肾为肝之母，肝为心之母，心为脾之母，脾为肺之母，肺为肾之母。偶一为之，已征弱点，锲而不舍，毋乃滑稽。况《阴阳类论篇》"三阴为母"上下尚有"三阳为父，二阴为雌"数句。盖即独阴不生独阳不长之意，并无母子之说。即如《阴阳应象大论》等篇所论，生化亦各自相生，并无此脏直生彼脏之说。可见先医"母子相生"四字即是夫妇相依，阴阳相从只宜活看，不宜死解。所谓"虚则补其母，实则泻其子"者，当作如是观也。

申论母子

母子之说，不可拘泥，故泻补之间，大有含义也。《难经·六十九难》既云"虚者补其母，实者泻其子"，而《七十五难》则云"子能令母实，母能令子虚"，故徐灵胎谓："义虽俱有可通，法则前后互异"，是也。但《难经》本文有"更当平之"一语，所谓平者，乃五脏互相平停，不使一脏独胜为病也。俗医不知平字奥妙，沾沾于母子之虚实，为泻补之目标，宜其踬也。兹将一般俗医之论调，与不个人之见解，试作一表，分为客观主观，以资印证。

	肾实———泻肝	肾虚———补肺
	肝实———泻心	肝虚———补肾
客观	心实———泻脾	心虚———补肝
	脾实———泻肺	脾虚———补心
	肺实———泻肾	肺虚———补脾
	肾实———清肾	肾虚———补精
	肝实———疏肝	肝虚———补肾
主观	心实———泻心	心虚———补血
	脾实———调胃	脾虚———补心
	肺实———通肠	肺虚———补气

试读此表，谁是谁非，不待烦言而解。钱仲阳曰："肝有相火则有泻而无补，肾为真水则有补而无泻。"因建五脏之方，各随所宜，仲阳之学，上发内经之秘，中味仲景之腴，下启河间、东垣之绪，故其立言建剂，深切著明。俗医未贯先医遗论，错会经文意旨，真自误而误人也。

论补泻虚实

余于母子之说，既准的而放矢矣，兹将补泻虚实，再为约举，以息俗医之喙。《内经》曰："实者泻之，虚者补之，不虚不实，以经取之。所谓经者，常也，不虚不实，是谓平常，是谓不变。《素问·示从容论篇》曰："年长者则求之于腑，年少者则求之于经，年壮者则求之于脏。"王启玄注云:"年之长者甚于味,年之少者劳于使,年之壮者过于内,恣于求则伤于腑,过于内则耗伤精气,劳于使则经中风邪。"故同一风也,方人证病,老人则多中风,虚也;壮年则类伤寒,实也;少年则易惊搐,不虚不实也。是以诊病之道,审其脏腑,察其寒热,辨其虚实,明其阴阳,然后平停泻补,方能中鹄,若沾沾执母子之补泻,未免简单,使中医之学说,果若是其简单,无怪西医以土苴视之,而刍狗蹴之矣。盖虚补实泻,乃西医所优为,而中医实望尘莫及也。

申论补泻虚实

或问于余曰:"子论补泻虚实,不宜拘泥母子,既闻命矣,然《内经》所谓'东方实,西方虚,泻南方,补北方'其义何居"?余谨应之曰:"此即余所说补泻虚实四字,大有含义也。微子之问,余将述之,承子下问,更恣言之。假定东方为肝,西方为肺。南方为心,北方为肾,东方实而泻南方,所谓母实而泻子,似矣。然西方之肺,故北方肾之母也,今不补中央之脾,而补北方之肾,岂非虚不补其母,而反补其子耶?况东方之肝,又为肾之子,东方既实矣,而复补北方,得无子实而又补其母耶?试将经文十二字,回环解释,忽母实泻子,忽母虚补子,并无定义,若沾沾于补子,将置经文于何地?况经举东西南北,而遗中央脾胃,故知经文含义甚深,虽专为解经而作之《难经》亦有余义未尽也。其他姑不论,即就仲景伤寒六法而言,汗下吐近于泻,和温清近于补,至五治之发表、解肌、和解、攻里、救里,率可由斯会意。能悟此理,故知补母泻子乃适然之论,非确然之事。适然者,一端之见解;确然者,不变之定律,此科学之智识,所以贵乎按部就班,移方覆验也。"

下　卷

论返老还童

或问于易简曰："西医返老还童之术，信有征乎？"易简答曰："信也。"余于民四应聘来沪，同乡喻国钩茂才之子，在沪为学生，惑于荡妇所诱，目的不得达，勤于手淫，至严冬变为伤寒，众医治之而病愈剧，乃邀余诊视。服药三剂，他病皆除，而肾气不藏，其肺叶之震荡俨如电扇，谓为肠破，则不见出血，以为大肠室闭，则大便已下，迁延数日，依然不救，余用是专心研究，始恍然大彻大悟，是睾丸肾系受伤，不能续断也。盖成童之年，精气溢泻，情欲甚炽，而肾系未牢，伸展不已，其腺受䖢。余嗣后诊视青年之病，必注意及此。余名睾丸肾系，曰青年肾腺（见余《医量》治粤人杨生一案）。彼西医返老还童之术，亦截此旧腺而绵蒉之，且名曰青年腺，与余学说不谋而合，当余此说出，一般中医群相骇怪，有署辽东无妄子者，致书痛诋（见《在抱室答问》）。夫青年既创此肾系而夭折，老人应续此肾系而寿，是之谓正负，是之谓人工。至续肾系之药，则川续断、白果肉、石甘露藤为尤著也。

论寒热

西医之征寒热，至为简单，不过以寒暑表置病人之口中，或腋下或腔门，验热度之高低，以为泻补之标准。若中医则不然，须分别内热外寒，内寒外热，假热真寒，真热假寒，脏热腑寒，上热下寒，肌热骨寒，髓热精寒，或正或负，阴格阳格种种。盖西医对寒热二字，在医学理论上，概视为名词，若中医则有时为名词，有时为动词，有时为静词，有时为助词，有时为形容词。如日晡潮热。骨蒸潮热，形容词也；阴淫寒疾，阳淫热疾，动词也；少阴所至为热，太阳所至为寒，名词也；寒厥心痛，热厥心痛，静词也；热则疾之，寒则留之，助词也。故习中医者欲辨寒然之分寸，须知语典之变化。《素问·热论篇》云："今夫热病者，皆伤寒之类也"又曰："人之伤于寒也，则为病热"，是举热可见寒而举寒可见热也。《素问·阴阳应象大论篇》曰："寒极生热，热极生寒"，又曰："重寒则热，重热则寒"，是寒热互相乘除也。又曰："南方生热，热生火，在天为热，在地为火；北方生寒，寒生水，在天为寒，在地为水"，是寒热之相生，各有方向也。《素问·异法方宜论篇》云："东方之域，鱼盐之地，海滨傍水，其民食鱼而嗜盐，鱼者使人热中。北方者，地高陵居，风寒冰洌，其民乐野处而乳食，脏寒生满病。中央地平以湿，民食杂而不劳，故其病多痿厥寒热"，是寒热之附丽，且因地形高下，民众嗜好而殊其病状也。《素问·五常政大论篇》曰："气寒气凉，治以寒凉，气温气热，治以温热，必同其气，可使平也"，是寒热之病状，更因天气之不同，旋异其诊治矣。故西医治病，只知寒热之现象，而不知寒热之乘除与其变化，循是诊察多误。至于中医，其肤浅者无论矣，一般优秀分子，或逆知变化之方而未洞乘除之奥，或熟通乘除变化之理而忽略天气、地势、民众、习惯（起居饮食遗传根性等），因偶然之得间，狃一成而不移，此中国医学开明最先而进化落后欤。

论寒热之辨

余于寒热之环，既提示其好矣。好，孔也。所谓超以象外，得其寰中，在善辨者，自能洞垣，不善悟，卒莫能辨。兹为便利读者起见，试将闻问望切四诊，聊为约举，当知余说浅易近人而非深槃难测也。夫"闻"者，闻其声与气也，寒则其音缓而低，热则其声亢而促，寒则其气虽蒸而衰，热则其气多臭而熏人，此用闻字诀可辨其寒热也。"问"者，问其所不适也，寒则痛为疼，热则痛为掀，寒则口为酸，热则舌觉苦，此用问字诀可知其寒热也。"望"者，望其形色也，寒则瑟缩喜卷，热则肢体懈枞，寒则色晦暗或惨白，雾气萦回，热则青赤蓝苍。能辨别其颜色皮肤，作何种形状，且呈透明，此用望字诀可断其寒热也。"切"者，切其脉息也。寒必沉迟，热必浮数，浮数之极，为长为大，为弦为盛，为浑浑革至，沉迟之变为短，为代，为细，为涩，为绵绵而去，此用切字诀可辨其寒热也。是四诊之中，以闻问为易，望切为难，而切较望尤难。《素问·脉要精微论篇》曰："阴盛则梦涉大水恐惧"，寒也，"阳盛则梦大火燔灼"，热也，"阴阳俱盛则梦相杀毁伤"寒热相搏也，"上盛则梦飞，下盛则梦堕"，上热而下寒，下热而上寒也。又曰："风成为寒热，瘅成为消中"，瘅，湿热也，是外热而内寒，外寒而内热也。又曰："阳气有余为身热无汗，阴气有余为多汗身寒，阴阳有余则无汗而寒"。由斯例推，庶无遁情，故寒热者，阴阳之见端，虚实之征象，欲识阴阳之有余与不足，病之为实为虚，大实大虚，必先辨寒热。

论寒热之真假

余既举寒热之环，复揭寒热之辨，读余书者，宜闻一知十，举一反三，然余若无确实之经验，证明上例，或疑余纸上谈兵，踏陈修园之覆辙，乌能征信左右。

（一）余族叔步蟾，患脏寒回风症，每饮必百沸，下咽尤凉。盛暑衣绵无汗，可谓真寒。乃医者谓其消中，与以石斛、生地，余易以大已寒丸，病已稍可，不肯竟服，遂不起，盖循庸医之言，误寒为消渴也。

（二）同年傅拔萃之室，患寒结成冰症，然身热不退，中西医生欲除其热，而热愈壮，余用望切之法，征其外假热而内真寒，技以理中姜附，痛快逾恒，久病若失。

（三）族侄镜明之室，患热厥胃痛，本恼怒伤肝所得，医者见其痛时，面色苍黑，决为寒痛，按以茱、朴，痛不可按。余切其脉，肝长胃盛，知其热郁在胆，与以驱寇汤加黄连、龙胆、郁金，数剂而愈。实"火极似水"也。

（四）同学龚钧卿学博，盛夏患暑，误服寒剂，阳为阴格，身如炽炭，目赤烦躁，弃衣坐泥水中，犹气喘呼热，迭更数医，终于白虎。时余开始研医，莫名其故，迄今回忆，确为药误。盖"水极似火"也。

（五）陈寿萱咨议，患腹胀腰重，小便临溺中断，时有寒热，某老医决为内疝，以金肾气丸加味治之，嗣知其误，邀余诊视。余处导肾汤（见肾湿），三四服而除。《素问·脉要精微论篇》所谓"下盛则气胀"，不但内疝非真，即寒热亦假也。

（六）楼新父茂才儿子，服务上海工厂，执业甚勤，习劳过度，恙莫能兴，送入医院求治，西医见其呼吸急促，肺气有余，下药泻肺，而促益甚，新父惧，亟扶出，趣余诊察。余切其脉，心洪肺实，肝弦脾芤，肾弱三焦紧，抚其体，上热而下寒，两足僵直，余亟处藏气归肾柔肝润肠之剂，一剂而气舒，大便来，再剂两膝软，能起坐，三剂能还乡。盖"上盛则气高"，不但下寒为真，即上热亦假也。上述病状，都有因果，《素问·五脏别论篇》云："藏精气而不泻，故满而不能实，传化物而不藏，故实而不能满。"不能者，不得也。又曰："地气所生，皆藏于阴，天气所生，其气象天，不能久留，藏而不泻，名曰奇恒之腑，泻而不藏，名曰传化之腑。"知奇恒与传化斯精义，入神寒热之真假，胥得得藏之方法无差。

论水肿

先医论水肿一症，声明治法宜分阴阳，谓昼剧夜平者阳水也，宜用泽泻、猪苓、茯苓、白术、白芍、人参、陈皮、赤豆、桑白治之，夜剧昼平者阴水也，宜用泽泻、车前、赤苓、生地、白芍、薏仁、木瓜、赤豆、桑白治之。是皆以泽泻为主，苓、芍为从，所断酌者惟导引耳。《素问·气厥论篇》云："肺移寒于肾，为涌水，涌水者，按腹不坚，水气客于大肠，疾行则鸣濯濯，如囊裹浆。"《灵枢·水胀》云："水始起也，目窠上微肿，如新卧起状。《素问·平人气象论篇》："目裹微肿，如新卧起状，水也。"《灵枢·五色》："目内眦上者，膺乳也。此水起于膻中之征也，阴股间寒，足胫肿，腹乃大，以手按其腹，随手而起，如裹水之状。"《素问》所云即先医所谓阳水，《灵枢》所云即先医所谓阴水。阳水起于肺肾，阴水起于脾胃，而皆移于肠。前所指，则为肠重而肺轻，后所指，则为脾胀而肠窒。故阳水之药，清肺肾而泻肠；阴水之药，清脾胃而动肠。

一为升清，因肺居最高地位也；一为降浊，因胃为脏腑之海也。且清不升则膀胱之启闭失司，浊不降则胃腑之游溢窒运。此中医论水肿之精义，而作者引申之，以示人绳墨于后贤。至西医则不然，西医谓水肿一症，由于吸收与分泌失其平衡，譬如吸收寻常，而分泌亢进，或反是，则水入脉管，将脉管之血排挤于外，久之则血日谈，水日多，脉管振裂，乃成不治。夫水入脉中，血行脉外，水重血轻，血为水阻，断章取义，其说最精，且与中医学系，亦颇合辙。《金匮要略·水气病脉证篇》篇云："水病脉出者死。"故经称"肺为百脉朝会之所"。《素问·经脉别论篇》云："饮入于胃，游溢精气，上输于脾，脾气散精，上输于肺，通调水道，下输膀胱。"《灵枢·五味》云："谷始入于胃，其精微者，先出于胃之两焦，以溉五脏。"又云："谷气津液已行，营卫大通，以次传下，乃化糟粕。"此所谓谷，即水谷也。以上云云，又与西医称"壁有吸收管无数，能吸取茶水，输入回管，运行周身，由肺之叶管，升出为气，由皮肤之毛管，排出为汗，余入内肾，注藏膀胱为溺"其说相同。故治水肿一证，不外清肺肾而治其标，健脾胃而治其本。《经》所谓"先病而后生寒者治其本，先热而后生中满者治其标"。《素问·标本病传论篇》丹溪先生则谓此病宜补气补血，此一补字大有含义，余治水肿，则参中西学说，先导脉管之水，使之外行，再注心脏之血，使之荣脉，标本兼施，后先不逆。夫"治反为逆，治顺为从"（标本论），治水之法，不外顺从，但顺从之方，宜有次第，若张子和浚川丸、禹功丸，命名虽是，用药则非，盖贪决流之功，而失疏导之性也。因制疏导丸以正古今之失。

疏导丸　治水肿：

带皮苓　生米仁　五加皮　白茯神　青桔梗　桑白皮　黑芥

穗　当归　南木香　泽兰叶　生白芍　木通　甘草梢　制苍术　茜草根　商陆

上列之方，系以苓皮、米仁、加皮为主，当归、白芍、茯神、泽兰为从，木通、苍术、商陆根、桑白皮、木香、桔梗为导，芥穗、甘梢、茜根为引，既澈上而澈下，亦通上而下通，至其他加减，可对症下药也。

论直中

直中者，谓寒邪直中于三阴经也，三阴者，太阴湿土脾肺，厥阴风木肝心包，少阴君火心肾是也。先医谓酒人多中风，而余则谓酒入易直中。盖喜饮之人，胃腑易扩大（详见论胃大），且胃为脏腑之海，纳水谷之精气，与三阴有密切之关系，《史记·仓公医状》所述"遇风沓风"皆论酒人之病，沓风者，肺管伸缩太过也，迥风者，风寒洞中五脏也。故中风之证，虽有中脏、中腑、中肌肉、中筋络等之别，而直中之病，则属于中脏、中肌肉为归，脾主肉，胃主肌，所以治直中之证，宜转脾而鼓胃。粤人黄丈，年七十余，于阳历一月患直中，邀余治之，诊其脉，心肺弦紧，脾胃洪大，肝肾沉迟，左半身觉震，余制鼓脏汤，一剂而愈，兹录方剂如下：

当归头六钱　生白芍五钱　广陈皮　姜半夏各一钱半　炒苍术　炒柴胡各七分　姜厚朴五分　炒怀药　白茯神各四钱　制菟丝　浙贝母各二钱　羌活八分

中风之证，本无死法，其不治者，乃肾风内煽，引外风袭人也。"风为百病之长"，肾主骨，故《素问·骨空论篇》详骨而略风，其有半身不遂久而不愈者，中风初起，误服寒凉窒胃，不知辛温鼓脏也。

论中风

中风一症，先医谓不是大实即是大虚，余初从之，既而知大虚为确大实非真，但先医所谓大实乃指寒邪，非指身体。《素问·通评虚实论篇》"邪气盛则实，精气夺则虚"是也。譬如老人多中风，身虚也，小儿少中风，体实也。观于小儿必先病风，而后有瘛疭聋哑，老人起先直中，然后呈肢体偏枯，半身不遂，其故可想。西医名半身不遂之证为脑出血，脑出血者，谓脑动脉被血所压，失其输送作用，因之血管破裂也。至脑何以出血，则因直液之亢进，压住头部之微血管，不克吸收，于是血失其循环，不能复归心脏，压在左部，则左半身不遂，压在右部，则右半身不遂。中医称半身不遂为偏枯，谓半身偏废无用也。《素问·风论篇》："风之伤人也，或为偏枯。《灵枢·刺节真邪》篇云："虚邪偏克于身半，其入深，内居营卫，营卫稍衰则真气去，邪气独留，发为偏枯。偏枯在左则为肝虚，偏枯在右则为肺虚，肝虚血伤也，肺虚气伤也，中医之治中风，气血并重，西医之论中风，则注血而略气，其学说虽不同，然行血以去风邪，与清血而通脉管，其理则一。中医谓血藏于肝，盖以肝主筋，筋主动也。西医谓血藏于心，盖以心为循环器官之始也。然《内经》有云"心之合脉也，其荣色也"（《案问·五脏生成篇》），色，血也。又云"心者，生之本，神之变，其华在面，其充在血脉"（《素问·六节脏象论篇》）。征请诸生理学："血之循环始于心脏右房，压入肺脉管，通入肺之两叶微血管，再入心脏左房，通过肝脉管，进入肝回管，及出肝回管，上行头部微血管，下注肢体微血管，先慢后快，心房上下有收缩膜，心肺肝三脏进出，有总回管总脉管，如此继续不已，流转无停，是谓全体循环。"又："血由肺中经过时，摄受肺中之养气，将自己之碳气放出。"生理学所谓氧气，即中医所谓清气，其所谓碳氧气，即中医所谓浊气。《灵枢·五味》篇云："大气之搏而不行者，命曰气海，出于肺，循咽喉，故呼则出，吸则入，天地之精气，其大数常出三入一。"又云："别出两行，营卫之道。"所谓两行，即动脉管与静脉管也。基上理论，中医之论血，虽不如西医之详明，然治中风之证，则往往过之。此则"行血祛风"四字之力也。考中医治中风之方，当推秦艽天麻汤为最，但此汤之效用，宜加重行血之药，并减黄连，而去石膏，方为无弊。余参合中西学说，曾制一循环饮，二循环饮。一为行血祛风邪，二为引血归心脏，足匡西医知证无药之不逮，而为秦艽天麻汤之辅佐也。

一循环饮：

当归头　生白芍各五六钱　荆芥穗　羌独活各五六分　藁本　柴胡各一钱　白茯神四钱　桑白皮五分　川芎七分

二循环饮：

当归身五钱　生白芍　白茯神各四钱　柴胡八分　芥穗　桔梗各五分　茜草根一钱　远志肉七分

上二方之命意，均以当归为主，当归者，补血之圣药也，首方用头，而以藁、羌为引，使当归之力行于脑，西医以脑气筋主全身智觉运动，中医以头为诸阳之会也。次方用身，而以茜、远为引，使当归携血归于心，为西医进一解，即为中医正其轨，其他从导各药，即根据循环二字，而通中医医学之陲，以明医道无国界，中药有独长。至中风论方，先医著作甚富，一经参考，莫不应有尽有，余之申述本论者，冀合中西医术为一辙，非敢摩古人之垒，而坚独树一帜也。

论朱定生气通天论章句

丹溪先生读《素问·生气通天论篇》，独识王太仆章句之误，为之釐定，著在《格致余论》，可见先生离经辨志之精，非前医所企及，尤在泾《医学读书记》亟称之，是也，但余尚有进于是。先生谓"欲如运枢"三句为衍文，"四维相代"二句亦衍文，余重读一过，窃谓皆非衍文。昔子贡云，"赐也，闻一以知二；回也，闻一知十，赐何敢望回。"余私比于子贡，因推广先生之意，重为釐正，用见先生遗泽孔长，而后人沾溉将无穷也。

阳气者，欲如运枢，若天与日，失其所，则折寿而不彰。

于气为肿，起居如惊，神气乃浮，四维相代，阳气乃竭。

将"欲如运枢"句，加入"若天与日失其所"句之上，将"起居如惊"二句，加在"于气为肿"句之下，仍接"四维相代"二句，余遵先生新定章句。斯"文正而意明"理达而词顺，《内经》今文本如此倒置甚多，嗣后有发现，当裁缀之。

论风食相隔

风食相隔一证，以小儿为最多，因小儿喜当风而食也。风食相隔，证在脾胃之中，心肺之下，故切其脉，必脾胃洪弦，心肺数促，而肝肾反沉，是以治风食相隔之证，宜消食祛风，和中通膈，方为正当。《素问·风论篇》："脾风之状，身体怠惰，四肢不欲动，色薄微黄，不嗜食。胃风之状，食饮不下，膈塞不通，腹善满。"即风食相隔之见证。乃俗医见其微热作咳也，遽用前胡莱菔以疗癖，麻黄、杏仁以发表，将轻证以下猛剂，本小病而视大证，甚谓防厥变，恐不测，危语嚇人，不知《风论篇》有云"风者，善行而数变"。今既无所变，其为伤食滞隔无疑。故消食而风去，和中而风亦去，即通膈而风亦去。隔者，膈也，膈也，谓食隔脾胃，而风恋膈膜也。余治风食相隔一证，至为简单，盖取钱仲阳"和中散"，李东垣"和中丸"而变化之，名曰通膈汤。

通膈汤　治风食相隔：

炒白芍五钱　广陈皮　焦山楂各一钱五分　炒枳实一钱　姜半夏一钱　南木香七分　带皮苓二钱　炒当归二钱　柴胡七分　姜厚朴三分　甘草一钱　瓜蒌仁五分

此方虽为小儿而设，然大小男妇，亦皆可用，不但前胡、莱菔、麻黄、杏仁似是而非之药可弃，即桔梗、生姜、麦芽补肝太过亦不妨除却。《灵枢·上隔论》："黄帝曰，气为上隔者，食饮入而还出，虫为下隔者，食晬时乃出。"若风食相隔，食停脾胃，风恋膈膜，可云中膈也。

论　喘

《素问·经脉别论篇》："夜行喘出于肾，淫气病肺，有所堕恐；喘出于肝，淫气害脾，有所惊恐；喘出于肺，淫气伤心，度水跌仆；

喘出于肾与骨。"《灵枢·经脉》论肺太阴之脉:"动则病肺胀满,膨膨而喘咳。"又论肾少阴之脉"喝而喘,坐而欲起,目䀮䀮如无所见,心如悬若饥状,气不足则善恐,心惕惕如人将捕之,是为骨厥,是主肾所生。"可知喘者,是肺有余而肾不足也,或有所惊恐伤及肝肺也。中医以呼吸急促为喘,并分为痰喘、火喘、水喘、外感喘、血虚喘、胃虚喘、气虚喘种种,或总分为实喘、虚喘。王肯堂曰:"虚者,气乏身虚,实者,气壮胸满。"(医学津梁)近人多从之,余则云:"喘,虚而实,实而虚。虚者,肾虚,实者,肺实。"盖肾不能藏气,致肺气有余,是为真喘,其他所列举,乃一时之见证,非久固之病象也。西医治喘,唯知清肺,是治其标,甚或补肺,是逆其治,都属错误。余治久喘,独用泻肺补肾之法,所谓"盛则泻之,虚则补之",经文诏我,本地风光,不但改西医之错,且去中医之疑也。制敛喘汤。

生白芍五钱　桑白皮一钱　南木香七分　白茯神四钱　青桔便五分　微炒怀药四钱　炒杜仲二钱　补骨脂一钱　蒸百部二钱　加白果肉十枚

血枯可加归身、茜根,痰多可加橘红、贝母、竹茹,盖心肺与肾相通之处在于脊椎。《素问·气穴论篇》云:"上纪胃脘也,下纪关元也",上纪为胃之募原,下纪为肾之募原,胃之募原与心包相连系,肾之募原,与腰椎相联系,前贯任脉,后附脊柱,其形有如挂钟,上行则下荡,下行则中走,又警如侧立之戟枝,其状互相勾距。西医知解剖而莫明藏泻,中医知藏泻而不明组织。夫藏泻者,奇恒之腑,组织者,统系之学,恒为偶,系斯轨,轨有偶,见正负。

论心包络

心包络，西医名为心囊，拉丁文为Pericard，德文为Herzbevtel，谓由浆液膜所成，为心之托瓣，根附于脊梁，在第七椎。《素问·气穴论篇》"背与心相控而痛，所治在天突与七椎及上纪"是也。天突即食管，上纪即胃脘，余于论胃痛、论喘二篇已详述无遗矣。心包络，又名膻中。《素问·灵兰密典论篇》："膻中者，臣使之官，喜乐出焉"，《灵枢·海论》："膻中者，为气之海，其轮在于椎骨之上下，前在于人迎。"膻者，羶也，胸中二乳之间曰膻，故小儿未离怀抱，称为乳臭。膻者，亶也，亶之训为时为信，日支为时，故膻中称为气海，实络心包。

【按】"心字甲骨文作♥（殷契十），金文作♥（散氏盘），作♥（师望鼎），作♥（古陶器）"，中像心脏外形包络，心脏之♥，与契文血字作以♦象血者适符。《素问·平人气象论篇》："肝藏筋膜之气也，心藏血脉之气也。"盖先医既知心脏为血之所聚，复验心包络为心之外轮，心字之象，与◉同形。日者，君象，因称为心君，亦曰君火。《素问·离合真邪论篇》："椎阖其门，令神气存"，神即心也。《五运行大论篇》："黄帝曰，冯乎，歧伯曰，大气举之也"，指心包络也。又《气穴论篇》："营卫稽留，卫散营溢，气竭血著，外发为热，内为少气。"又《本病论篇》："肉分之间，谿谷之会，以行营卫，以会大气。"夫血为营，气为卫，心为营，肺为卫，而心包络实为营卫之会，故吾人之天良激越，气节卓著者称为正气，由斯测验，则先医不但知解剖，即于心理学亦极深而研几，良以"诸夏医术，发明最早，凡所推知，必准实际，折骸解体，事所优为，观幼儿扑获虫虫，必剖而观其内脏，可见一般先民习性"。以上采国学丛刊陈锺凡说。故《离合真邪论篇》曰："大气留止，故命曰补。"此所谓补，指思心过度，则心包之气稽留，而心脏之血或止而不行，或行而不畅，宜注心脏之血而舒膻中之气。先医以膻中为臣使，出喜乐，以心脏为君主，栖神明。（《素问·灵兰密典论篇》）故曰忧能伤神，郁能伤气，怒能伤肝。《阴阳应象大论篇》曰："人有五脏化五气，以生怒喜悲忧恐。"又曰"肝在志为怒，心在志为喜，脾在志为思，肺在志为忧，肾在志为恐。"故忧郁者乐之反，恼怒者喜之反，五脏之志，本自相胜，反者不能相胜而自溃也。是以忧郁太过不自宽解，加之积怒则心包为之迟解，而心脏为之扩张，弛懈扩张不已，驯至为之破裂，心脏破裂之病，以妇女为最多。余于近岁，治甬商倪钦璋、粤商霍守华二君之室，着手诊治，颇为顺利，嗣终不救，而霍夫人尤为明了。凡心脏破裂之证，一次尚可弥缝，缝之后若再破裂，则无法使生，故先医称"心脉厥者死"。闽医吴黼堂孝廉《三因方评注》自称"治心脏变坏之证，用大剂补心补血，往往起死"，此实有轻验之言，非俗医欺世之论。余曾制存神命补汤，乃取《离合真邪论篇》"令神气存，故命曰补"二句之意，常收殊功。不知吴孝廉所制之方，与余吻合否耶？方如下：

当归身五钱至二两　茜草根一钱至四钱　视归身五之一朱　茯神四钱至六钱　熟枣仁一钱至三钱　远志肉　川郁金各七分至一钱　丝瓜络二钱　金狗脊　醋没药　炒橘络各一钱　生白芍　炒怀药各四钱　补骨脂　制菟丝　泽佩兰白果肉（为引或加肉桂一二分）

是方举一公式，至其他合病并病，随证可以加减，而温胆、磨胃、煨肾、约脾、理焦，尤有密切之关系也。

论肺气不收

肺气不收，书无明文，余居海上，诊得肺气不收者二人。

（一）为陈伟基君，粤人，执业泰和洋行，患肺气不收多年，其见证为右脚酸软，步履乎疼，筋络懈弛，痰饮甚剧，切其脉则肺虚芤而代，心肝散在关外，与人迎不相应，肾濡细而弦，唯脾胃尚平，察其舌则苔白而薄，面色不华。《素问·脉要精微论篇》云："代则气衰，细则气少，上盛则气高，下盛则气胀"，余知为肺气不收，而肾不能藏，与仓公所称"曹山病跗，诊其脉，知肺消瘅"相似，所以当春稍可，盛夏促，秋令加喘剧，冬时觉寒。《五脏生成论篇》云："肝之合筋也，其荣爪也，其主肺也。心之合脉也，其荣色也，其主肾也。"陈君之病，正为肺失其主，故肝不能合脉，而筋络懈弛，肾失其主，故心不能合脉，而脉散在关外，与人迎不相应，应收肺以合气，并敛气以归肾，柔肝以养筋，宁心而和脉，因制四象汤，使肺气上升，精气藏肾，血气荣脉，清气柔肝，脉因证治，因脉象之变迁，随病证而加减，遂以痊愈，且未闻复发也。

四象汤　治肺气不收，右足软

蒸百合配青桔梗，生怀药配补骨脂，当归身配满草根，生白芍配炒柴胡，加桑白皮、白茯神、天花粉、五加皮、羌独活、川续断等品为引导。

（二）孙辅卿君，晋人，青莲阁商场经理，亦患肺气不收，但与陈君异，孙君见证为汗出如浆，右脚臃肿，呛喘甚剧，吐痰若白沫，皮肤多风疹，其疹不痛不痒，大便畅行而小溲赤短，全身筋骨懈怠，前医用渗湿化痰清热消肿之剂，服药匝月无效，乃邀余诊治，余切其脉，洪大而芤，独肾细小，洪大为气虚，芤为中虚，细小为气衰，余知为"淫气病，肺喘出于肾"（《素问·经脉别论篇》），"汗出见湿乃生痤痱"（《生气通天论篇》），肺气不收故肾气不藏，肺散肾开，阳气发泄，正与经旨相和，亦用四象汤去柴胡而加金石斛、泽佩兰、生芡实以调二便，茯苓皮、汉防己、浙贝母以渗湿去痰，一剂病有转机，数剂渐愈。余与前医原方，本无甚差异，唯前医少通经义，于肾脉细小未能注意，不识收气藏气之机妙，故无虽无过，终鲜有功。余治陈君之病，在于秋初，陈君病愈后，复请余处一长方，以为冬令补品。治孙君之病，在于长夏，孙君病将愈，余劝其服补气之药，不果，迨至秋间，复发怔忡多汗之证，余与以归脾汤，服三剂后稍可，但汗不收，嗣其友荐丁叟治之，邀余参酌，丁叟用人参桂枝龙牡，方亦甚佳，余可之。是林琴南所谓饼师也，大小厚薄随手而拈，虽非本病要方，然经验固闳富矣，但未服归脾则其方不能用也。

论漏雍

　　章行严著漏雍论，以比北京孙宝琦内阁，盖引《墨子·大取篇》"凡兴利除害也，其类在漏雍"之语，并采邓县张之锐说"漏，依周礼郑注，当作蝼，雍读为癕，漏雍谓如蝼蛄臭之痛疽也"，人染此痛，宜决去之，以况除害，雍去而肌生，害除而利兴、其事相类，故《墨经》云："此其解释远在嘉韩伸父所作闲诂漏说上"，又云："兴利，积极之义也，除害，消极之义也。凡兴利除害也，不啻言积极者，消极也，词义相伐，云胡可通？如谓雍去而肌生，害除而利兴，则应云凡除害兴利也，不当颠倒其词，使之换位，盖命题中，主谓两词，主为别名，谓为共名，共别相含，主大谓小，始为

中程。"又云:"北京政府,一大痈也,凡生息其下者举为蝼,高凌
蔚等秽德彩闻,腥不可响,固蝼之至者,而孙宝琦究竟相差几何?"
以上皆行严原文,在行严之意,譬北京政府为大痈,视北京政府下
的官吏率为蝼,欲去蝼群,非将快刀割去大痈不可,用是,方北京
政府则得,用是释漏痈,则其误无异仲容漏甕之说,且或胜之。因
仲容只错解漏痈,未错解"凡兴利除害也"之义,所谓误其谓而未
误其主,误其德而未误其含也。夫一词一名,则谓之德;同德数义,
则谓之涵。盖漏痈者,乃蝼痈之别名,即瘰疬也。《素问·生气通
天论篇》:"陷脉为瘘,留连肉腠"是也。瘰疬,俗名疬子颈,大者
为疬,小者为瘰,谓累累历历如贯珠也。一名鼠瘘,亦曰瘰瘰。《灵
枢·寒热论》"寒热瘰疬生于颈腋者,此皆鼠瘘,寒热之毒气留于
脉而不去"是也。又名结核,王肯堂《证治准绳》有治瘰疬结核
丸,西医名是症为Tuberculosis,日医亦译为结核,与痰核异病同治,其
生于腋下者,名为马刀挟缨。《灵枢·痈疽》:"腋下生痈,赤坚而不
溃者,为马刀挟缨。"《金匮要略·血痹虚劳病脉证》篇:"若肠鸣马
刀挟缨者,皆为劳得之。"又名为九漏,即"瘰疬狼鼠蛊蜉蝣蛴螬浮
沮转脉蝼蛄",亦名"狼鼠脓蜂蜈蚣蛴螬转脉蝼蛄瘰疬"。九漏之说,
乃后医因状命名,故医书云:"九漏形如石痈,生于颈项腋下,不痛
不热,累累成串。"是也。要之,漏痈一证,乃热血上行,稽留筋脉
而成。吾人颈项两腋为筋脉交错之会,男子积怒,妇人忧郁,皆为
此证之诱因。此症惟有清血解毒,不能解剖,故西人用刀割不如中
医用汤药,所以《墨经》云:"凡兴利除害也,其类在漏痈。"盖谓以
消极之方法,而治积极之病也。行严以"兴利除害"疑为主谓换位,
盖名实颠倒焉。《孟子》:"先名实者,为人也,后名实者,自为也。"
行严长于逻辑,而医学非其所专,犹胡适之著《中国哲学史大纲》,
独遗《内经》,因非夙习也。行严适之,皆属自为而非为人,行严称

仲容为慕韩仲父，殆由视太炎为其兄，余闻太炎长于汉学，或自诩医为群冕，不识余言有当不。至余治漏痈，则自制消擦丸（见前），大动其血脉，涤荡其秽瑕，正兴利除害，不披其枝而伤其心，非快刀斩麻而断其筋脉也。如此则誉石蛇文坑鼠，或为毒药，或为两头，或为偷盗，胥中程矣。因著辩论，录入《医轨》，以见周秦诸子，治学之精，名理晓畅，非后儒截颈续凫所几及也。

论　疝

疝证，俗名小肠气，因其痛连小腹，小腹为小肠地位，故有是称。古人治疝方剂甚多，且分为寒疝、热疝二种，实则疝只有寒而无热，所谓热者，乃湿气也。湿能生热，湿热壅结，遏阻奇经，浊气凝聚，流入肾系，睾丸急张，痛引小腹。《素问·大奇论篇》曰："肾脉大急沉，肝脉大急沉，皆为疝。"又曰："三阴急为疝。"《长刺节论篇》曰："病在少腹，腹痛不得大小便，病名曰疝，得之寒。"王启玄注云："疝者，寒气结聚也。夫脉沉为实，急为痛，气实寒薄聚，故为绞痛，为疝。是也，今医治疝，率以金匮肾气丸为底，此大误也，肾气丸以熟地为主，丹皮为以，滋肾脏之阴，疝既为寒为温，寒湿凝聚，横阻奇经，则血气不通，不通乃痛，与以地资、丹皮，岂非逆治？盖奇经八脉，互相钩距，一脉不适，他脉随之，《难经》所谓"沟渠满溢，流于深湖，溢畜不能环流，故圣人不能拘也"。是以疝气一证，先医谓病在厥阴，尤为笼统之论，若云病在奇经肾系，斯为犹当。何则？疝，汕也，汕者，编竹取鱼之具，小者为汕，或名槺，谓以薄取鱼也。大者为沪，亦曰篦，谓列竹捕鱼也。汕沪今皆为地名，一为韩江入海之口，一为松江东泻之川，顾名思义，因病状名，知疝非寒不成，非寒阻湿，湿热凝滞不成，故治疝之法，惟有散之一字，所谓散则不聚，不聚则通，通则不痛，痛则不通也。至《素问·大奇论篇》又有心疝、肺疝之名，王启玄注，谓寒薄于脏，此一薄字，与前气实寒薄聚，皆为精义入神，惜后医忽略及此，知疝为肾气，而不知疝为寒湿相薄也。故余治疝，独用散薄汤，盖从疝字论证，复向薄字用药，庶与经文"肾脉大急沉，肝脉大急沉"之定义吻合也。

散薄汤　治疝证：

炒当归　带皮苓　白果肉　炒白芍　川楝子　南木香　盐炒丝瓜络　盐炒茴香　补骨脂　米炒苍术　炒枳实　甘草梢

左睾丸大加荔枝核，右睾丸大加橘核，均须盐炒，肺疝可以细辛为引，心疝则用桂枝，痛甚加醋炙乳香没药，有热加黑栀，寒用煨姜，湿可米仁，虚直芪参，又炒柴胡、黑芥穗亦宜酌入。

论　膵

膵，英文名称Panereds，读若萃，为日本所制字，中国无是名，亦无是字。据解剖生理学，膵为一脏，扁平如牛舌，色黄白，横卧于胃下与十二指肠（小肠上段）之间，接近于脾，内为葡萄状腺，外包薄膜，腺中分泌之膵液，从细管而输于十二指肠，以助食物消化之用。又云：膵脏分泌之液，无色无味无臭而黏，含咸性，煮之则凝，食物中之小粉遇之，则变糖质；脂肪遇之，则变为乳形；蛋白质遇之，则为布丁。唐容川《中西医刊》："西医云，傍胃处有甜肉一条，生出甜汁，从连网入小肠上口，以化胃中之物。"所云甜肉即膵，甜汁即膵液也。吾国旧译膵脏为甜肉经，故唐氏云云。《内经》称人身有五脏，今加膵脏，是六脏矣，先医解剖，虽不如现代精审，但绝无少了一脏而茫然不知之理，人身组织，虽历久不变化，然绝无多生一脏之理。且西医虽发现膵脏，而膵字则创自日本，其无相当名称可知，故中国译为甜肉经。然则膵果为何物也？陈无咎曰："膵者，脾之大络也。"中医之所谓络，即西医之所谓回管及腺，膵为葡萄状腺，而接近于脾，且横卧肠胃中间，故先医合脾与膵为一。《难经·二十六难》："经有十二，络有十五，余三络是何等络也。然有阳络，有阴络，有脾之大络。阳络者，乃阳蹻之络也；阴络者，阴蹻之络也，故络有十五焉。"二蹻之络，即肾系睾丸之腺。《二十七难》："阳蹻脉者，起于根中，循外踝上行，入风池；阴蹻脉者，亦起于跟中，循内踝上行，主咽喉，交贯冲脉。"《内经》所称经络，皆属并行，而此三络，独为歧出。《难经》原为解释《内经》而作，其"交贯冲脉"四字尤为精确。盖大络横卧肠胃，为脾液分泌机能，蹻络交贯冲脉，为肾精分泌机能。近日西医克林白莱将山羊腺接入蹻络，谓能返老还童，其说是否可决，但此术终当实行，何则古人"称心脉绝者死"，然心脏破坏，今可以大补心血治之，则肾精枯竭与脾脏破裂，讵不能纫其腺而输其络液也。故知西医之腺，即为中医精液之络；西医之膵，即为中医脾之大络。《素问·玉机真脏论篇》："岐伯曰，脾脉者，土也，孤脏，以灌四旁者也。帝曰，脾为孤脏，中央土，以灌四旁，其太过与不及何如？岐伯曰，太过则令人四肢不举，不及则令人九窍不通，名曰重强。"《经脉别论篇》曰："饮入于胃，游溢精气，上输于脾，脾气散精，上归于肺，通调水道，下输膀胱，水精四布，五经并行。"其论脾之功用，正与膵同，故西医之膵，即脾之横叶，经名脾之大络。《灵枢·脉度论》"支而横者为络"，《素问·举痛论篇》"寒气客于小肠膜原之间络血之中"，膜原之络，即大络也。又曰"寒气客于肠胃之间，血不得散，小络急引，故痛。"此所谓小络乃隔盲之原，所以别于大络也。《难经·四十二难》称"脾重二斤三两，有散膏半斤，胃重二斤十四两，容水谷三斗五升。"是脾与胃几有同等之重量，其所谓散膏，即膵液也。若征之解剖生理，则胃大而脾小，轻重悬殊可知。中医合脾与膵为一，西医则折脾与大络而二之也。盖经有十二，络亦有十二，中医之所谓经，即西医之所谓动脉，中医之所谓络，即西医之所谓静脉，而经脉之横者，中医概名为络，所以人身十二络外尚有三络，谓之余络。而脾之大络，生成畸形，几无所属，故西医特立一名，曰Panoreas，因与肝回管相接触，故俗称夹肝，又因储有消化汁（膵液），亦呼曰胰（与肾称胰子不同），又称曰析，析者脾之别名。《周礼》"脾析粗臨"注，牛百叶也。人身脏腑之生成，与其他高等动物同，惟脾之为脏则独异，如牛脾为百叶，即其一证，至膵液无色透明，富于甜性，正与《内经》《金匮》言中央黄色，藏精于脾，其味甘。《阴阳应象大论篇》"土生甘，甘生脾"，《五脏生成论篇》脾之合肉，又曰"脾欲甘"等说相符，而膵液善助消化，无味而黏，又与《素问·六节脏象论篇》"脾胃大肠小肠，仓癀之本，营之居地，名曰器，能化糟粕，转味而入者也。"《灵枢·五味》谷味甘，失走脾"，又曰"谷气津液已行，乃化糟柏，以次传下"等说有相合也。按李时珍《濒湖脉考》论奇经八脉大旨则云："别络（余格）是脾之大络，并督任二络也。督脉起于会阴，循背而行于身之后，为阳脉之总督，故曰阳脉之海，任脉起于会阴，循腹而行于身之前，为阴脉之承任，故曰阴脉之海。"又云"督脉主身后之阳，任脉主身前之阴，八脉之中，唯督任二脉为人身之子午，为升降之道，交媾之乡，如鹿运尾闾，能通督脉，足于精，龟纳鼻息，能通任脉，足于气，是以二物得寿。"其说与《难经》稍异，而论络则通，盖中医以"直行为经，旁行为络"，先医之所谓络，实包括西医静脉、回管、淋巴管、微血管腺种种也。

论标本中气

标者，表也，主在外；本者，根也，主在内，此先医之说也。切脉临证，必须明标本中气，乃无疑似，然标中有标，本中有本，标中有本，本中有标，亦不可以不辨。兹姑略举一二，以概其余。夫脉，根于肾，朝于肺，合于心而会于寸口，《难经》曰："寸口者，脉之大会也。"盖脉起于五指之端，而以寸口为交会，故一呼一吸，则肺振而心动，心动则脉动，十二经中，皆有动脉，而切脉独取寸口者，因脉在心脏为一端，在寸口交错之处，又为一端也。是譬诸电话通，此线端动，则彼端必响，故医人切脉，恰如"采"字。西医脉搏听诸心，中医脉搏切诸手，西简而中繁，中难而西易，能悟此理，则《内经》标本病传、脉要精微各论可得而读矣。中气者，心包络也。《素问·五运行大论篇》："黄帝曰，冯乎？歧伯曰，大气举之也。"兹所谓大气即中气也。故患大气下陷，或气机壅逆而呼吸失常者，皆须注意及此，西医谓心囊畸形时（如心囊外压缺损等），倘无重要障碍，在吾人生活中，不见有若何证状，其说完全错误。心囊畸形则心包络组织不固而心脏作脱出形，初尚无甚异征，久之则心肾渐呈变态而心脏破裂矣。（心脏破裂之证，仲景所谓心脉大急沉，肾脉大急沉者是，但其方未到家。）

论阴阳

阴阳者，正负也，内外也，上下也，皆可。譬如一张纸，正面为阳，则反面为阴矣。譬如一支笔，笔头为阳，则笔管为阴矣。譬如一本书，书面为阳，则书页为阴矣。譬如一朵花，外瓣为阳，则内瓣为阴矣。《素问·金匮真言论篇》，此皆阴阳、内外、表里、雌雄相输应，是也。职是之故，故阴阳二字，又可分为动静、虚实、寒热、长短等种种，中国医学理论之基础，原筑在阴阳五行之上，日本医学博士渡边熙谓中国之阴阳五行，乃是相对性理论，既为相对性理论，是可以时间空间说明之，亦可以原子分子、因明学说明之。即西医所谓人身之组织有两种细胞亦同。盖世间之物，莫不具有阴阳，且阴中有阳而阳中有阴也，今就人身最显明者而说。如男子冲任二脉，突出为阳，女子冲任倒入为阴，《金匮真言论篇》所谓阴阳、表里、雌雄之纪，五脏为阴，因五脏之精髓、血液、津汁皆周流内部，不得外行。六腑为阳，因吾人之糟粕、尿、粪、汗、唾等皆须排出，不可内藏。皮肤为阳，因皮肤所以排泄汗淋（汗液）。肌肉为阴，因肌肉所以撑持躯体也。且阳不能离阴，阴不能离阳，如血无气则崩，气无血则脱。故阴阳二字，虽属假定名词，然一经推敲，则又属肯定固定，其他虚实、寒热、传变，莫不如是，西医谓中医之阴阳为无理性，殆轻于客观而遂失主观耳。

论五行

《内经》之言五行，只言相生相胜，而未言生克。自越人作《难经》始言刚柔，仲景作《金匮》始言刚痉柔痉，后医遂因刚柔附会生克，如《五行余意》颠倒五行解等，统系凿空之谈，实为医道之蠹。五行原为假定名词，与阴阳同，其含义甚闳，若锲而不舍，不但失中医哲学意味，直走入魔道矣。今试举其一二，以概其余。《内经》曰："肝生筋，筋生心，心生血，血生脾，脾生肉，肉生肺，肺生皮毛，皮毛生肾。"其言五脏生成之后先，譬诸兄弟，而非父母，征诸胎生学，义无不合。又曰："辛胜酸，酸胜甘，甘胜咸，咸胜苦，苦胜辛。"其言五味之相胜，乃互相解制，征诸药物学，理亦可通。又如日医高野太吉翁教孙中山先生以食水果生硬等物，疗治胃蠕（见上篇论抵抗疗法），及吾人治霍乱，用橘皮、木香，西医则用柠檬、樟脑，皆取酸辛之气以杀虫化虫。《内经》又云："中央黄色，入通于脾；西方白色，入通于肺。""中华民国"，居地球之背，种族发源于黄河沿岸，其色黄，因称黄种，其脾重，宜尊脾；欧美各国，在地球之西，种族发源于Cavoussion，其色白，因称白种，其肺重，宜保肺。他如印人，在黄黑之间，故肾部发达异常；红人心脏扩张，血轮狂热；棕人肝叶轩举，青筋条条，此可于人种学征之，确无错误。又如肝为褐色，膵为无色透明，精虫为染色，心脏为红色，心囊为浆液膜结缔组织等，与中医称肝青、脾黄、肾黑、心红、胆绿、心包为膻亦同，是征在于解剖生理，亦相吻合。故曰光因五色而成虹，地气因家温然而分带，人类因有色无色而分种，征之天文，地文，人文亦然。《内投》又称："东方生风，在音为角，南方生热，在音为徵，中央生温，在音为宫，西方生燥，在音为商。北方生寒，在音为羽。"此在之语言文字声音乐器，亦都无异。近日欧美医术之中，有水治法、光治法、电治法、色治法（例如红色之室可治暴躁）。与中国从前渍浴、按摩、熨引亦同。是以中医五行，看之似极浅理，究之至为深赜，盖所谓五行，非止金木水火土，如印度古时学说，所谓地水火风而已，实包五色五味五音而言（即声光化电等），须深其大者远者，而翁诸明者显者，始为真确。西医之治医，所究者在一脏一腑之统系，反成枝枝节节。中医之治医，乃以哲学科学互相对举，故知之者甚妙，且索之也极繁，不但胶滞于生克二字，差毫谬万，即信其理而未汇其通，亦如飞鸟之两翼，折其羽，将堕落而不能儿儿。此渡边博士所以称为相对性理论，而淳白则假名学之正负，纳其轨量也。

论三阴三阳

阴阳五行之涵义，及其研究之轨量，既略如上述，则三阴三阳之说，亦不可不约举。三阴三阳之说，《素问·阴阳离合论篇》言之甚详，又《阴阳类论篇》："三阳为经，二阳为维，一阳为游部，三阳为表，二阴为里，一阴至绝。"三阳太阳也，二阳阳明也，一阳少阳也，三阳脉至太阴，故为太阴之表，即三阴也。一阴少阴也，二阴厥阴也。太阳寒水，小肠膀胱属之；阳明燥金，胃大肠属之；少阳相火，胆三焦属之，太阴湿土，脾肺属之；少阴君火，心肾属之；厥阴风木，肝心包络属之。是皆假定名词。小肠膀胱所以疏泄、分泌、相泄废物，故曰经而号寒水，胃大肠所以消纳水谷，传化糟粕，故曰维而称燥金；胆三焦所以输送血轮，补助消化，故曰游部而称相火，脾肺所以输运精气，清摄血液，行其同化作用，灌溉全身，故曰湿土而称脏盖，心肾所以附丽元而保持人体适当之温度，故曰君火而称主；肝心包络所以维持经脉，潴行血液，横溢奇经，故曰厥阴，又曰至阴，六经之脉，至此而绝，厥者，竭也。三阴三阳，合之则六，分配则成十二，约之依然阴阳二部。《阴阳类论篇》又曰："三阳为父，二阳为卫，一阳为纪，三阴为母，二阴为雌，一阴为独使。"父者，至尊也，言小肠膀胱主气化，其上脉行头部也。卫者，外御也，言肌肉汗空属于胃府容肠也。纪者，纲纪也，言胆三焦之能力为担当人体之生存（西医称循环细胞），撑持脏腑也。母者，养育也，因脾之游溢精气，肺之呼吸作用，为人身养命之原也。雌者，交合也，言心肾之交通，所以调息精气也。独使者，向导也，言血至肝回管则周流全身，气举心包络，则推开关元。故知三阴三阳之分配，然后可以切脉；知三阴三阳之脉度，然后可以诊病；知三阴三阳之附丽，然后知其有余或不足，以为下药之标准，洞见症结。即除却三阴三阳之假定，而调五脏六腑孤脏余腑（见《通诠》）之平衡畸缺，亦无不头头是道，是之谓以神运形，以心印心，全特生理解剖有时而穷，必须物理心理（标本中气）方得其联。

论五运六气

既明阴阳之正负与夫五行之制胜，自洞循环不灭之理，则五运六气可以不谈。盖五运即五行，不言五行而曰五运，盖称五行之运会也。运者，所仅明迁流；会者，所以合递嬗。递嬗迁流不已，归诸一元，是为一元哲学。何为五运？水运、木运，火运，土运、金运也。五运之说，何自而与？淳白以为始于历数。中国之历，以月球绕地为标准，而用甲子纪之，某岁为某甲子。地球与日月之距离，共度数相差几何？因测断某岁之气候，四时温度，是否适宜；暖凉凝肃，是否适中，生长收藏，是否合律。譬如冬行秋令。春行夏令等，不难推测而得，所谓气象也。运气治病之学说，由是而起，如《素问·五运行大论篇》《六微旨大论篇》《气交变大论篇》等篇，根据运会，推阐六气而仍以大气为主是也。大气者，太阳之吸力也，六气者，地体之运转也。人居天地之中，为天地所覆载，不能离六气之震荡，《易》所谓鼓之以雷霆，润之以风雨，暄之以日月，代之以四时也。《天元纪大论篇》曰："天以五行御五位，以生寒暑燥湿风。人有五脏化五气，以生喜怒思忧恐。"又曰："天以六为节，地以五为制。"又曰："在天为气，在地成形，形气相感，化生万物矣。"中医五运六气之说，如西方天文家之测风雨，与夫地震、海啸等，学在积微，理属推想，得其道可以为病变之预防，失其通容易误症候之反应。五运之征事前提，淳白即述在上篇之五行六气之感，则读医事前提分论，可得参考而会也。

结　论

余述医轨，以抵抗疗法开其端，而以阴阳五行终其卷，所以见余治学，不主一家也，中善于西则执中，西长于中则从西，且不明各种科学者，不能治医，而治中医，则于各种科学之外，更须训诂名理，是于科学哲学之间，更贯以狭义之文学也。西医之骂中医也，谓和尚之嗪经，道士之画符，以近日中医之论病，羌无迹象可指也，彼之所以羌无迹象者，苦未得其轨尔。若遵余轨而上之则中医之速率，将有一日千里之势。其有偾辕而出轨，或披行荆棘，踯躅羊肠者，是必南医之徒，忿不知以为知，听大稤而走雷，余将放一弹于医林，以儆其鸭也。

脏腑通诠

抒 言

西医有病理解剖、生理解剖各论，而中医则无之。盖中医理、生理详于《素问》，而解割具于《灵枢》。故内经《灵》《素》虽衍于周秦，而实中国医学之先河。视西医病理，生理，解割、诊病各科，缕析条分，似有逊色，然大气盘旋，发皇周匝，则固过之无不及也。余始读《内》《难》十年，常苦不得其门而入，及读书高师，聊习生理、解剖、心理、理化各学，重读《内》《难》，遂豁然而贯通，几如水银泻地，无孔不入。余既酷好坟典，复通中西医学之陲，居先知先觉之地位，负后知后觉之责任，累月穷年，从事著述，每有所得、辄欣然忘餐。余常惕今之中医，对于《内》《难》，只看门外车马之盛，未见宫室鼎彝之富，便欢然曰：我眼是，是亦足矣。又窃哀今之西医，只解竹头木屑之技，而未进建筑勾股之术，更欢然曰：我能是，是固精矣。故终身由之而不知者，众中医也；小知而不可大受，西医也。但由西医之道，虽有断船绝港之虞，而彼方之面程不得谓无进化。若由中医之道而不变今医之习，则中国医学虽欲求溪涧之淙淙，行将不可得。欲望中国医学之发皇，在世界学术上隆其位置，必拉《汤头歌诀》《雷公药性赋》《温病条辨》诸伪书，一炬而焚之。故论病必宗《内经》，用药必通《本草》，切脉必谙《太素》，然后以仓公、仲景、仲阳、河间、东垣、丹溪为经，元素、无己、无择、花溪、青主、灵胎、天士为纬，遨游于《千金》《外台》、海藏、濒湖之间，咀茹于心理、物理、生理、解剖各科。及其他名医绪论，如远而和、缓、扁鹊，近而肯堂、清任，由博而之约，由繁而之简，由驳而之纯，由杂而之精。即以下走医垒为引导，研经切脉，嚼草参科，固当凌厉无前，不需头童齿豁，启后承先，通诠脏腑。此下走不愿自己得羽葆，而愿为他人鸣鼓角也。

　　　　　　　　　　　　　　　　　　　　甲子三月陈无咎

明脏第一

脏本作藏，谓藏精气血脉也。《灵枢·本脏》篇曰："五脏者，所以藏精神血气魂魄者也。《素问·宣明五气篇》曰："心藏神，肺藏魄，肝藏魂，脾藏意，肾藏志。"《五脏别论篇》："黄帝问曰，方士或以脑髓为脏，或以肠胃为脏……愿闻其说。岐伯对曰："脑、髓、骨、脉、胆、女子胞，此六者，地气之所生，皆藏于阴而象于地，故藏而不泻，名曰奇恒之腑。"奇者，寄也。恒者，緺也。奇与偶对，恒与暂对，与《病能论篇》所指奇恒之病不同。《病能论篇》所指乃奇异之病，轶于恒常，此篇所说，是无与为偶，而环緺不变者也。征诸生理、解剖，心肝肺为循环器，盖以血之循环，由心脏上下房至总回管，入肺脉管，次由左右二肺叶至总脉管，入肝脉管，进肝回管，出肝回管，上行头部微血管，再行肢体微血管，前者为经肺循环，亦曰小循环，后为全体循环，亦曰大循环。肺又为呼吸器，因肺叶中间树一气管也。此气管分支，是为气管枝。至肾一脏。西医称为泌尿器，所以排泄尿质，与中国先医学说不同。盖先医之所说者为心理学，西医之所说者为物理学，一为精神学科，一为物质学科，此两种科学比诸飞鸟之两翼，折其一翼，即堕落而不能举。《素问·天元纪大论篇》曰："天有五行，御五位，以生寒、暑、燥、湿、风。人有五脏，化五气，以生喜、怒、思、忧、恐。"又曰："天以阳生阴长，地以阳杀阴藏。"故脏者，阴也，阴为负，负与正对。五脏所藏者，有先天，有后天，先天为性，后天为情，性为质，情为欲，一为灵质，一为境界。精气血脉魂魄，灵质也；喜怒思忧恐，境界也。因环境之变迁，牵制性灵之异感。是以心藏神，神伤则哀以思；脾藏意，意索则皇以虑；肾藏志，志屈则惴以恐；肝藏魂，肝伤则郁以怒，肺藏魄，肺伤则蒙以瞆。且哀与乐反，皇与漠反，屈与伸反，郁与快反，蒙与清反，不入于此，即入于彼。知其所藏，而明其变，切其所变，而洞其所伤。调剂其过与不及，此《素问·脏气法时论篇》之精义，亦为本篇各论之所造也。述明脏第一。

洞腑第二

腑本作府，亦作附，谓附于脏也。腑有六，即胆、胃、大肠、小肠、三焦、膀胱也。《灵枢·本输》："肝合胆，脾合胃，肺合大肠，心合小肠，肾合三焦、膀胱。"《素问·五脏别论篇》："夫胃、大肠、小肠、三焦、膀胱，此五者，天气之所生也，其气象天，故泻而不藏，此受五脏浊气，名曰传化之腑，此不能久留输泻者也。"传化者，谓糟粕传递而下；输泻者，谓废物排泄而出也。《素问·六节脏象论篇》："脾胃、大肠、小肠、三焦、膀胱者，仓廪之本，营之居也。名曰器，能化糟粕，转味而出入者也。"六腑之传化，有直接、间接及助理之分，如大肠、膀胱为直接之输泄，小肠、三焦为间接之输泄，胆为助理之传化，胃则兼以上三者之作用，然大肠、小肠亦有蠕动之本能，亦可云助理。西医无六腑之说。以胆胃为消化器，膀胱为泌尿器，肠不分大小，三焦是无名，属诸淋巴管与肋膜。论其分析，确有理由。而言其作用，实失统系。《五脏别论篇》曰："所谓五脏者，藏精气而不泻也，故满不能实。六腑者，传化物而不藏，故实而不能满。"其说何等精到，较诸西医之生理解剖，可称要言不烦。又曰："所以然者，水谷入胃，则胃实而肠虚；食下，则肠实而胃虚，故曰实而不满，满而不实也。"重言以申明之，能知满实、实满之理，乃可洞明六腑之作用。中医重脏而不重腑，是为知二五而不知一十，西医知脏而不知腑，是谓买椟而还珠，攻璞而毁玉，胥失也。夫六腑与五脏，有相维相系之功，有戽辟辘轳之妙。《内经》详尽脏而略于腑，《难经》为解释《内经》而作，故论腑较详，然《内经》论胃则又译于其他脏腑，大肠次之。盖举肠胃足以包括六腑，因肠胃之本，能兼六腑传泻输化之作用也。述洞腑第二。

余腑第三

五脏六腑之名，中医视为天经地义，不可增减，然却遗一脏一腑。此一脏一腑，先医或未举其名，或未明其用，或虽明其用，而未闳其功。此一腑一脏伊何？即心包络与脾膜也。心包络一名膻中，西医则名为心囊，属循环器。《素问·灵兰秘典论篇》曰："膻中者，臣使之官，喜乐出焉。"《灵枢·海论》曰："膻中者，为气之海，其输上在于柱骨之上下，前在于人迎。"膻者，亶也，胸中两乳之间曰亶。西医称膻中为心囊，与中医称为心包络其义相同。西医谓心囊是由浆液膜所成之锁闭囊，囊壁则由富于弹力性之结缔组织而成，此说颇通。凡心脏变坏之证，都由心囊浆液膜燥裂，失其锁闭机能与弹力性，缓其作用而起。西医又谓心囊畸形，则心脏露出，囊壁缺损，则露出部分更大，是谓心脏脱出证。惟谓此种畸形，若无重要障碍，则吾人生活中不见有若何症状，此则完全错误。心包络既为心脏之外卫，外卫不全，则心脏必突然变化而为之破裂。此种突然破裂之象征，虽出于一时，而其来甚渐。西医治病，只知病之已然，而不知病之未然。所以多头痛医头，脚痛医脚。是谓知各个作用，而不明统系。中医治病，虽知病之将成，而不知病所从起，且迷信先医粗浅之学说，而弃其精华，所以误于疑似，而不中程。西医往往知证无药，中医每每有药不用，其失惟钧。中医谓心合小肠，盖以心为脏，以小肠为腑也，而不知心所合者实为心包络。《素问·五运行大论篇》："黄帝曰：冯乎？岐伯曰：大气举之也。"此云大气，即膻中也。《离合真邪论》篇："大气留止，故命曰补。"《灵枢·病传》："大气入脏，病先发于心中。"医有云大气下陷者，大气上逆者，统不知此气何为而陷，何为而逆。盖虽熟气海之名，而已不知气海之变化矣。如杭辛斋先生本湛于医，而于自己大气留止，乃久服麻、附、桂、辛毕其命，况治学之不如辛斋之精，又安能晓心包络之作用耶？至心包络之变化，何白而得，无咎于《医轨》本篇，言之较详，读者细加参考，便知端的。述余腑第三。

孤脏第四

前章所述，是为余腑，此章所述，则为孤脏。余腑之名，人皆习知，特未识其重要。孤脏二字，经亦有之，《素问·玉机真脏论篇》："脾脉者，土也，孤脏以灌四旁者也。"又《逆调论》："肾，孤脏也。"然肾有二，且为六腑之根，虽云牝脏，不得称其孤，是以前说为适。西医初不知脾作何用，视为脏器之附庸，既而发明脏液，称为肉甜汁，日医乃造一膵字以补之。吾国初译为甜肉经，今亦译为膵脏，或曰胰腺，是以遗却一脏。盖先医以膵与脾为同一作用，因重脾而忽䏢，俗呼为析，音读若尺。牛脾名曰百叶。《周礼·脾析粗醢》注："牛百叶也。"又云肚杂，其性能助人消化，煎汤作饮，颇能润肠，多食忠泻，太润故也。然善去肠垢，此正䏢之作用。䏢脏一物，横互肠胃中间，极助消化，以其富于䏢液也。此种䏢液，无色无臭，透明而甜，大肠蠕动全赖此液。然先医虽不知䏢之作用，亦未遗其名。其名伊何？即《灵枢·经脉》篇所称脾之大络，及《玉版篇》之经隧是也。《难经》释大络为阴络，以阴为负也，亦曰余络，以出于十二络之外也。盖䏢虽牵连于肝而接近于脾，先医以䏢之功用附为脾之功用，而尊为孤脏，以灌四旁。故论䏢之作用，中先于西，而明䏢之重要，则西密于中。此无咎所以说医学自有进化之量也。然先医虽附䏢脏为脾之大络，一考其治脾之药与切脾之脉，则又从"孤脏"二字着手，较之西医知解而不知系统，知病状而不识治疗，与其知之而不能行，毋宁行之而不知软。孙中山先生曾倡知难行易之说，但以西医知证无药而论，则反应中儒陈语，知之匪艰，行之惟艰矣。此王阳明所以重知行合一，而无咎则主行知同轨也。述孤脏第四。

摄肾第五

肾居五脏之先，当胎儿始形，本男子睾丸分泌之精虫，与女子发裂之卵珠，互相抱合而成，故吾人未有五官百骸，先有此肾。精卵相合，氤氲子宫，方始萌蘖，乃破二芽，二芽分抽，是成两臂。一月生肝，二月生胆，三月生心包络，四月生三焦，五月生脾，六月生胃，七月生肺，八月生大肠，九月六腑、百节、缕骨皆成，十月脏腑齐通，丹田纳气。又云："一月如露珠，二月如桃花，三月分男女，四月像形具，五月骨节成，六月毫发生，七月动右手，八月动左手，九月三转身，十月涵养足。"此中医学说也。至西医学说，亦大略相同，但此为胎生学范围，姑不赘引。惟认肾为人体之生元，则羌无二致。《传》曰："天一生水，地六成之。"先医以肾为水，而以脾胃为土，太阴脾肺亦为湿土，此中医五行五运之说所由起。五行之说，原属假定，且汹穆缜湛，不易领悟。运会关于气候，稍可变通，但既无定律，亦难列表。惟以肾为先天，脾为后天，生于一，而长于六，则顿为精审。德医谓六月以后可知男女，盖胎儿六月形象完具，皮毛顺成，肠胃将通，骨节渐续。先医谓肾主骨，又称肾为百脉之根。盖发芽而滋长，以生血脉骨节者，左肾也。环起三焦层递向上而托脏腑者，右肾也。《内经》所举生某脏，生某脏者，实各自相生，非真如俗医靠板之论"肝为心母，脾为心子"也。独肾一脏，则称为五脏六腑之母，亦无不可，因肾固为人体之生元也。至俗医误解"如环无端"四字，强命肾为肺之子，则真不通，更不通矣。《素问·六节脏象论篇》："肾者，主蛰，封藏之本，精之处也。其华在发，其尤在骨，为阴中之少阴，通于冬气。"《灵兰秘典论篇》："肾者，作强之官，伎巧出焉。"《五脏生成论篇》："肾之合骨也，其荣发也。《金匮真言论篇》："北方黑色，入通于肾，开窍于二阴，藏精于肾。"又曰："精者，身之本也，故藏于精者，春不病温。"《阴阳应象大论篇》："北方生寒，寒生水，水生咸，咸生肾，肾生骨髓。"又曰："在体为骨，在脏为肾，在色为黑，在窍为耳，在味为咸，在志为恐，恐伤肾。"又曰："雨气通于肾。"《灵枢·口问》篇："人之耳中鸣者，何气使然？曰：耳者，宗脉之所聚也。《决气》篇："精脱者，耳聋。"又曰："液脱者，骨属屈伸不利，色夭，脑髓消，胫酸，耳数鸣。"《本脏论》："肾小则脏安难伤，肾大则善病腰痛……肾高则苦背膂痛……肾下则腰尻痛，不可以俯仰，为孤疝……肾脆则苦病消瘅……肾偏颇则苦腰尻痛。"《素问·平人气象论篇》："藏真下于肾,肾藏骨髓之气也。《经脉别论篇》："阳并与上,四脉争张,气归于肾。"《宣明五气》篇："五味所入,咸入肾,五脏所恶,肾恶燥;五脏所主,肾主骨:五劳所伤,久立伤肾。"《脏气法时论篇》："肾欲坚,急食苦以坚之,用苦补之,咸泻之。"综上理论,可得以下基本观察数点:一曰肾虽为牝脏(《灵枢·一日分四时》篇),然肾有两,是牝壮皆具,先医称为水火既济,余则悟其正负。二曰肾为蛰驻,故宜蛰而不宜发,宜守而不宜走,发走太过则真阳不潜,而阳气或有灭绝之虞。三曰肾主骨,一切骨髓皆肾司之,而自尻循脊椎至头。盖其中脊髓、脑髓统肾为之主宰。四曰肾藏精,案丸分泌之精虫,安肾所酿化。案丸,外肾也。故内外肾牵连之青春腺,余名为肾腺,是奇经八脉之分枝。五曰脉根在肾,而奇经八脉尤为密切。八脉中之督脉循背脊而上行,为神经系之干,故脑力之强弱由于肾部之盛衰。六曰肾藏气,其与心主相通之道在于脊椎,故心包络之气留止,或壅上,及肺气失收者,宜钦气归肾。乃西医列肾在泌尿器官,其论肾之重要不如肺及其他脏远甚。此余所以言其解剖虽精审,而统系容有未明了也。至于中医之肤浅,更卑卑不足道焉。述摄肾第五。

孤肝第六

肝者,干也。肝之为干,犹肾之为朕。盖肾有尊贤之义,而肝有勇敢之趋。《灵枢·论勇》一篇,大都为肝写照,能明此理,可以说肝。故少俞曰:"勇士者,目深以固(涸本字),长衡直扬。三焦理横,其心端直,其肝大以坚,其胆满以傍(滂本字)。怒则气盛而胸张，肝举而胆横，眦裂而目扬，毛起而面苍。"又曰："酒者，水谷之精，熟谷之液也。其气慓悍，其入于胃中，则胃胀气上逆，满于胸中，肝浮胆横，当是之时固比于勇士。气衰则悔，故先医谓肝藏血（《灵枢·本神》）。"又云："左肝右肺。"所谓左右者，非真肝居左而肺在右也。盖肝气横逆，则肺为之屈。先医于解制纵未十分精审，然称肺为五脏之盖（《素问·病能》），岂有不知肺在上胸，而肝居右胁之理。《本神》篇所称肝藏血者，盖血至肝回管，遂上行头部，环身一周，为小循环之结果，为大循环之周流。且确从左而右，即称为居左，理固可通，试咀《论勇》一篇，将主观或客观的视察一般平人，个个因血气之盛衰而发现性情之勇怯，是以纵称肝为极左，亦无不宜。西医重实验而忽推验，中医重测验而轻实验，一与心理学相左，一与物理学相违，都失也。凡人之血气旺者，肝大而脉长；血气衰者，肝小而脉短，其征一也。心和则面怡悦，气壅则色斗变，其征二也。私衷气善则迎人，心绪恶劣则绝物，其征三也。权威在手，则嚣张不可一世，境遇坎坷，则蹭蹬殆难名状，其征四也。余于民国初元，诊民党之脉，大都心肝弦盛，近日复诊，则不变弱小，必呈虚芤。同是一人，涉世既深，脉象大异。吕伯恭读《论语》，躬自厚而薄责于人，平时愤悱，为之涣然冰释，朱晦庵称为能变化气质。宋儒学说，虽不足为训，然晬面盎背之谈，实为学医好资料。喜怒哀乐之未发，孔颜乐处在何方，堪为肝字注脚也。《素问·阴阳应象大论篇》："神，在天为风，在地为木，在体为筋，在脏为肝，在色为苍，在声为呼，在变动为握，在窍为木，在味为酸，在志为怒。"《金匮真言论篇》："东方青色，入通于肝，开窍于目，其病发惊骇，其应四时，春气在头。"《灵兰秘典论篇》："肝者，将军之官，谋虑出焉。"《灵枢·师传》篇："肝者，主为将，使之候外，欲知坚圆，视目大小。"《本神》篇："肝藏血，血舍魂，肝气虚则恐，实则怒。"《本脏》篇："青色小理者肝小，粗理者肝大。"《素问·诊要经终论篇》："正月二月，天气始方，人气在肝。"《六节脏象论篇》："肝者，罢（疲本字）极之本，魂之居也，其华在爪，其充在筋。《灵枢·顺气一日分为四时》篇：肝为牡脏，其色青，其时春，共音角，其味酸，其日甲乙。"先医称肝为木者，盖取树木之葱茏，全赖枝干之条达，方诸人身之舒畅，都由肝脏之中和，非真如俗医靠板之论"肝为木，木克土"也。西医列肝为消化器，义取运输，比较尚得。所称褐色萎缩（褐为青色），传染性肉芽肿，循环障碍，进行变性等，都与先医学说相合，但其议论象征不如先医精到确凿。大抵先医治肝有疏肝、补肝、泻肝、柔肝之别。疏肝必益脾，因肝之作用，能助脾膵之消化也。补肝必顾肾，因肝虽统诸筋，而筋脉之根，则固在肾也。泻肝必清胆，因肝脏消化一部分之作用，与胆相连系，且同一性质也。柔肝必活血，因血归于心，若心脏血枯，则肝回管之亢进，失其平衡也。是以肝宜养而不宜劳，宜疏而不宜伐，诛伐无过，木郁达之，辞虽假定，然而通矣。述疏肝第六。

膵心第七

中医谓吾人之思想出诸心，西医则云出于脑。今试以种种科学证明，方知出脑为真，由心不确，是则西医优而中医绌矣。然而不尽然也。吾人思想之变迁，虽由脑气筋之感触，然脑力之健全与否，全赖肾脏为之宰，因脊髓、脑髓之充缺，须视肾部输运以为衡。若肾脏缓其运输功作，则脑力之表示，将失其判断之本能。故肾坚者脑大，肾固者耳小，所谓诚于中必形诸外也。脑肾相通之路由于脊椎，心肾相通之处亦由于脊椎，脑以肾为宰，肾以心为宰。故从解剖上大体观察，则一脏自有一脏作用，而从统系上精密研究，则心脏之动作，实能牵掣他脏之分功。是以心包络称为心主，而心脏独名天君。试就脉搏而论，西医脉搏听诸心，中医脉神切诸手，似大异矣。然中医切脉必先切心，西医间有切脉者，其运察脉搏之方法，息至应指，迟数量分，与中医亦无两致。心脏脉沉则病，脉绝则死，其说相同。沉绝脉见，是为心脏变坏之证，中医之良者，可以大补心肾而起之，西医不能也。中医中风之证，西医称为脑出血，中医之良者，可以引血归心而起之，西医不能也。特中医粗浅者多，往往见证不明，西医虽未必人人皆为卢扁，到底读书数年，实验有据。所惜者，知证无药及未精统系耳。彼中医之粗浅者，无论矣。若夫西医既实验、解剖、生理，复研究人体组织，何以统系未精？此则西医知以科学治医，而不知以哲学治医之失也。以科学治医，则对于人身脏腑之组织，必枝枝节节而为之。于是脏腑有时而穷，治疗无所着手。况西医医学虽日有进化，而药学则殊嫌低浅。盖中医有药而不知用，西医又苦于无药应用，所以世界上诊病之医生，能称十全者，阅无其人。此曷以故？则因今日中西医生，未明心脏变化之故。中医原无创作之能力。西医虽创作日多，然陈陈相因，羌无精彩。即如返老还童之术，改造肾系，似属新鲜可喜，然能施其术而不能言共理，或能言其理，而不能闳其量，是亦未明。心肾变化之一证，《素问·六节脏象论篇》："心者，生之本，神之变也。其华在面，其充在血脉。"《四气调神论篇》："夏三月，此为蕃秀，天地气交，万物华实，夜卧早起，无厌于日，使志无怒，使华英成秀，使气得泄。"《阴阳应象大论篇》："南方生热，热生火，火生苦，苦生心，心生血，在天为热，在体为脉，在脏为心，在音为徵，在声为笑，在变动为忧，在窍为舌，在志为喜。"

《灵兰秘典论篇》曰："膻中者，臣使之官，喜乐出焉。"《灵枢·海论》："膻中者，为气之海，其输上在于柱骨之上下，前在于人迎。"膻中即心包络，亦称心主。输者，腧也。膻中无腧，借柱背上下，人迎以为腧。柱脊者，锁子背也，紧对大椎，人迎之六即在其右，人迎之休脉在尺后。《脉度》云："背与心相控而痛，所治在天突与七椎及上纪。"（按：《脉度》原文无比条）上纪，胃脘也，下纪，关元也。天突，即食管。启闭之权在于柱骨，而柱骨之连锁横由人迎系于大椎，直由天突、上纪通至关元，故心痛者常彻背脊。心包络有湿者，易成食道涩恶与关元气膈之证。西医列心脏为循环器官之首，以心脏为血所归也。中医称心藏神，以心脏为君，主栖神明也。然先民制造书契，心字作，其中央一点表示血液上下左右之瓣形，表示心囊与心房，是先医未尝不知心为血脏（详见《医轨》心包络篇）。《素问·平人气象论篇》："藏真通于心，心藏血脉之气也。"《灵枢·师传》篇："五脏六腑，心为之主，缺盆为之道，骱骨有余，以候髑。"此说与《海论》所释膻中一段互相发明。《邪客》篇："心者，五脏六腑之大主也，精神之所舍也，其脏坚固，邪勿能容也，容之则伤心，心伤则神去，神去则死矣。故诸邪之在于心者，皆在于心之包络。包络者，心主之脉也，故独无腧焉。"其言更为精刻，试问西医学说，有如是之精刻否？西医论心脏之变化与肿疡及脉管口之窄狭闭塞等，都为易治之病，乃谈虎色变，急遽张皇，贻笑大方，真为绝倒。盖西医不明心脏有藏神合脉之奥妙，与夫通肾宰脑之功能。所以奏刀解筋，误割人迎，剖脏折腑，不值一顾。我心戚戚，有余痛焉。述胪心第七。

润肺第八

肺居五脏六腑之上，故称五脏六腑之华盖。肺者，市也，从肉市声。《易》曰："日中为市，交易而退，各得其所求。"米古肺字中示气管穷表两叶，是为象形，他脏皆不言叶，惟肺则称为肺叶，盖肺实有叶之作用也。肝虽称叶，然无呼吸作用，只能称扇。不得言叶也。《诗》："共叶肺肺。"注：茂盛貌。先民之写肺，精于生理学矣。肺叶，犹树叶也，树叶有叶片、叶身、叶肉之称。又有对生、轮生、互生之别。植物之营其同化作用，全赖叶身。因叶身有叶脉，作纤维状，中有小管，有根至茎干之液汁通过其中者，名曰叶酸素。叶片之脉理，平行或网行，平受日光，以吸收能氧气及水为原料，由叶柄通达而制成淀粉者，是为吸碳酸。故叶片之组织，一如肺叶之有动静二脉以通于心脏，流动其血液。人身之血液，若不经过肺之同化作用，则原质不清，成为毒素。但肺叶之同化作用，却与植物叶片相反，即肺所吸者为酸素，所吐者为碳酸，是则造物之巧也。西医列肺为呼吸器，中医亦然。呼者，嘘气外出也；吸者，引气内入也。《难经·一难》："人一呼，脉行三寸；一吸，脉行三寸；呼吸定息，脉行六寸。人一日一夜，凡万三千五百息，脉周于身，故切脉之先，独取寸口，以决五脏六腑生死吉凶。"《三十七难》："五脏不和，则九窍不通；六腑不和，则留结为痈，"《灵枢·脉度》云："肺气通于鼻，肺和，则鼻能知香臭矣。"又曰："五脏常内阅于七窍也。"又曰："气行五脏，不荣六腑。""然邪在腑则阳脉不和，阳脉不和则气留之，气留之则阳气盛矣。阳气太盛则阴脉不利，阴脉不和则血留之，血留之则阴气盛矣。"而阴气亦盛，是为阴阳相格。《本神》云："故生之来谓之精，两精相搏谓之神，随神往来者谓之魂，并精而出入者谓之魄。"又云："肺藏气，气舍魄……肺气虚则鼻塞不利少气，实则喘喝胸盈仰息。"《素问·金匮真言论篇》："西方白色，入通于肺，开窍于鼻，藏精于肺，故病在背……其应四时……是以知病之在皮毛也。"《诊要经终论高》篇："七月八月，阴气始杀（去声），人气在肺。《灵兰秘典论篇》："肺者，相傅之官，治节出焉。"《六节脏象论篇》："肺者，气之本，魄之处也，其华在毛，其充在皮。《脏气法时论篇》："肺色白，宜食苦。"《灵枢·顺气一日分为四时》论："肺为牝脏，其色白，其时秋，其日庚辛，其音商，其味辛。"《骨度》篇："缺盆以下至骬骺，长九寸，过则肺大，不满则肺小。"《难经·三十三难》："肺者，非为纯金也，故令肺得水面浮。"《四十二难》："肺重三斤三两，六叶两耳，凡八叶，主藏魄。"《灵枢·九针》篇："五脏之应天者肺，肺者，五脏六腑之盖也。"《素问·平人气象论篇》："藏真高于肺，以行荣卫阴阳也。"《玉机真脏论篇》："秋脉者肺也，西方金也，万物之所收成也。"《经脉别论篇》："脉气流经，经气归于肺，肺朝百脉，输精于皮毛。毛脉合精，行气于腑。腑精神明，留于四脏，气归于权衡，权衡以平，气口成寸，以决死生。"《五脏生成篇》："肺之合皮也，其荣毛也，其主心也。"又曰："诸气皆属于肺。"《五脏别论篇》："五气入鼻，藏于心肺，心肺有病，而鼻为之不利也。"《上古天真论篇》："呼吸精气，独立守神，肌肉若一，故能寿敝天地，无有终时。"《四气调神论篇》："秋三月，此谓容平，收敛神气，使秋气平，无外其志，使肺气清，此秋气之应，养收之道也，逆之则伤肺。"《生气通天论篇》："苍天之气，清净则意志治，顺之则阳气固……故圣人传精神，服天气，而通神明。失之则内闭九窍，外壅肌肉，卫气散解，此谓自伤，气之削也。"又云："阳气者若天与日，失其所，则折寿而不彰，故天运当以日光明，是故阳因而上卫外者也。"本篇所论大都言气，为肺写照，犹《论勇》篇为肝写照也（见上篇第六）。

《阴阳应象大论篇》："阳化气……气在下，则生飧泄……故清阳为天……天气下为雨……清阳出上窍……发腠理……实四肢。阳为气，阴为味。味归形，形归气，气归精，精归化……化生精，气生形。"《金匮真言论篇》："背为阳，阳中之阳，心也；阳中之阴，肺也。腹为阴，阴中之阴，肾也；阴中之阳，肝也。"斯言阴阳是为正负。综上理论，可得数点：

（一）肺居人身最高地位，故称五脏六腑之盖，凡清华润泽之气皆肺司之。

（二）肺司气之出纳，故一呼一吸实为人身养命之源。

（三）肺为传导之官，故血液之运行，必因肺之同化作用乃能周流全身。

（四）欲保血液元素之清洁，必令肺之呼吸运动得其中和，免成血毒。

（五）肺为百脉朝会之所，若肺窒其作用，则百脉为之凝滞，而血液为之不流。

西医视肺甚重，故西人讲究卫生，不遗余力，而论其主要不外清洁二字。西医基本科学为微菌，系因研究肺脏而得。然西医有注血清肺之药，而无引血归脉之方，故研究所得，至为贫乏。若中医则行血、清血、动血、补血、引血之剂，莫不应有尽有，惜近医肤浅，鲜见及此。兼之中华民族为黄色人种，地居温带，天气温和，四时适中，享天然之清气，合自然之卫生，亦为最大原因。黄人肺之重量不及白人，而脾之重量则过之，黄人脾重，故呈黄色，白人肺重，故多白色。肺重，故大，大者不得不注意于肺，斯为第二原因。至肺何以大，则因肠粗之故。肠粗，故盲肠亦粗，盲肠既粗，故全身毛细管亦较吾人为大。盲肠者，大肠之头也。盲肠有毛，余名幡毛，为人身毛发之根。凡人身毛发之疏密与毛细管之大小，即知肠之原。

是以先医称肺合皮毛，尊为气脉之主。又曰："藏魄含魄，魄者，白也，拍也，粕也。"肺色白故曰魄，有劈拍之义，有唾吐之意，唾吐者，呼吸也。一呼一吸，气血随之糟粕皆去。西医不明统系之学与夫形神气化之精，故其基本学科为细菌、生理、解剖等皆落第二乘。西医笑中医之阴阳五行而未懂相对性理论，盖为粗浅之中医所误。不知先医言肺之作用较诸公等为尤详。此所谓精义入神之学非枝枝节节所得而解也。子产为命，是润色终。述润肺第八。

析脾第九

析，分也、剖也。《周礼·脾析粗醢》注牛脾为析，又名百叶。人脾俗称亦有呼为析者，音读若尺。西医析脾为二，一曰脾脏，一曰膵脏。中医则脾称脏，而于膵无闻。余参考《灵》《难》诸书及证脾之形状与其作用定为脾之大络，间曰经隧。余于本书"孤脏"及《医轨·论膵》二篇，亦既详述无遗矣。脾，古文作脾，从肉卑声。卑者，低也、受也。脾位居五脏之下，而受五脏之精。《灵素》之解脾，先西医四千年，西医初不作知脾何用，及发现脾中液汁，遂称为甜肉。日医乃造一膵字以补之，盖日医原受汉医之润泽得丐。《灵》《难》之余，沥也。西医之卑下者，自诩解剖之精，实验之富，于《灵》《索》之内容，未窥一甲，竟摇笔弄墨，大肆攻鼓，甚可笑也。余恶西医之不逊。而恫中医之愚，故于脾之为析，三致意焉。《素问·六节脏象论篇》："脾、胃、大肠、小肠、膀胱、三焦者，仓廪之本，营之居也……其华在唇四白，其充在肌。"《灵兰秘典论篇》："脾者，仓廪之官，五味出焉。《金匮真言论篇》："中央黄色，入通于脾，开窍于口，藏精于脾（应曰脾络），故病在于舌本，其味甘，其类土，其畜牛，其谷稷，其应四时，上为镇星，是以知病之在肉也，其音宫，其数五，其臭香。"前病字为原委，此病字为见证。《阴阳应象大论篇》："中央生湿，湿生土，土生甘，甘生脾，脾生肉，肉生肺，脾主口。其在天为湿，在地为土，在体为肉，在脏为脾，在色为黄，在音为宫，在声为歌，在变动为哕……在志为思。思伤脾。"《灵枢·顺气一日分为四时》篇："脾为牝脏，其色黄。"中华民族繁衍于地球之背，适居中央，故称黄族，而为黄种，所以重脾，亦多脾病，然因脾强之故，故一切烹调服食程度最高且极精美，为其他人种所不及。黄人之于脾，正似白人之于肺，中西医学之分功亦因此为一大机戾。西医不知此理，犹可云未惯，乃一般华人亦不明其原，盲和附从，提议倡废，真炎黄之罪人也。《素问·太阴阳明论篇》一篇专论脾胃，实则写脾，盖脾与胃本相连系，脾不受而胃始呕，脾不输而脏皆病，故曰："伤于湿者，下先受之。"又曰："脾病而四肢不用。"又曰："四肢皆禀气于胃，而不得至经，必因于脾，乃得禀也。"桌者，受业。又曰："脾病不能为胃行其津液，四肢不得水谷气，气日以衰，脉道不利，筋骨肌肉，皆无气以生，故不用焉。"又曰："脾者，土也。治中央，常以四时长四脏……常着胃土之精也……生万物而法天地，故土行至头足，不得独主于时也。"不独主于时者，谓其他四脏皆有时令关系，唯脾一脏则时令不能拘束之，反受其支配也。又曰："脾与胃以膜相连耳（此句即西医膵之创见），而能为之行其津液，何也？岐伯曰：足太阴者……其脉属脾络嗌，故太阴为之行气于三阴。阳明者表也。五脏六腑之海也，亦为之行气于三阳。脏腑各因其经……"足太阴即脾，三阴者，脾、肝、肾三脏也。三阳者，胃、胆、膀胱三解也。中国医学名词惟此三阴三阳最为结屈。盖阴阳即正负，是为相对的，手足分上下，是为绝对的。五行是假定，是相对而绝对的，若三阴三阳，则真聱牙矣。乃近医有建议废五行尊六经者，可谓自作聪明，不明理性矣。理性者，思考能力也。思考能力，虽出于脑，而受命于脾，故《阴阳应象大论篇》有云："在脏为脾，在志为思。"而《五运行大论篇》则云："在气为充，在脏为脾，其性静兼，其德为溽，其用为化，其色为黄，其化为盈……其志为思也。"盖必理性充分，斯能思虑澄澈，涵濡位育，参赞化，诚气盛而言，宜理明而词举。《易》曰："君子何思何虑，唯其无思无虑也，乃能潜思湛虑。"《大学》曰：定静安而后能虑，惟其定静安也，故能虑，得明德，亲民，止善。《宣明五气论篇》曰："脾藏意。"而《阴阳应象大论篇》曰："脾在窍为口，在味为甘，在志为思。"《灵枢·本神》篇则曰："脾藏营，营含意，脾气虚，则四肢不用，五脏不安。"又曰："心有所忆谓之意，意之所存谓之志，因志而存变谓之思，因思而远慕谓之虑，因虑而处物谓之智。"脾之于饮食，思虑大矣哉。《灵枢·玉版》曰："经隧者，五脏六腑之大络也。"言脾脏之作用也。《经脉别论篇》："饮入于胃，游溢精气，上输于脾，脾气散精，上归于肺，通调水道，下输膀胱，水精四布，五经并行。"赞脾脏之功能也。盖脾之为脏，牝牡兼存，故先医或称为脏或称为腑，彼迷信物质、不明气化之西医何知焉？彼未闻大道，叮饵俗学之中医更何知焉？世有析疑、辨难、传道、受业、解惑之士，容将启予。述析脾第九。

摩胃第十

摩者，磨也。胃之一物，上通食管，下接小肠，而有脾隧横其间，脾动而胃始磨，胃磨而食乃下。故中俗之言胃，必曰脾胃。西人之言为则曰肠胃。盖西人初不知脾隧之需要，亦为食物之消化，乃由胃酸之运输与大肠之蠕动，而不知全赖脾隧之工作也。西医用解剖方法，以实验医学，自谓精矣。岂知所解剖者，无非陈尸兽畜之脾，已停止其动作。兽畜之脾，与人体组织不同。试观牛之脾胃，作百叶形，兽类脾胃之分析，较吾人为简单，而形状又似复杂，故曰肚杂。西医谓吾人睡眠，则胃停止其动作。是亦不然，吾人睡眠，脉息缓和，胃慢工作，实脾所使。《素问·经脉别论篇》所云"饮入于胃……上输于脾，脾气散精，上归于肺……水精四布，五经并行"是也。睡眠之时，气息渐低，精气游溢，自然濡滞，此可于吾人劳动与休息时证之。劳动之后，需食殊殷，休息期长，口腹自俭。征诸苦力工作之人，胃之容量，较吾辈安坐一室者，奚啻倍屣，其理便明。余尝用内视之术，以测胃之作用。其术伊何？即夜间失眠，次晨早起，勤吾著述，殆至初五，人极劳倦，乃破鸡子二枚，将滚水冲之，加入糖饴，徐徐咽下，引身就榻，覆被自盖，此际两眼朦胧，而心脏清白，屏息听胃，初作韭字形，再作卤字形，次作回字形，终作雨字形而灭。韭字形者，胃壁吸收水气也；卤字形者，胃腑磨收蛋白质也；回字形者，蛋白质渐细碎成浆液也；雨字形者，细碎成浆之蛋白质由脾隧输入小肠也。由斯测验知，饮水入胃，系由胃壁两旁吸液管所吸取。谷熟入胃，则由胃腑磨旋而成糟粕，传化而下也。《灵枢·五味》篇："谷始入胃，其精微者，先出于胃之两焦以溉五脏，别出两行营卫之道。"即西医所谓胃壁有吸收管无数，能吸摄茶水以入回管，由回管经肝入心输肺，运行全身之说也。又曰："谷气津液已行，营卫大通，乃化糟粕，以次传下。"即西医所云食物经胃中消化液变为浆状之液体，名曰浆糜之谓也。《营气》篇云："营气之道，纳谷为实，谷入于胃，乃传之肺，流溢于中，布散于外，精专者行于经隧，常营无已，终而复始，是为天地之纪。"《营卫生会》篇："下焦者，别回肠，注于膀胱，而渗入焉。故水谷者，常并居于胃中成糟粕，而俱下于大肠，而成下焦，渗而俱下，济泌别汁，循下焦而渗入膀胱焉。"反复申论，更为周匝。《素问·玉机真脏论篇》曰："五脏者，皆禀气于胃，胃者，五脏之本也。"《痹论篇》："荣者，水谷之精气也。和调于五脏，洒陈于六腑，乃能入于脉也。故循脉上下，贯五脏，络六腑也。"此言脾肺之输运，而胃之功用在其中。《五脏别论篇》："水谷入胃，则胃实而肠虚；食下，则肠实而胃虚。故曰实而不满，满而不实也。"此言大肠之蠕动，而胃之消化。明其量，故脾名为脏而兼腑之功能，胃称为腑而有脏之效用。盖脾虽居阴而用则阳，胃虽号腑而其功同脏，是为正负，亦曰夫妇。《素问·灵兰秘典论篇》："脾胃者，仓廪之官，化物出焉。"《脉要精微论篇》："仓廪不实者，是门户不要也。"《灵枢·本输》："脾合胃，胃者，五谷之府也。《玉版》："人之所受气者，谷也。谷之所注者，胃也。胃者，水谷气血之海也。海之所行灵气者，天下也。胃之所出气血者，经隧也。经隧者，五脏六腑之大络也。"此之所，所谓天下。乃假定人身全体官骸组织而言，譬诸诊病切脉，必察有无胃气以决生死吉凶。胃之重要如此，至胃之所以重要者，因胃在人身，无异灶之于釜，炉之有鼎。灶无釜，则失其烹饪之功；炉无鼎，则缺其调和之贵。《易》曰："鼎折足，覆公谏，其形渥。"谚云："灶无釜，姑劫谿，难为妇。"盖吾人饮食所以消化者，全赖胃中黄色厚膜磨旋不已，精华提为精血，糟粕传递大肠，津液灌溉五脏，尿质下渗膀胱。上为心肺效劳，中为肝胆尽力，下与肠隧分功，并受肾阳之烘託。《说文》云："胃从肉声。"正见为胃之能力。田，卤水也。胃主肌，脾主肉，肉之精者为肌，精肉带有脂肪者为肉，因脾之组织俨细胞状态，胃之结缔肉筋横行也。是亦一输一磨之证，余详《医轨》论胃各篇。述磨胃第十。

通肠第十一

《素问·灵兰秘典论篇》："大肠者，传导之官，变化出焉。小肠者，受盛之官，化物出焉。"先医之诠大小肠至为精审，此等断句，当是《内经》原文，周秦诸子所演也。《难经·四十二难》准《灵枢·肠胃》篇，分诠小肠、回肠。广肠回肠即大肠，以其回环一周故名广肠。亦曰："直肠为大肠直趋肛门之一段。"因其最广故名。较诸西医解剖所得更为明了，彼谓中医未曾解剖，误也。西医称肠必连及胃，动曰肠胃，然《灵枢·五变》，"皮肤薄而不泽，肉不坚而淖泽。如此，则肠胃恶，恶则邪气留止。"是肠胃固并称也。《难经·四十二难》："人肠胃长短，受水谷多少。各几何？"以下都肠胃并称。《三十六难》："小肠谓赤肠，大肠谓白肠，胆者谓青肠，胃者谓黄肠，膀胱者谓黑肠，下焦之所治也。"造语尤为奇辟。盖大小肠之蠕动，其分泌消化与胆胃三焦膀脱实通力合作也。即如广肠之答问只言受谷而不及水，盖示水谷至回肠已别秘精液，渗入膀胱，惟剩糟粕传达广肠，从大便排泄而已，必讥中医未明生理，更误矣。西医列肠为消化器，然以大小肠之本能言，尚有吸收之功用。譬如吾人遇雨受湿，则毛细管之水气必吸收于肺叶，肺叶转入心脏，则心包络之浆液膜将呈变化状态，否则湿血并行，如通过肝回管，则湿更将渗入全身微血管而成不治之鼓胀。此时之救济实全赖大小肠代为之吸收。故《灵枢·本输》称"心合小肠，肺合大肠也"。盖大肠头部之蟠毛盲肠实为全身毛细管之根，西医虽亦称肠壁有肠毛吸管，然其所论吸收者，在彼而不在此，此余所以谓西方医学尚在吾人茹毛饮血、剖心验物时代，尚需进化也。特其器械精利，进化逾恒，然彼邦医博，若不从统系若手，范以哲理，征诸气化，窃恐其进化愈漓，而枢机或戾也。试就西医解剖而论，言其手术，不可云不精，然西医知解剖而不知穴腧。故有窬者为之解剖。无斋者亦为之解剖。有时得腧，固批郤导窾，游刃于虚。有时适无腧，铓刃犹是，而灵魂出窍矣。譬如膻中无腧者也，其腧上在于柱骨之上下，前寄于人迎。柱骨者，喉骨也。人迎者，喉骨两旁相去寸余。吾人试以指捺柱骨毫无异状，若用两指作叉箍按人迎，则不适之状难以形容，捺一秒钟当有十分钟不适，按十分钟则气机窒而死，名为扼吭。所以瘰疬夹瘿生于颈项两旁者，不可解剖。至他无腧之处尚多，熟读《灵枢》自知端的。是以解割失事出于意料之外者，都因奏刀失腧故也。西医行之而不知，中医知之而不能行，岂非鲁卫兄弟哉。乃浅下之西医，无其术而矜其书，能无令人失笑。更就返老还童而论，余在数年前，诊粤人杨生（见医案）已言肾腺之作用，余命名青年肾系。今德医称青春腺，与余说相合。去岁西医第一施术者，未知何状，今岁第二施术者，闻先剃受术者身上之毛，其术似比前者为精。何则？人体毛细管之毛，能引外间空气，譬如打六零六，有猝然暴死者，是非心脏变坏，不受血液亢进，必引空气入肾，大肠失其启闭也。此种症状中医名为直中或曰暴厥，而西医不知也。民十沪上有一粤商，无疾而死，中西医士莫明其故。余笑曰："肾风也。"竟问肾风何解？余曰："肾风者，肾原既涸，空穴来风（详见《医量》）。"为疏其状。西医恍然领悟，中医反不谓然。中医程度之浅，至于今日已极，长此僬陋，必归淘汰。肾风一证，绝虽仓卒，而来甚渐。溯其原因，实因大肠津液先涸，不能分泌两肾膀胱。使大肠富于津液，则皮毛外荣，外风何由而入，内风何自而煽。次如伤寒一证，先医以为始于太阳，渐次传经。西医以为大肠虚热，译名肠室扶斯，余直称肠室，非割裂译名也，偶尔相同。例诸名学，主谓两词，主大谓小，大肠虚热确由传化窒司，因病命名，匪不中程。是以余治伤寒，一日疏，二日润，三日整。啜赀《素》《灵》，唾骂仲景，故维如余者，然后可言《素》《灵》，亦惟胜于余者，然后可称仲景。否则开口《内经》，闭口仲景，什么《灵》《素》商榷，《伤寒》精究，都盲人谈日，扪烛扣盘而已。余诊孙太君之案曰："肠重而肺轻，胃缩而焦薄（见医案）。"《灵枢·胀论》："大肠胀者，肠鸣而痛濯濯，冬日重感于寒，则飧泄不化。"《邪气脏腑病形》篇："大肠病者，肠痛而鸣濯濯，冬日重些于寒则泄，当脐而痛，不能久立，与胃同候。"尤在泾《医学读书记》谓："诊大肠之脉宜在左尺之里，与肾同部，可云得间。"余谓左尺之里可候大肠，右尺之里可候大小肠。因左尺之部肾与膀胱，右尺之部命门、三焦。中医不知此奥，候小肠于心，候大肠于肺，是谓不知正负，不洞气化。观于小肠泄血与小肠气痛，一须兼清命门、三焦，一痛引睾丸腰脊或彻尻椎便知。盖小肠之募原连于腰脊，其与心脑相通之路，与肾谐行也。睾丸胀大一证，中西医生胥无善法，殆未明一通字诀也。《灵枢·本脏》："肺合大肠，大肠者，皮其应。心合小肠，小肠者，脉其应。"能通此意，则西医所举肠之各部证病，思过半矣。述肠通第十一。

输胆第十二

胆，担也，谓担当人类之生活，而使之生存也。胆字从詹詹之意义，谓其量虽小，而储能甚大。庄子所称詹詹炎炎是也。《素问·灵兰秘典论篇》："胆者，中正之官，决断出焉。"征之解剖生理，胆居肝脏右侧，其形如囊，故西医称为胆囊。胆囊之作用，所以潴蓄胆汁。胆有管通于肝，输送胆汁以助消化，故西医列胆为消化器。肝主谋而胆主断，先医称肝胆为将军。世界上人们主张正义，恢宏正气者，统称为有肝胆，如赵云一身是胆，姜维胆大如斗，虽属寓言野史，理固可通。胆为六腑之一，组织与作用，是由阳的理性而趋阴的理性。《素问·五脏生成》篇："脑、髓、骨、脉、胆、女子胞，此六者地气之所生也，皆藏于阴而象于地，故藏而不泻，名曰奇恒之腑。"藏而不泻者，谓胆虽名为腑，附属于肝，然胆汁之储能，仅为消化之效，实不得排泄外行，与胃腑之水谷，大小肠之糟粕，三焦、膀胱之尿水不同。盖胆汁之化合较脾络之膵液，肝脏之血液尤为宝贵。胆汁之成分，系由肠胃脾膵各种混合血液，由肝回管入总脉管，再入肝汁管加功制造导入胆囊。其初本为红色，自入胆囊酝酿后乃成为青黄色之胆汁，故称胆汁为人身五脏精血津液所结晶，亦无不可。六腑无此胆汁，则六腑失其传化之能，五脏无此胆汁，则五脏失其接济之力。脏腑之本义，原取之不尽、用之不竭之谓（《论语》鲁人为藏府）。故胆囊者，原人身之宝脏外腑也。西医知胆之重要而苦无药以为调剂，中医不知胆之功能，常有药而不知用，是以对于胆石、胆枯、胆分泌过度等病证，中西医生大都羌无治理，殊令人失望。其实诊病之难，固莫难于治胆，然苟知温胆、清胆、导胆之法，则对证发药，应手奏功，不啻浮之于鼓，绳之引铃也。余论胆病，详于《医轨》，补先医所未备，诲后医所未知，实为杰作。《素问·六节脏象论篇》："草生五色，五色之变，不可胜视。草生五味，五味之美，不可胜极。"又曰："天食人以五气，地食人以五味。五气入鼻，藏于心肺，上使五色修明，五音能彰。五味入口，藏于肠胃，味有所藏以养五气，气和而生，津液相成，神乃自成。"以下诠论脏象。脏象者，示脏腑之所藏，而征其气象也。结之曰：凡十一脏皆取决于胆，推而论人迎、寸口、关格、一盛、二盛、三盛、四盛、阴阳相格，不能极于天地之精气则死，以见胆之重要。《素问·本病论篇》："少阳不退位，灾主脾肺，阳明不退位，灾主肝胃。"都为胆写照。余于《医量》论胆汁之效用，一是深切著明，究其旨归，在一输字。述输胆第十二。

膀胱第十三

膀者，滂也。胱者，洸也。《素问·灵兰秘典论篇》："膀胱者，州都之官，津液藏焉，气化则能出矣。"州都即洲渚，水可居曰洲，故借为州。洲较小曰渚，因借为都，亦有写州都为州堵者，其义近是。膀胱俗呼尿胞，古人膀胱之取名，其偏旁类滂洸者，因滂有涌义，洸有决义。《诗》曰："俾滂沱矣。"又曰："有洸有溃"一示大雨，一比决堤。膀胱能涨水而又能决水，故称为洲渚。《灵枢·本输》："肾合膀胱，膀胱者，津液之俯也。"《营卫生会》："下焦者，别回肠，注于膀胱而渗入焉。"又曰："渗而俱下，济泌别汁，循下焦而渗入膀胱。"其论颇为精审。盖水谷之浆糜，由胃入小肠时，则应分泌之津液，或由胃壁吸收，或由肠毛细管吸收，转入中焦微血管，统为吾人之滋养料。其不能为吾人之滋养料者，则皆向下焦分泌，次第渗入肾与膀胱，以待排泄。回肠者，乃大肠之回环一周，以别于传下糟粕之广肠。所谓济泌别汁者，即应接济分泌之中尚须别出一种水汁，与西医所称明汁吻合，谓为精审，俦日不宜。《灵枢·五癃津液别》一篇，其论水谷之传化，津液之分泌，皮肤之排泄及膀胱之渗泻、癃闭，皆统系分明。惜中医未曾研究及此，致极有价值之学说，无人为之整理。《营卫生会》云："人饮酒，酒亦入胃，谷未熟而小便独先下何也？答曰：酒者熟谷之液也，其气悍以清，故后谷而入，先谷而液出焉。"是不特明。糟粕津液分泌传化之后先，即津液分泌与排泄，亦有后先较诸西医分蛋白质及碳水化合物与油类，吸收排泄之先后，其精审亦过之。又曰："上焦如雾，中焦如沤，下焦如渎。"较诸西医所别循环系、吸收系、排泄系更无多让。西医列肾与膀胱为泌尿器，而诋中医为错误。谁知《灵》《素》之论肾与膀胱，其历历精审，固非西医之所及也。肾之功用，余于"摄肾第五"，已为今医进一解，兹就膀胱而说，亦至理名言，不胜索引，如（素问：气厥论篇》，"肺移寒于肾，为涌水，涌水者，按腹不坚，水气客于大肠，疾行则鸣濯濯，如囊裹浆，水之病也。"此言肺脏凝寒，失其启闭，上窍闭塞，则下窍不通。试以浅显之物理学证之，取一笔管向水镝中，比指按管则水吸入若一，启指水即滴还，倘指不启水固在也。《水热穴论》："少阴何以主肾？肾何以主水？岐伯对曰，肾者，至阴也，盛水也；肺者，太阴也。少阴者，冬脉也，故其本在肾，其末在肺，皆积水也。"本段所论，与前段互相发明。盖肺失启闭，则水积大肠，而盲肠为之闭塞，肾难排港，则水倒行，心肺不得渗入膀胱与笔管吸水或滴或留同一理由。余尝见西医治病，凡遇小便倒行，只知通肠，而不知启肺。如霍守华夫人之病，即其一证（见医案）。盖中国之《灵枢》《素问》乃统系之学科，西医之解剖生理为片段之理论。尊统系斯本本原原，明片段转枝枝节节，必二者相参乃成完璧。《水热穴论》又云："肾者，牝脏也，地气上者属于肾，而生水液也，故曰至阴。勇而劳甚则汗出，肾汗出逢于风，内不得入于脏腑，外不得越于皮肤，客于玄府，行于皮里，传为胕肿，本之于肾，名曰风水。玄府者，汗空也。"空即孔，谓皮肤出汗之毛孔也。风水者，因风人而孔闭，致水留于汗腺也。论其病源与《素问·气厥论篇》所举涌水异，而论其治法，则启肺窍而开汗孔同。《素问·脉要精微论篇》："仓廪不藏者，是门户不要也。水泉不止者，是膀胱不藏也。"《水热穴医学八论》云："肾何以能聚水而生病？曰：胃之关也，关门不利，故聚水而从其类也。

上下溢于皮肤，故为胕肿，胕肿者，聚水而生病也。"胕者，足也。《国策》"蹄申膝折尾湛胕溃"是也。夫两日不藏，一日不利，再日胕肿，所举病理与证候，膀胱之启闭，又与胃腑有关，是以膀胱一物在人身脏腑中并无独立之资格。以余经验，证诸《灵》《素》，大约水泉短少由于肾湿，小便癃闭由于肺寒，膀胱不藏由于胃关不固。《阴阳应象大论篇》曰："清阳出上窍，浊阴出下窍。"又曰："寒气生浊，热气生清，清气在下，则生飧泄，浊气在上，则生䐜胀。"《生气通天论篇》："阳不胜其阴，则五脏气争，九窍不通。"《金匮真言论篇》："北方黑色，入通于肾，开窍于二阴。"《灵兰秘典论篇》："主不明，则十二官危，使道闭塞而不通。"道也，窍也，二阴也，或专指膀胱，或不专指膀胱。然膀胱之为泌尿器，与由肾之输尿管渗入膀胱及膀胱之尿道，排泄尿质三段理论，极形明了。虽前医中亦有膀胱无上口之说，但此乃个人之陋，而非《灵》《素》之原文也。《经脉别论篇》曰："通调水道，下输膀胱。"《灵枢·五癃津液别》："水下留于膀胱，则为溺与气。"是则不但将西医分泌尿器为四部详述无遗，即所谓尿酸尿素（溺与气），亦粗然可征。述膀胱第十三。

三焦第十四

常人之病多起于三焦，近医不知注意，程度浅矣。夫三焦非他，乃五脏六腑之油膜也。其原起于命门作？字形。古人不知三焦作用，竟有谓无是物者，甚可笑也。《灵枢·荣卫生会》篇所论甚俊。又云："上焦如雾，中焦如沤，下焦如渎。"可谓善状三焦之神。西医虽善解剖，不能过也。欲知三焦之作用，可观飞鸟之翼，故焦本作膲。膲者，鸟飞几几而撑其翼也。欲知三焦之神气，可观云根。

云根者，即云母石，缕然一线，油然覆山，沛然下雨。故《内经·灵兰秘典论篇》称三焦为决渎之官，水道出焉。盖三焦之于人身，一撑持脏腑，二输送血输，三流行津液，四启闭膀胱，故三焦与两肾膀胱又相表里，里者泽也。其重要如此，是以三焦缓其工作，则膀失司，膀胱失司，则水谷之传化不灵，大肠慢其蠕动，精华不克变为精血，而糟粕或沥入精血之中，脏腑渐失各个机能灵明，肺叶为之败，清华润泽之气为之不行。故妇人多血病，男子多湿病，都三焦失道，为厉之阶。余平日治病独注意心肾，发先医所未发，更侧重三焦为西医所未知。譬如鼓胀之证，西医只知针脉放水，一次稍可，二次不灵，三次反重矣。因所放者，乃脉管之水而非微丝血管之水也。况针水多次，脉壁劈裂，血不流行，水何从出？故无论治湿治血，必须先治三焦，因三焦中之微丝血管都成网形也。是以三焦有湿，即为劳臌之根。至三焦有湿，胡由知之？是可切脉而得。右尺之脉，为三焦与命门部位，若右尺洪大，肺脉浮长，作风雨之声者，即为焦湿之见证，宜翼焦饮。惜近医于切脉一道，都为门外汉，是则无可奈何耳。

翼焦饮：

天花粉六钱　炒白芍五钱　茯苓皮五钱　丝瓜络三钱　炒当归三钱　抱茯神四钱　黑芥穗五分　桑根白五分　泽兰二钱

切脉之际，觉两尺都洪大，是膀胱与大肠有湿，可入薏苡仁，如苓皮量。若心脏脉搏迟，是血不足，可重用当归。盲肠有窒，宜醋炙没药。心包络有湿，目锐眦微肿，可炙乳香。

补脑第十五

脑古文図。《说文》云："头会，脑盖也"，像儿头未合形。巛，发也。表示头发与首作巛，同义脑，或作腦。腦者，主宰也，与西医谓吾人思想出于脑同意。至吾人思想是否脑为之主宰，余已于"胪心第七"详为判断。特脑字行而腦字废。中医学说失其负端，顿觉不完全矣。五脏六腑虽不举脑，然《内经》则数数言脑，如《素问·五脏别论篇》："余闻方士或以脑髓为脏。"又曰："脑、髓、骨、脉、胆、女子胞，此六者，地气之所生也。"《五脏生成篇》："诸髓者，皆属于脑。"《灵枢·大惑论》："邪中于项……其入深，则随眼系以入于脑，入于脑则脑转。脑转则引目系急，目系急则目眩以转矣。"《卫气失常》篇："骨之属者，骨空之所以受益而益脑髓者也。"《经脉》篇："人始生，先成精，精成而脑髓生。"《决气》曰："谷入气满，淖泽注于骨，骨属屈伸，泄泽补益脑髓……是谓液。"又曰："脑髓之虚实……何以知之？曰：……液脱者，骨属屈伸不利，色夭，脑髓消，胫酸，耳数鸣。"《海论》："脑为髓之海，其输上在于其盖，下在风府。"又曰："髓海有余，则轻劲多力，自过其度；髓海不足，则脑转耳鸣，胫酸眩冒，目无所见，懈怠安卧。"《五癃津液别》："五谷之津液，和合而为膏者，内髓入于骨空，补益脑髓，而下流于阴股。阴阳不和，则使液溢而下流于阴，渗液皆减而下，下过度则虚，虚故腰背痛而胫酸。"《素问·至要真大论篇》："热反上行，头项図脑户中痛，目如脱。寒入下焦，传为濡泻。"《解精微论篇》："泣涕者，脑也，阴也。髓者，骨之系也。故脑渗为涕。"《示从容论篇》："五脏六腑，胆、胃、大小肠、脾、胞、膀胱，脑髓涕唾，哭泣悲哀，水所从行。"遗编《刺法》，"气出于脑，即不邪干。刺，禁刺头中脑户，入脑立死。《风论》："风气循风府而上，则为脑风。"《灵枢·痈疽》篇："阳气大发，消脑留项，名曰脑铄。"综上索引，知《灵》《素》之论脑，并未后于西医。特西医之言脑，动曰脑筋，中医之言脑，必曰脑髓。此其异耳。余谓西医之言脑筋，是依心理学言医。中医之曰髓脑，是用生理解剖学言医。本来中西医学之分程，西医是侧重生理解剖的，中医偏在心理哲学方面的，独论脑之功用，恰成一个反比例，是亦一种特殊象征。然《素问·热论篇》云："巨阳者，诸阳之属也，其脉连于风府，故为诸阳主气也。"巨阳，头盖也，属宗属也，言头盖之脑壳为全身筋脉所宗属也（亦曰宗会）。风府之穴，在上椎由项后入发际寸许。"为诸阳主气者"言吾人之阳气皆聚于此也。故西医之称脑气筋不如《灵》《素》之称为脑髓。盖称脑，而气血骨脉在其中；称筋，而髓骨遗于外也。《素问·六节脏象论篇》："三而成天，三而成地，三而成人，三而三之，合则为九，九分为九野，九野为九脏，故形脏四，神脏五，合为九脏，以应之也。"王启玄注云："形脏四者，一头角，二耳目，三口齿，四胸中也。"陈无咎曰："非也。行脏者，头脑骨椎筋脉皮肉也，脑合髓，骨合募原，筋合络，皮肉合肌。脑生募原，募原生络，络生津液，津液生肌肉、玄府。"陈无咎曰："脑者，宰摄之官，思辨出焉，髓合则能出矣。"述补脑第十五。

妇科难题

妇科难题蓝田集

明　旨

治妇人之病，与男子比较，无甚差异。所不同者，因男子之冲任二脉突出，而女子之冲任倒入也。男子之冲任突出，故既有内肾而复有外肾，于是乃有卵囊与睾丸。妇人之冲任倒入，故有内肾而无外肾焉，其实形状虽无，而构造仍备。特因倒入之故，遂向上行，两乳之突出，卵巢之媚珠，即肾囊、睾丸之变相也。睾丸之作用，所以分泌精液。乳囊卵巢之作用，所以分泌乳珠，乳珠为血所酿化，男精女血，其理一也。明乎此理，然后可治妇科；不解此奥，无非隔靴搔痒而已。余治妇科十年，好学深思，遂知其意。凡他人所不能治者，余或可以治之；若余所不能治者，则今日之中西医，无论何人，都不能治矣。天生慧干余，无非欲余发其秘而已。若余效俗医之为，偶然得间，秘而不宜，是绝天也。孔子曰："道之将行也欤，命也。道之不行也欤，命也。"以古人之聪明才智，以西博之器械解剖，不能发其覆而宣其秘，独命余冥思构得，余敢贪天之功，以为己力哉？昔吾宗陈同父判军，怀帝王思想，储王霸之略，自谓推倒一世之智勇，开拓万古之心胸，然南宋君终，不能用也。岂非政治之道，关乎国家运会，不若医学之原，如菽粟布帛，切于人生之日用哉？余客居沪上，读书之暇，因以行医。诊病之余从事著述，哀俗医之不通，惩西博之未奥，故虽治学未毕，先解妇科难题，取蓝田种玉故事，集名蓝田。冀后余者，奋其聪明才智，恍男女之构造，乃正负之相生，循是，悟阴阳之定位与恋爱之异同，用明制方下药之标准，成天地好生之心，进节制生育一解，纵视余为老马，余将奚辞！余将奚辞！

不孕第一

世之所称不孕者，其学说甚多。如脾胃虚寒不孕，胞胎冰冷不孕，房事呻吟不孕，带脉拘急不孕，肝气郁结不孕，骨蒸髓热不孕，膀胱失司不孕，身肥体重不孕，带下经意不孕，督任困顿不孕，繁名复目，不胜列举。综上各种学说，以身体肥重，督任困顿，为较有边际。而带下经愆，胞胎冰冷，为最普通。然带下经愆之病，可以完带汤与之。胞胎冰冷，可以温胞散与之。至身体肥重，由于脂肪太多，可补中益气加味。督任困顿较为难治，然苟明奇经八脉相维相系之理，固亦批隙而导窍。但进一步解，以上治法，犹未十分精到。何则？生殖器之成形，顾名思义，无需注释。《易》曰："天地氤氲，万物化醇；男女媾精，万物化生。"男子既非不男，女子若非石女，殆无不能成孕之理。若夫绸缪缱绻，有种无收，殷蓐落红，栽花不发。其杂有他种原因，或连带关系之病状者无论矣。如无显明病证，而不受孕，则以余所知，端在子宫之湿而已。盖子宫有湿，则精虫为湿所阻，不能射入，即能射入，亦不能存活。因精虫一物，一见空气即死，况湿气乎？且受孕之理由，系男子之精虫，与女子之卵巢之卵球抱合而成。子宫有湿，则卵巢之细胞不易发育，亦不易与精虫抱合可知。夫独阴不生，独阳不长。女子生殖器官之主宰，既失其效能，而成胎受孕之原子，复失其附丽。失附丽则无正负，无正负则泯翕合而氤氲化育之道废。是犹种秾于石田，而植果于水国也。求其由破荄萌蘖、枝叶扶疏、秀实油然、穰穰满篝，亦胡可得哉？故治不孕之秘论，必先注意子宫之有无湿在，然后旁及其他。斯探骊得珠、谋靡于脐矣。法可兰穗汤加味。

兰穗汤：

泽佩兰二钱　带皮苓四钱　黄条苓三分　黑芥秘五分　白果肉五枚

本方之效用，以泽兰、苓皮去子宫之湿，而以条苓为引，加芥穗、白果以整理冲任，其他合病并病可以临证加味，尽量发挥。参考妇科诸书，自可纵横如意，握兰得兆，采穗呈祥。医学万能，是在读者。

索引

切脉第二

中医脉诀之精微，不特西医视为奇秘，即习中医者，亦灵魂颠倒，如被催眠术焉。夫受诊者，一如被术，无足异也，乃施诊者，亦如被术，岂非异征？此中医切脉临证，西医几斥为梦魇，是非西医之过，实中医之谫陋足以自召也。夫脏腑之脉起于十指之端，而潜于肾，朝于心，放心与指，乃脉之两端也。譬诸电话线，此头说话，彼头可听，虽隔长途，有如面谈。是以十二经中皆有动脉，而切脉临证，独取寸口。至于两肾，乃脉之根，犹公司之总机也。西医脉专听诸心，中医脉专切于手，皆物理之作用，不过中难而西易而已。惟其难也，故应手得心，千不得一；惟其易也，故遗精得粗，沾沾自卢。是皆五十步百步之流，同一走耳。妇科切脉，难上加难。盖中医临证，虽有闻问望切四诀，然余见今日之中医，缠行问望者，十人而九矣；能行闻者，百或一二；洞明切者，则如凤毛麟角，可云祥威。夫诊病而恃问望，必有症状可述。其无症状可述，凡肉眼所不能见，器械所不能测者，则先之以闻，终之以切，乃可洞垣一方。中医多无闻切之学问，或虽知一二而不能精，所以西医讥为暗中摸索。但器械诊病，人人可学，而切中病状，则非多年研究，脑灵心激不得。此切脉一道，所以微乎其微也。先医所传之脉诀，其大纲，虚实曰浮沉迟数，时令曰弦洪涩石，由斯分析。细于牛毛。大纲所提，确为精当，分析所届，歧中又歧，用心虽苦，实难为训。人类是倒行动物，肾督抽象，筋蟠于头而嫩于枝，手足是也，譬诸植物，手为高枝，足为强干。故切手为端，切足为次，切心为下。凡妇人之脉，濡为湿，芤为空，紧为热，缓为寒，伏为病，滑为呕，短为伤，长为食，代为悸，结为郁，软为渴，硬为癥，大为肿，小为疝，双弦为湿血并行，趯抟为心肝跳荡，由斯类稽，乃无狐惑。切脉分位，不为病脆。至于有妊无妊，先切心肝，月信不来，心肝动甚，是为有子，身有病而无邪脉，亦为有子。妊娠一月，名曰始形，足厥阴养之。厥阴者，肝脉也，故先切肝。妊娠二月，名曰始膏，足少阳养之。足少阳者，胆脉也，与肝同部。妊娠三月，名曰始胎，手心主养之。手心主之脉，属心包络，滑疾而散者，胎已三月也。妊娠四月，血脉始妖，六腑顺成，手少阳养之。手少阳者，三焦之脉也，应候右尺。妊娠五月，受火成气，五脏形雏，足太阴养之。足太阴者，脾脉也，宜切右关。妊娠六月，受气成筋，牢其背膂，足阳明养之。足阳明者，胃脉也，与脾同位。妊娠七月，受筋成体，皮毛顺成，手太阴养之。手太阴者，肺脉也，可切右寸，脉宜牢大，不宜细沉。妊娠八月，受体成肤，膜理渐密，手阳明养之。手阳明者，大肠之脉也，切在左尺之里，儿开九窍，脉宜紧弦。妊娠九月，受革成骨，百筋俱备，足少阴养之。足少阴者，肾脉也，切在左尺。肾主续缕，脉宜长弦。妊娠十月，五脏俱完，六腑齐通，关节咸备，养在丹田，可预修滑胎方法，宜间服达生饮子，以期瓜熟。凡妊娠四月以后，切脉可知男女，左疾于右为男，右疾于左者为女，左右俱疾，当为孪生。五月以后，小腹左边脉动为男，右边脉动为女，是为关元冲任之暗示。犹忆数年以前，德医某君，能于六个月后听脉，预知男女，欧美医博，诧为精奇。不知此种手术，中国在唐已经发明，切而知之之谓精。彼伸西抑中者，尚息其喙哉。

索引

天癸第三

天癸俗名月事，亦曰月经。近医某云，天癸与月事当为二物，因《内经》有"女子二七，而天癸至，任脉通，月事以时下。丈夫二八，肾气盛，天癸至、精气溢泻"之言。意谓天癸与月事，既同一物，经文何必对举，男女通称天癸，安得专属女性？其说难辩，而实大非。盖癸者归也，位在末干，有归受之义。又馗也，意取器形，有旋转之意。月事以时下者，谓月月如是，下有定期。此句乃解释女子天癸之义，非名词也。至丈夫方通人道，亦称天癸者，因癸为天干，素有干意，不妨假借枝干条达论髓论肌，所以用溢泻二字，以形容之下无定律。在融两性，故不言时月，而曰阴阳和也。由斯校训，始知上之天癸，为女子月晕之定名，下之天癸，为丈夫通精之涵谓。其有称为月经者，因天癸一月一度，率下为常。经，常也。语虽粗浅，理亦可通。先医称女子之天癸，先行为热，后至为寒，下不以时，是谓经愆，经愆宜调，可定经汤。下时腹痛，是谓经郁，经郁宜宣，可宣郁饮。他如八珍、四物、逍遥散、种玉汤之类，如《傅青主妇科》、龚廷贤《医林》所载，莫不应有尽有，无需索引。至女子必须天癸洁净三日，方能受孕，是固有说。盖女子生殖器中之卵巢，储有卵珠，是为卵巢细胞，此种卵巢细胞之发育，须由血室酝酿。血室者，胞中也。卵巢破裂一次，则胞中之血应排泄一次，其所排泄之血，是为糟血，不能归经。故血热者，先期而下，血寒者，后期而至也。譬诸母鸡翼卵，必待三周，而人工火围，不及来复，以热度有高低也。妇人之受胎，虽以天癸为标准，然亦有参差不齐而受孕者。妇人虽称七七而天癸绝，然亦有逾期未绝，而能生子者。更有生育已频，未七七而绝，殊无他证者。《易》称"男女媾精，万物化生"。媾者，遘也，必丈夫睾丸分泌之精虫，与女子卵巢发育之细胞互相翁合始成种子。倘妇人脂肪过多或子宫有湿，当天癸来时，或先水而后经，或血行而无水，虽月事时下，交媾有常，不能成孕，终于无子。

索引

耻骨第四

　　耻骨俗名交骨，位在女子生殖器上环，所以收缩生殖器也，当交媾顷则微弯，在生产时则大开。妇人初产，开合较难，频产以后，则启闭为易矣。妇人生殖器，古文也字，俗作屄字以呼之。章太炎则于穴下加肉，较有意象。余谓可用脣字代之。辰者，蜃也，从辰从肉，与脣字同类，取意转注。盖建类一首同意相受之谓。如此，则交骨二字，可以连带想象，而临证用药，亦较为有分寸矣。交骨二块，征诸生理解剖，作半月形，及带钩状。生殖器之可宽可窄，可大可小，皆交骨为之钮。故妊娠妇临蓐，见到脣门，竟不得下者，因交骨不开故也。先医学说，谓交骨不开者，由于产前贪欲，泄精太甚，精泄则气血失生化之本而大亏矣。气血亏则无以运润于儿门，而交骨黏滞不开矣。故欲交骨之开，必须于补血补气之中，而加开骨之品，法宜降子汤。其言明白简易，颇为中的，然却未可拘泥。试观新妇初次临盆，或中妇产育过多者，亦时有交骨不开之患。故降子汤虽佳妙，犹不如佛手散之灵活。因佛手散有炙龟板一味，不但能开亦且能合。譬如妇人产后必须百日以上方可交媾，其有情欲冲动，不自抑制，呱呱坠地，遽尔欢娱；亦有大小产后，瘀血已无，犹服攻下，而至交骨不收者比比。盖交骨之启闭，虽关乎气血之盛衰，而尚有肾系为之宰也，炙龟板能助尾尻，故可治交骨。

索引

降子汤《傅青主妇科》

佛手散《陈无咎医案》

种玉第五

妇人不孕，原因甚多，先贤学说，尽可参考，惟子宫有湿，则明医者，率忽略之。余已于不孕一篇，悬珊作的矣。南人有言，谓不孕之故，不仅妇人，亦在男子。近岁沪上有一女子向法庭控告丈夫有外遇者，法官质之，女谓丈夫归家甚稀，即归亦无敦伦之行，故知其有别契。男谓妻非不美，亦无失德，然余情欲甚淡，且亢龙有悔。法官不能决，乃移医院验之，医师用手术，非法出精，甚少且薄，用五百倍之显微镜窥之，则精虫能动者不过二三。若在常人，泄精一次，精虫活跃，不可数计。即如老人精枯，尚能交媾，活泼蜒蜿，亦千百条也。于是知男子所述非虚，即女子所诉亦实。此中隐情，若非今日科学发达，必不能了解，故习中医者，不必攻击西医，而习西医者，亦不可不研究中医。西医能考中医之原，则可知医学之系统；中医能取西医之长，亦可备器械之象征。盖中夏医药，发皇独早，三代以后，秦医最良，秦逐匈奴，遂流罗马，罗马帝国，汉书大秦，欧美文化，发源于是。所以拉丁文字，医书沿用孔多，且学术无国界，而医药二科，尤为人种生存之元素，人生幸福之目标。是以中医有长生不老之方，西医有返老还童之术，虽成绩若何，要皆生存幸福四字，为之期也。故男女失匹丽者，名曰鳏寡；夫妻无嗣续者，字曰孤独。倘非恃不娶不嫁，与夫节制生育之主义者，莫不以后胤为先务。但不孕之原，既不能独责夫女人，则种玉之方，自当并施于男子。此则一般医师之责任，而无得泛泛者也。余友胡推事永靖夫妇，年三十外乏嗣，命余诊之。余切胡君之脉，两尺中芤，知非精竭，只不敷尔，制乳龙饮与之。再切其妇之脉，则寸口弦长，而两尺大迟。余曰，此子宫缩进，而脂肪太多也，宜消其脂肪，必能受妊，因制一索汤与之。明年，遂占熊罴之兆，民九、胡君鉴佐浙军，在闽失踪，相传为乱兵所戕，其子仅四岁耳，虽云善人不可无后，然蓝田种玉，必种乃生，不种不生。因录乳龙一索之汤，以为怀瑾握瑜之助。

乳龙饮

大淮药四钱　龙骨一钱五分　盐仙灵脾一钱　制菟丝子一钱五分
白茯神四钱　白果肉十枚　柏子仁六钱　炒杜仲一钱五分　川续断七分
茯神、怀山药二味须用人乳蒸透

一索汤

当归身五钱　紫石英一钱　旧槐实一钱　炒白芍四钱　带皮芩四钱　枸杞子五分　焦白术一钱五分　黄条芩三分　泽兰叶二钱　炒香附七分　根益智五分　姜半夏一钱
加醋制延胡索乙分引

无殒第六

《素问·六元正纪大论篇》："黄帝曰，妇人重身，毒之何如？岐伯曰：有故，无殒，亦无殒也。"王太仆注："故，谓有大坚癥瘕，痛甚不堪，则治以破积愈癥之药，虽服毒不死也。上无殒，言母必全，下无殒，言子亦不死。"故后医因解无殒为无害，此大误也。夫妇人既患大坚癥瘕之疾，必不能受胎，胎既受矣，未成熟而毒之，而谓母全子不死，天下宁有是理乎？盖黄帝之问，谓妇人有妊，可否堕之，岐伯之答，则云虽有故障，亦不可堕，所以无人堕之也，故下文曰"大积大坚，尚不可犯，过者必死"，其言何等明白，文气何等贯穿。自此误注行世，于是庸医贪利，倡为无害之说，以欺无知妇女，而稳婆接生之流，乃有叉钩刀匕，以刃产妇者矣。此真衍《内经》者所不料，亦注《内经》者所痛心也。彼庸医稳婆，不足深责，乃自命科学进化之西医，亦有劝妊妇身弱不胜胎养，而用药毒之者。此辈冥行摘埴，不知自丑，尤敢著为论文，倡为邪说，离奇荒诞何异采割折生。此西方产科一门，惟手术尚堪承教外，其胎前产后之治法，殊嫌幼稚也。近岁法界女医某，为其闺中腻友殒胎，遂血崩不止而死，友夫控之于法公廨，官处女医以徒刑六年，闻者两哀之。盖女医本无杀其腻友之心，徒以毕业西医产科学校，误信其师说也。余友高伯谦君之元配，生产三日，西医令其沐浴，遂中湿而卒。其他若此者比比。余颇恨法官之三尺法，不一一加之于若辈也。夫闺女不贞，寡妇失节，有故而殒，已违天相，况男女居室，爱情结晶，腹中块肉，宜尽人事，即使妊娠身弱，何难保侍健康。盖孕妇之所不足者，无非气血而已，欲旺气血，方剂甚多。《傅青主妇科》，言之綦详，对证发药，一一中的。他如陈敬之（士铎）《百病辨证录》，亦可参考。丹溪先生曰："白术、黄芩安胎之圣药也。"凡通常妊娠身弱，并无其他显明症状，只需调气补血加入安胎之药，不但健康立恢，抑且育麟可券。大约孕娠身弱，恐怕生产危险者，可双安饮子。即有他种症状，亦宜依法调理，惟安胎之药决不能少耳。若无故毒之，无异果实未熟摇树使落也，摇其果者伤其根，披其枝者伤其心，其危险程度较诸小产流产为尤甚也。盖流产小产，犹诸大风震枝，果实黄落，虽非自然，尚属天演。若殒胎毒身，全系矫揉造作，背人道，违天和，乡党自好之老妪不为，而谓皇皇医师为之乎？况一病必有一药，知病无药之谓荒，不知而下之谓妄。荒妄之人，医道之蠹。此"有故无殒"之论，所以答难于先圣，虽经过四大家之研究，犹待余一番注释也。

双安饮子：

酒洗当归身五钱　微炒怀药四钱　炒杜仲五分　酒炒白芍四钱　焦于术二钱　干地黄二钱　嫩党参二钱　黄条芩五分　大甘草一钱　山萸肉五分　广陈皮七分

双安饮子之效用，盖合安奠巩胎娱亲三方之长。孕妇得血则旺，胎儿得苦则安，复入补肾益气之药以巩之，是中医之特长，非西医能跟吾叫板也。

索引

小产第七

小产之危，过于大产，而轻于毒胎。大产譬如瓜熟蒂落，纯任自然，小产则如病果辞柯，果固枯矣。柯亦非荣，特不若毒胎之摇树剥果披枝伤心耳。小产之原因，不外以下数者：第一，为血枯不足以养胎；第二，为气脱不足以固胎；第三，为血室伤损，不足以营胎。一为内因，二为外因，三为不内外因也。内因之小产，凡妇女患干血劳及一般贫血病者，往往见之。外因之小产，凡行房过度，欲性冲动，或环境激刺，妇姑勃奚等见之。不内外因之小产，则受他力之压迫，如争斗抵抗，跌仆闪挫等见之。论小产之象征，似第三为急切，第二次之。而论小产之证候，实以第一为危险也。盖第三之小产，系出于意外，所谓天灾人祸，猝不及防。第二之小产，亦只能说纵性任情，不知保守。唯第一之小产，无故而堕，既无情欲之冲动，又非卒暴之抵抗，决非一朝一夕之故，其所由来者盖渐。王启玄注"有故而殒"，与西医身弱不堪受妊，下语虽反，命意正同，皆为理想错误，及意志薄弱之征。第一之预防，余于无殒一篇，论证处方，已详其义。至第二第三两因，只要妊妇注意卫生，节制私欲，羌能避免。此古人所以有胎教之训也，但古人垂训，与吾辈立说，岂能人人耳提而面命？故知预防避免者固多，而不识预防避免者尤多，此先医制方救苦之目标，亦不慧潜心索智之旨趣也。凡内因小产，可用甘露饮；外因小产，可用三七汤或回管饮；不内外因之小产，可用没乳汤。

甘露饮　治血枯小产；

全当归八钱　嫩党参二钱　甘菊花五分　白川芎三钱　黑生姜五分　泽佩兰一钱　桃仁泥五分　大甘草七分　生地黄二钱　金石斛二钱　甘露藤一片

三七汤　行房小产：

广三七二钱　嫩党参五钱　当归身五钱　黑芥穗七分　生黄芪五钱　泽佩兰一钱　白果肉十枚　焦于术三钱　柏子仁四钱　大熟地四钱

回管饮　大怒小产：

酒白芍五钱　黑芥穗一钱　粉丹皮一钱五分　酒当归五钱　炒香附一钱五分　黑生姜五分　炒于术二钱　川郁金一钱　破麦冬一钱　丝瓜络一钱　山栀炭三分

没乳汤　扑跌小产：

全当归五钱　嫩党参四钱　粉丹皮一钱五分　白川芎二钱　生黄芪三钱　制乳香一钱　藏红花七分　白茯神二钱　炙没药一钱五分　泽兰叶一钱

以上各方，系示一公式，服以上各方后，如无糟血，或交骨未闭，均可佛手散，并参看《黄溪方案》。

索引

流红第八

孕妇怀胎而月经忽来者，名曰流红；小便下血者，名曰胎漏，皆为小产之见征。然亦有下血，而卒不小产者，且亦有经来，而疑其无孕者。不过此种事实，比较少数而已。在大多数，则一流红，或数胎漏，率行小产。故妇女怀孕，小有不适，必须请专科诊治，以防小产，而免危殆。倘不幸而胎漏，更宜立须服药，以求巩胎，可摄漏汤。盖胎漏之原因，乃是气虚不能摄血，不是血少不能养着也，与流红少异。近日上海王拔如之侧室，曾患胎漏，医者不察，遽与生化汤，加重桃仁、红花，服三剂而始小产。不知胎漏一证，一剂可止，流红虽险，亦易挽回。余于民三在乡治方陈氏，不止下血还且吐血，是为上下流红，然余与归血汤，立即平复。就会王氏之重身，延至三日而堕，即云医生堕之亦不为冤。何则？胎漏流红，病虽急切，而实易治，且治病之道，非急切不见功，非危险不呈效。余所著《医量》医案，已发行一年，乃同道中，尚有此荒唐之事。人谓中医之固陋不可救药，诚哉，不可救药也！

摄漏汤：

嫩党参四钱　酒白芍五钱　干地黄三钱　炒黄芩七分　益母草二钱　黑芥穗五分　焦于术一钱五分　生黄芪一钱　制菟丝一钱五分

归血汤：

当归身一两　熟蒲黄一钱　炒白芍八钱　血余炭二钱　焦于术三钱　黑芥穗七分　黄条芩一钱　炒柴胡七分

上列二方，皆余屡试奏功者。胎漏，病微矣。即流红，虽危势将小产，然时间上尚有半小时，治理者犹能挽回也。

血崩第九

血崩一证，较之胎漏流红更为危险，其原因虽多，要之，冲任不能摄血者近是。产前血崩，是血热妄行，与流红同意，可归血汤加味。产后血崩与胎漏相近，宜临冲汤。其有产后元气未复，不慎房帷，或少女交接，伟男损伤冲任，亦间有血崩者，均可临冲汤加味。余友倪轶池之室，是产下血崩而逝。然余在杭州，曾治一张氏妇得生。沪上倚门一少女，系天癸方来，交接伟男血崩而亡。然余在广东曾治一产后不慎房帷之少妇而活。若论证候，则余所治而生者，较诸不救而死者，尤为危殆。余曾谓产家欲防患未然，宜将余所示之方，预赎备用，所费有限，而受益无穷。况列举之药，多系产后用得着者，只需请书加减，便是未雨绸缪。

加味归血汤　治产前血崩

原方加打破白果二十枚，三七根、川续断各二钱，好醋入药调半匙。

临冲汤：

打破白果三十枚　嫩党参二两　酒洗当归身二两　炒白术一两　熟地黄八钱　山萸肉三钱　黑芥穗三分　生枣仁二钱　姜附片一分　骨碎补二钱

加味临冲汤：

原方加炙龟板二钱，炙没药一钱五分。

上列方剂，概由余经验及引申而得，读者如怀疑，可参考先医学说也。

索引

先医学说　《傅青主妇科》《倪氏产宝》　陈敬之《辨证录》

胞衣第十

胞衣亦曰胎衣，乃包裹胎儿外层之膜也，紧贴于子宫之颈，下面有脐带环通于外，胎儿由此摄取养料，排泄废物。胎儿之有胞衣，犹成人之有肠胃，其在腹中，日渐长大，全赖乎此。西医学说较中医为详，欲考此中原理，须读专书。兹余所亟论者，乃胞衣不下也。夫胞衣为胎儿之裹，胎儿既生，胞衣即为废物，所以有当日下者，亦有次日下者。倘二三日不下，则产母必心烦意乱，时或厥晕，甚至因此而亡身，大可悯也。读先医学说，所举胞衣不下之方，极为丰富，然不如送胞汤之灵验，加味佛手散亦佳。

送胞汤：

当归一两　　川芎二钱　　炙乳香一钱　　益母草五钱　　炙没药一钱五分　　五灵脂七分　　荆芥穗五分

加味佛手散：

原方加炙没药一钱，益母草五钱，炒香附一钱。

至单方中，有用大黄、牛膝、红花，重一两者，断不可试，大黄少用则泻，多用则反走，牛膝、红花皆破血太过，容易血崩。近医无识，竟将此种方剂，编入类书。昔苏东坡为圣子散作序，贻害蕲黄，王潜斋识之。吕晚村为《医贯》作序，风行江浙，徐灵胎诋之，吾知世有潜斋、灵胎其人，对于此辈短钉之学，只解贪多，不知取舍，必将痛下针砭无疑，俟余有暇，当一一驳正之也。

索引

佛手散　《陈无咎医案》

产难第十一

产难亦称难产。夫胎养十月，瓜熟蒂落，乃造化生物之机，何至有难能之举？然世固有横产倒生，歧行逆出，致产妇死在须臾，或竟罹难而亡者，世上可悲可痛之事，孰过于是？故读难为平，亦可读难为仄也。先医对于产难，皆有种种之学说，并示有无限之药方，学说维何，即富贵妇女，平日不习劳动，致胎滞产难者；奉养太过，嗜食肥甘，致胎肥产难者；妊娠贪欢，数泻精气，致胎伤产难者；智识幼稚，怀胎忧惧，心惊气怯产难者，少妇初产，姿势欹斜，辗转曲折，因而产难者；中妇生产既频，营养不足，气血皆贫，因而产难者，更有信任稳婆，不审证候，但见腹痛，即令产妇努力，因而歧行横逆，翻致产难者。凡此象征，不一而足，至于方剂，更多于牛毛，几乎家著一书，人别一说。但依情理而言，胎教不明，乃平时之过，生产横逆，生死须臾，非纵容坐论之际也。故欲免产难，须诊察于平时，不幸而产难，应选择其方剂。盖妊娠产难，不外二因，一因气虚血少，不能润胎；二因交骨不开，不克平产。先医方剂中，以保胎无忧散与佛手散最佳妙。其有手足先下者，乃产母血气衰败之证，可转天汤，并可用针先针胎儿手足，彼必惊而缩入也。

保胎无忧散：

炒当归三钱　酒白芍二钱　制菟丝二钱　川芎一钱五分　姜厚朴七分　醋艾叶七分　生黄芪一钱　制甘草一钱　羌活五分　黑芥穗五分　去心浙贝七分（研末冲服）

加生姜一二片，如气虚加参一钱。

又有盘肠产和其他畸形产，均可参考先医学说也。

索引

盘肠产 《傅青主妇科》

鬼胎第十二

妇人有无端怀孕，腹大如箕，或终年不产，或二三年不生，俗称鬼胎。先医谓鬼胎之成，乃妇女入庙游山而起交感之念，或咨花叹月而怀怨旷之思，精神所召，邪祟式凭，遇合梦中，一交即去，淫气妖氛，留恋胎室，膨中彪外，斗成鬼胎。此说虽微，但近于迷信，有违医从实验之旨。窃谓畸胎之成，必不为鬼。譬如妇女夏月乘凉，赤身裸卧，踏青野外，休息田间，一切蛇蝎蜈蚣，毒涎毒气，流射生殖器中，皆能成畸形之胎状。余乡有一少艾，守贞未字，忽大腹彭亨，父疑有外遇，欲死之，女矢口不移。乃锁闭一室，口渴呼饮，庭中有竹匠破竹，戏以磨刀竹根水与之，一饮数碗，吐一死蛇如臂，其事乃白。又有一妇怀孕十四月方产，乃下无数血条，形皆如蝎。民二，杭州有一妇，怀孕年余方产，所产皆鼠。又余乡有老妇，怀孕十六月，儿在腹中，忽能说话，然分娩后，亦无他异。可知鬼胎之说，未可拘泥，与其称鬼，不如名怪，况鬼中有虫，怪中有真乎。至怪之与真，若欲预知，可以切脉而得。妊娠之脉，先切心肝，次切养月，养月者，即一月一部，如已过月，可以轮数。凡六脉滑疾流利，心肝弦紧，是为真胎。忽大忽小，往来无定，面目黄瘦而浮，肌肤消削而亮，腹大如斗，若盘若绳。异征可象，是必怪胎。余于民四治一少女怪胎，方用斩怪汤。

斩怪汤：

吴茱萸一钱 川乌头一钱 秦艽八分 柴胡七分 炒僵蚕五分 巴

戟天二钱　当归尾一两　炒鬼箭羽五分　土牛膝三分

又民十治一鳖癥，方用竹根汤

竹根汤：

老毛竹根数段煎汤，用菖蒲根三节、食盐少许为引。

至先医治怪胎，有用荡鬼汤，追祟汤，红花霹雳散者，余未尝试也。

索引

胎死第十三

胎儿在母腹，既有胞衣为之护卫，复生脐带以为摄取排泄，似无未落先萎之理由。然因产母热病伤胎，或跌仆闪坠及交媾受震。与夫胎肥气滞，气少血衰，坐蓐数日不下，是皆有胎死之可能。但胎死于产门者易辨，死于腹中者难辨。何则？胎儿欲下，必头先抵产门，以手推之，活则必动，再以手拔儿枕后一二根毛发（囟门不可拔），活必痛而缩入。不动不缩，是胎必死。至月份未足，胎死腹中，可辨产妇之舌色。如面赤舌青，则为胎死之证候。若下紫黑血块如缕者，尤为胎死无疑。倘孕妇爪甲俱青，腹胀肺喘，口出秽气，脉转息迟者，则胎死将腐，产母更危，更宜速救。大约胎死一证，产妇面赤舌青者，子死母活；面青舌赤者，母死子或不死；唇青吐沫，或面舌俱青者，子母皆死。凡寻常胎死腹中者，多用加味平胃散，即平胃散一两加朴硝半两，童便调服，似属太行霸道，不如专用平胃散合芎归苏叶汤下之。如死胎在门，塞住生殖器，可救母丹。生产久不下，产母面现青黑，或唇舌俱青黑者，可双拯汤。

双拯汤：

嫩党参一两　当归二两　川芎一两　牛膝三钱　鬼臼三钱　乳香二钱　没药醋制二钱　母丁香三枚

民八余从军在汕，曾将此方试效。

救母丹：

当归二两　川芎一两　党参一两　益母草一两　荆芥穗三钱　赤石脂末一钱

此方余于民九在粤亦试效，前方母子悠悠得庆更生，后方则死胎立下也。

心痛第十四

近医于心痛胃痛，往往见证不明，甚可叹也。夫胃痛由于食，而心痛由于气，此其大较也。由食而得者，胃脘缩进；由气而得者，心房跳跃，此又其大较也。且胃痛多寒，而心痛多热。《素问·气穴论篇》云："背与心相控而痛，所治天突与十椎及上纪。"天突，食管也；上纪，胃脘也，食管与胃脘原相附而并行。然心脏之根，附于脊椎，故心痛之证，较诸胃痛，尤为急切。凡卒然痛死者，皆心痛而非胃痛也，否则心胃牵连而痛也。余治医十年，独注意心肾，遂发先医所未发，无论何种心痛，皆能奏效若神，名曰存神汤。盖以心脏为主宰，栖神明也。

存神汤：

当归身四钱　朱茯神五钱　茜草根七分　川郁金七分　丝瓜络二钱　炙没药二钱

至于胃痛，宜分为寒为热。凡天雨隐隐作痛者，寒也。痛时双手可按者，亦寒也。天雨不痛，天晴反痛，痛时手不可按，是为热痛。寒可用痛快丸，或驱寇汤。热可用手拈散、失笑散合剂。

痛快丸：

姜附片五分　姜厚朴七分　炒香附一钱　瑶玉桂三分　盐陈皮一钱五分　炒木香七分　煨枳实一钱　姜半夏一钱　醋灵脂一钱　加醋炙没药二钱

服痛快丸后如痛已除，而精神未复，可用四君调理之。

索引

驱寇汤陈氏《医轨》
手拈散《医学心悟》
失笑散同上

劳病第十五

劳病者，心肾变化之证也。西医目为肺劳，得间矣，而犹未至也。中医则创为心劳、肝劳、脾劳、胃劳、肺劳、肾劳之说。博而不精，繁而不约，遂至漠而无当。余研医十年，独注意心肾，因得治劳之旨。提纲挈领，奏刀划然，发药对证，劳病可已。盖痨字从劳，凡痨瘵之病，统由过劳所得，必须从劳方着手，乃为探骊得珠。西医称劳病为结核。结核者，乃死血为痰，结成肺核也。中医则名为痰核，痰核有两种，一为流动之痰核，一为不流动之痰核。流动之痰核，由于湿，其证尚轻；不流动之痰核，由于气，其证渐重。盖气藏于肾，肾失其藏气机能，则肺碍其呼吸作用，肺失其呼吸作用，则炭氧二气不能化合，于是心脏所收之血不能充分，心脏之血不充分，则循环器官皆现贫血之病。夫血犹水也，流则清，停则浊，浊则腐，腐则生微生物，故肺结核之病，惟有敛气归肾、注血巩心以治其本，清血涤痰、杀虫保肺以治其标。若专治肺，无益也。故西医治劳，能治第一期，而不能治第二期，或能治第二期，而不能治第三期。盖至第三期，则心脏变坏矣。心脏变坏之证，虽不仅属劳病有然，然其治法，则与劳病同一结果。因其证候无甚差异也。至劳病何以知第一期、第二期、第三期，无需仿西医之用爱克斯光，只需摸背脊第二椎至第七椎，凡二三椎空者，为第一期；三四椎者，为第二期；五六七椎复空者，为第三期。亦有一空二空三空而成一期二期三期者，但其五六椎骨必弯曲，大约男弯于左女弯于右，亦有忽左忽右者。凡劳病第一期，宜服习劳汤，第二期，可存神命补汤；第三期，必须灼灸方可不死。

习劳汤　治劳病初起：

金狗脊七分　当归身五钱　姜南星一钱　川续断五分　茜草根一钱五分　去心浙贝一钱五分　骨碎补七分　白茯神三钱　桑根白七分　潼蒺藜一钱　姜黄连三分　贯众五分　研末白及五分

习劳汤之作用，在巩脊髓与心脏，药多补肾，性能杀虫，虫杀核消，气行血活，治法之善，莫过于是。倘服习劳汤而未愈者，可据存神命补汤加减，进一步治之。如服存神命补汤还不见愈，则非灼灸不可。盖结核内之微生物，犹重茧之蚕蛾，非用灼灸引药入核，必不能死。人非劳病，试行灼灸，是痛的。一有劳病，引蒜灼灸，毫不觉痛，但少痒耳。一空灸二壮，二空灸三壮，三四空亦如之，并须灸尻尾椎一壮。至灸劳之法，全在手术。余家独得秘传，每灸一回，须二十金，倘欲传授，则五百金足矣。轻劳一回，重劳二回，最重三回，应手而愈。

索引
存神命补汤陈氏《医轨》或医案

五带第十六

五带之病乃血病也，亦为肾病。盖肾系失其炼血作用，于是酝酿卵巢之血，遂不红而淡。带脉属于奇经而统于肾系。所以名为带者，因束缚全身之经络，犹人束带之状。带脉围于脐下，而根在两肾，肾系不牢，带乃宽展，应分泌之水气，渐有流入肾宫者。肾有上口而无下口，湿气入肾，往往能入而不能出，以肾为圆锥体也。肾湿不行，遂横流于带，带脉渐宽，他脉亦难约束矣。五带之起，始白，次黄，次红，次青，次黑。白黄为轻，红青为重，黑尤重矣。五带既全，先除黑，次除青，次除红，次除黄除白。傅青主曾制有完带汤，其方精矣。余进一步，而制还带汤，其方更精。因完带汤以去湿为归，而还带汤则直约肾而巩之也。

还带汤：

炒杜仲一钱五分　补骨脂一钱　炒香附二钱　炒芡实四钱　炒米仁四钱　炒淮药四钱　炒当归四钱　白茯苓四钱　川芎二钱五分　党参二钱五分　炒白芍三钱　银柴胡五分　黑芥穗五分　条芩三分　白果肉五枚

白带即依此方，毋庸加减；黄带见，可加盐炒黄柏三分；青带见，可加盐炒知母二钱；红带见，热也，可加黑栀、牡丹皮各一钱，白芍三倍之；黑带见，更热，须易当归为生地黄，川芎亦不可用，盐炒知母、黄柏如川芎量，易党参为苦参。

明教方

自序

余行年三十，读张涅阳《伤寒论》方而好之，越五年，读刘河间《宣明论方》亦复好之。夫余弱冠习医，于仲景《伤寒》《金匮》，河间《三书》《六书》早已耳熟能详、口沫欲溅矣，何以至十年、十五年后方始好之？深而思之切矣，则余敢自矢曰："学识经验，互相平衡也，今日中国研究汉医者，当以余为最鸷，蛰处沪滨，蹢涔轩冕，锲而不舍，每忘寝食，俯视时医，直脚底下泥耳。职是之故，不特业南医者畏余如蝎，即从余游者，亦视余如龙，以为不可攀仰，驯而自暴自弃。诲彼谆谆，而听我藐藐，吴医之毒，中于人心，殆不可救药矣。且吴本无医，有之自安道始，然安道魏博人也，流寓苏昆，安道学医于吾先师，所得者具体而微，尚不及戴元礼也，而吴医直奉为俎豆，宜其薄也。在安道之前，如东晋葛雅川，刘宋陶贞白，其学亦自成家，然惑于黄白之术，非经师也。先师垂训曰："不明经术，虽与言医，假非其人，莫轻传授。"明清二代，苏浙医家，试问明经术者谁乎？虞天民、王肯堂、柯韵伯、尤在泾之流，固庸中佼佼者，然对《内》《难》，迨渺无发明也；徐灵胎、薛一瓢，人格较高，叶香岩、王孟英，神色卑下已，特其非经师则一也。五百年来，南医岂无一个差强人意者，盖皆为吴又可、顾景文、吴鞠通、王孟英辈。时医所淆乱不敢谈经，而湿温、温热之邪说，遂毒痛天下矣。彼时医之徒知崇叶王而不知循尤、薛，何况涅阳、河间哉？先师之学，出于河间，河间之学，衍于仲景，上追《灵》《素》，《宣明论方》之作，乃当仁不让之意，即吾先师《脉因证治》一书，比物比志也。从余游者，近不过三十人，纵此三十人莫能传吾道，又安见异日追随杖履者，无先师之于太无，或元礼、安道其人，含章有贞，发挥光大耶。因标于本案曰《明教方》，而翼教、弼教、朴教将陆续出焉，论病必宗《内经》，治方必明《本草》，脉决必参《太素》。村中无虎，狗为王，殆余今日之谓矣。

"中华民国"十五年九月黄溪陈无咎并于上海丹溪学院

1　陈绥之兄痿厥证　主伤肾

《素问·四气调神大论篇》曰:"冬三月,此谓闭藏,逆之则伤肾,春为痿厥,奉生者少。"又曰:"逆冬气则少阴不藏,肾气独沉。"《痿论篇》曰:"肾气热则腰脊不举,骨枯而髓减,发为骨痿。"

今六脉沉迟,两肾尤甚,厥气上逆,骨痿不能起榻,正合此证,处方如下。

干地黄六钱(细辛三分,打)　酒白芍五钱　骨碎补一钱　羌独活各七分　炒当归四钱　姜半夏　姜炒橘皮各钱半　吴茱萸　地骨皮各三分

2　金止纲先生寒变证　主伤肝

《素问·四气调神大论篇》曰:"春三月,此谓发陈,逆之则伤肝,夏为寒变,奉长者少。"又曰:"逆春气则少阳不生,肝气内变。"《金匮真言论篇》曰:"长夏善病洞泄寒中。"

今六脉濡大,肝独双弦,筋节懈弛不任,脏寒迴风,食不消化,应扶肝肾、调脾胃,盖时当夏令,正合此证。

炒白芍一两　姜炒橘皮四钱　姜厚朴　南木香　姜半夏　制菟丝子　正藿香各一钱　炒扁豆五钱　佩兰　樗白皮　煨诃子　炒肉蔻　炙甘草各钱半　肉桂三分　煨姜一块

3 陈伟基君焦满证 主肺泻

《素问·四气调神大论篇》曰："秋三月，此谓容平，收敛神气，使秋气平，无外其志，使肺气清，逆之则伤肺，冬为飧泄，奉藏者少。"又曰："逆秋气则太阴不收，肺气焦满。"

今六脉弦细，散在关外，舌苔薄白，面色不华，筋络懈弛，右脚酸软，步履忽疼，痰饮甚多，是为肺气不收，正合此证，特今非冬令，得免飧泄耳（详见《医轨》）。宜四象汤加味。

蒸百合钱半　青桔梗八分　干山药五钱　补骨脂一钱　当归身五钱　茜草根一钱　生白芍八分　炒柴胡五分　五加皮钱半　升麻三分　羌独活各五分蒸续断　炒佛手　破浙贝各钱半

4 李上尉痎疟证 主伤心

《素问·四气调神大论篇》曰："夏三月，此谓蕃秀，逆之则伤心，秋为痎疟，奉生者少。"又曰："逆夏气则太阳不长，心气内洞。"

今六脉沉寒而心脏虚乇，曩岁夏间得病，秋间变为寒热，忽忽三载，肌削面惨，肢有微汗，正合此证。

按：《生气通天论篇》曰"因于露风，乃生寒热"，故《脉要精微论篇》云"久风为寒热"。

炒橘皮四钱　姜半夏　正藿香　南木香　制香附　炒肉蔻各一钱　炒白芍炒当归　炒扁豆各五钱　北五味子一分　枸杞子三分　蒸续断　熟枣仁　远志肉　何首乌各七八分　姜厚朴

5 李金玺先生痤痱证 主风热

《素问·生气通天论篇》曰："苍天之气清净，顺之则阳气固，阳气者，欲如运枢。"（参考《内经辨惑》）"失之则内闭九窍，外壅肌肉，汗出见湿，乃生痤痱。"

王注：阳气发泄，寒水制之，热怫内蕴，郁于皮里，甚为痤痱，微作痱疮。痱，风瘾也。

今六脉肝脾浮弦，心肺弱小，头面手掌均发风瘾，病源由于沐浴受风，或处潮湿地方，更受风雨湿气。可去痱汤。

丝瓜络 甘露藤各二钱 茯苓皮 当归头各四五钱 去梢防风 白芷 荆芥穗 羌活 威灵仙各七八分 姜南星 大甘草各一钱半 青桔梗五分

6 郑炳生君大偻证 主寒

《素问·生气通天论篇》曰："阳气者，精则养神，柔则养筋，开合不得，寒气从之，乃生大偻。"

王注：开谓皮腠发泄，合谓玄府闭封。开合失宜，为寒所袭，内深筋络，结固虚寒，则筋络拘软，形容偻俯矣。《灵枢》曰"寒则筋急"，此其类也。

今六脉沉寒至骨，舌苔淡白，胃气不扬，心脏萎弱，病源由于风寒袭于肝肾，不能外行，因而入骨，遂至脊椎弯曲，督筋拘偻，应辛以补肝，温以煨肾。

炒当归 酒白芍 干地黄（细辛五分，打） 炒橘络各五六钱 威灵仙骨碎补 巴戟天 姜南星各钱半 枸杞皮 真肉桂各三五分

7 张氏子阳并证 主狂疾

《素问·生气通天论篇》曰："阴不胜其阳，则脉流薄疾，并乃狂。"

王注：薄疾，谓极虚而急数也。并，谓盛实也。狂，谓狂走或妄攀登也。阳并于四肢则狂，四肢者，诸阳之本，阳盛则四肢实，能登高而歌，热盛于身，故弃衣欲走也。

今六脉洪大急数，寸关尤甚，登高而歌，弃衣欲走，力大无穷，数人不能缚，此为血虚气并，阳盛阴衰，胃焦大实，热在肌里，应白虎加粉斛汤。

生石膏 铁石斛 天花粉 丝瓜络 杭甘菊 生地黄 生白芍 龙胆草 川黄连 生黄柏 肥知母 青黛茯神 小甘草

8 袁太太阴秘证 主气

《素问·生气通天论篇》曰："阳不胜其阴则五脏气争，九窍不通。"

王注：九窍者，内属于脏，外设为官，故五脏气争则九窍不通。九窍，谓前阴后阴，不通，兼论上窍。

今六脉左弦革而右弦软，左肾沉寒，妇人以左肾为命门，合大肠与膀胱，大肠失其蠕动，膀胱气化不行，其见证为额冷颧白，小腹前后胀，两便时秘，应启肺通肠，开肾导膀胱，非苦降之药所能治也（前医朱君专用苦降）。

制菟丝饼 生薏仁 大麻仁 川郁金 九节菖蒲 金石斛 白茯苓 炙没药 青桔梗 丝瓜络 黑芥穗 佩兰 升麻

加肉桂、葱白为引。

9　郑秋鹏兄肠澼证　主伤肠胃

《素问·生气通天论篇》曰:"圣人陈阴阳,筋脉和同,骨髓坚固,气血皆从,因而饱食,筋脉横解,肠游为痔。"

痔漏一证,古名肠澼,有由于醉饱行房者,有由于湿热蕴在肠胃者,而由于湿热蕴蓄者多,是比方檐溜积水,虽晴不干。今脉象寸涩迟濡,与证相同,宜凉血渗湿,厚肠清胃为治。

当归尾　生白芍　干地黄　金石斛　生米仁各五六钱　苦参　樗白皮　金樱子　血余炭　熟蒲黄　大甘草各一二钱　黄连五分

10　梨彦之兄逆气证　主伤饮

《素问·生气通天论篇》曰:"因而大饮则气逆。"

王注:饮多则肺布叶举,故气逆而上奔也。

余谓饮多则胃腑扩张,心囊动绰,因而气逆也。

今六脉肺胃虚芤,心肝细弦,饮酒过量,因而胃府扩大,心包气泻,大气不举,背骨酸楚,肝浮胆横,治在天突与七椎及上纪。

粉葛根二钱　生扁豆五钱　天花粉　丝瓜络　生白芍各四钱　煨益智　白蔻仁　藿香梗　忍冬花各一钱　胆远志　川黄连　蒸狗脊　小甘草各五七分

11　范氏子大丁证　主脏热

《素问·生气通天论篇》曰:"膏粱之变,足生大丁,受如持虚。"(参考《内经辨惑》)

今六脉脾独洪弦,余皆沉着,舌苔黄糙,丁生唇上,是脾络明汁不足，加之奉养太过，脾不能受，热蕴成毒，宜泽膵汤加味。

杭甘菊　生薏仁　金石斛　生扁豆　甘露藤　天花粉各四钱　忍冬花　生白芍　蒲公英　夏枯草各二钱　川黄连　小甘草各七分

12　彭氏妇颈瘘证　主血瘀

《素问·生气通天论篇》曰："陷脉为瘘，留连肉腠。"

颈瘘一证，由于心肝拂郁，血逆上行，且颈项两旁，筋脉交错，经血稽留不去，久必凝瘀，陷脉管，入腠理，溃为瘰疬，高如破榴，痛彻心扉，若不急治，势益蔓延。

今脉象左寸关弦革，与证相合，可消瘘饮（参考《医轨》）。

当归头　生白芍　天花粉　茯苓皮各四五钱　破浙贝　蒲公英　夏枯草　忍冬藤　石甘露各二三钱　桔梗　炙没药　炙乳香　海藻　昆布　甘草各一二钱　炒柴胡三分

13　黄氏女俞薄证　主惊骇

《素问·生气通天论篇》曰："命气化薄，传为善畏，及为惊骇。"

今六脉心肝动绰，余皆沉迟，舌苔明绛，口哑不能言，无故卒惊，病由于风中肺俞，误饮凉剂，致寒气深入，薄于心脏。应引血归心，疏邪转舌。

当归身　朱茯神　姜橘络　姜南星　辛夷　干地黄（细辛，打）青桔梗　天麻

14 楼参议皶痤证 主汗闭

《素问·生气通天论篇》曰："劳汗当风，寒薄为皶，郁乃痤。"

秋凉过劳，汗出如渍，凄风外薄，玄府闭塞，血液稽留，因生粉刺。应开汗孔，清肺叶。

带皮苓 酒白芍各四钱 防风 浙贝 花粉 当归头各钱半 桑白皮 荆芥 羌活各五分 红枣三枚 姜一片

15 温君偏枯证 主湿

《素问·生气通天论篇》曰："汗出偏沮，使人偏枯。"（参考《内经辨惑》）

今六脉濡涩，肝肾弦虚，舌苔厚腻，四肢僵痛，病源由于湿入脾络，风闭汗孔，应清络去湿，行血祛风。

当归身 当归头 丝瓜络 炒扁豆 汉防己 杭甘菊各四钱 酒白芍八钱 威灵仙 羌独活各一钱 干地黄五钱（细辛三分，打） 佩兰 南木香各钱半

16 高冠昌丈煎厥证 主气虚

《素问·生气通天论篇》曰："阳气者，烦劳则张，精绝，辟积于夏，使人煎厥。"

王注：烦扰阳和，劳疲筋骨，动伤神气，耗竭天精，既伤肾气，又损膀胱，故当于夏时使人煎厥。

劳心过度，应酬太烦，精气暗伤，心肾不任，骤然厥晕，人事不知，脉象虚弦，两迟虚芤，《经》云煎厥正合此证，应扶元气，摄

脾胃。

正藿香　南木香　姜陈皮　姜南星　米炒苍术　制菟丝饼　六神曲　杭甘菊炒白芍　香薷

17　王氏嫂薄厥证　主血逆

《素问·生气通天论篇》曰："阳气者，大怒则形气绝，而血菀于上，使人薄厥。"

生产过多，血液枯竭，复因天寒气冷，交骨不开，血菀于胸，因成薄厥，应佛手散加姜汤。

当归二两　川芎八钱　酥龟板二钱　煨姜一块

18　黄少严先生暍证　主心热

《素问·生气通天论篇》曰："因于暑，体若燔炭，汗出而散，暍，汗烦则喘，静则多言。"（此段经文颠倒错简，余先后为之重定，参考《内经辨惑》。）

今六脉心脏脉搏弦数，余则濡迟，肾更沉涩，舌苔淡绛，胃气、肺气皆不扬，病源由于心脏热度亢进，肺脏受迫，因而肺叶干燥，所以痰中带血，应生津、润肺、清血、宁心。在西方称此证为热射病，因《伤寒论》所谓太阳中暍者即此证也（参考《黄溪校议》）。

白茯神　杭甘菊　天花粉　干地黄各四五钱　生白芍　铁石斛各三钱　生侧柏　破麦冬　莲花须各一钱

19 刘君筋痿证 主湿热

《素问·生气通天论篇》曰："因于湿，首如裹，湿热不攘，大筋软短，小筋驰长，软短为拘，驰长为痿。"

王注：大筋受热，则缩而短；小筋得湿，则引而长。缩短故拘挛而不伸，引长故痿弱而无力。攘，除也。短，缩也。驰，引也。

今六脉濡牢，而肝肾虚芤，舌苔厚腻。胃气不扬，舌涨而大，心包失巩，湿气上攻，则头痛如劈，血气中竭则筋脉痿弛，姑以行血去湿，活络清心为治。

生白芍二两　当归头　生薏仁　白茯苓　汉防己　丝瓜络　干地黄各四五钱　羌活　威灵仙　煅云母　茜根炭各一钱半　粉草薢　泽兰　五加皮　甘草梢各一钱　活络丹一粒

20 金绶臣浮肿证 主气

《素问·生气通天论篇》曰："因于气为肿，起居如惊，神气乃浮。"（参考《内经辨惑》）

今六脉虚弦而濡，舌苔厚腻，脾胃空虚，湿入络隧，久之成为湿肿，肺气不行，若用宣化则湿反入脉中，致湿血并行，睡眠惊恐。应启肺通肠清脾去湿，用存元气。（前医沈君专用宣化）

丝瓜络　金石斛　黄木通　辰茯神　带皮苓　生薏仁各四钱　天花粉八钱　桑白皮　粉草薢　泽佩兰各钱半　鸡内金粉七分

21 黄龙章维代证 主寒

《素问·生气通天论篇》曰："因于寒，四维相代，阳气乃竭。"

四维者，阳维、阴维、阳硚、阴硚也。《脉决》曰"代则气衰"，又曰"脉代则死"，是盖气血暴损，真阳将绝，故其变为寒战也。王注误，此章句亦应重订。

脉象促代，两肾沉着，舌缩苔干，色兼灰白，音沉不能言，足枯不能直。脏为寒痼，腑复气衰，形神俱战，拟肉骨和阳汤。

炒当归　酒白芍　干地黄各四钱（细辛，打）姜附片　补骨脂　巴戟天　熟枣仁　盐杜仲　人参须各钱半　真肉桂　鹿茸各五分　煨姜三片　红糖五钱

22　郑缝工痈肿证　主血郁

《素问·生气通天论篇》曰："营气不从，逆于肉理，乃生痈肿。"

王注：营逆则血郁，血郁则热聚为脓，故为痈肿也。《正理论》曰：热之所过，则为痈肿。

今风府生痈，红肿炘痛，正是血郁上逆，俗名对口，此处与人迎相对，溃烂则脉断腧裂而死，宜一物石藤饮。

石蛰龙藤四两，煎浓汁频频饮之，一剂轻，三剂已。（此物为本草所无，系著者近岁发明，能治一切痈肿，不问阴阳，其清血解毒之功，生肌复原之效，真上上品也。）

23　雷君风疟证　主汗闭

《素问·生气通天论篇》曰："魄汗未尽，形弱而气烁，穴俞以闭，发为风疟。"

今六脉左关单弦似水，右寸浮紧而牢，病源由于暑汗未止，形

弱气虚，风寒相薄，闭住客邪，邪正交争，因成寒热，此《经》所谓风疟也。

姜炒橘皮　姜半夏　炒白芍　南木香　羌活　正藿香　炒柴胡　软防风　何首乌　生甘草

加姜、枣。

24　黄翁镇胀证　主寒湿

《素问·阴阳应象大论篇》曰："阳化气，阴成形，寒气生浊，浊气在上，则生䐜胀。"

王注：寒气在上则气不散。

《阴阳别论篇》曰："阴阳结斜，多阴少阳，曰石水，少腹肿。"又曰："三阴结谓之水。"

今六脉左部双弦而革，右部单弦亦革，舌剥无苔，舌为心苗，病由湿气上行，因治不得法，变为单腹鼓，应先护心及调和胃气再议其他。

汉防己　丝瓜络　天花粉　炒米仁各四五钱　乳香　没药　槐蕊　萆薢　佩兰　槟榔各钱半　木通二钱　姜黄连五分　肉桂三分

25　凌伯麟兄飧泄证　主肠薄

《素问·阴阳应象大论篇》曰："寒极生热，热极生寒，热气主清，清气在下，则生泄。"《脉要精微论篇》曰："久风为飧泄。"

今六脉迟缓，舌苔薄白微黄，脏寒腑热，肾阳失任，肠壁虚薄，脾胃相违，因而飧泄，所谓完谷不化者即此证也，应煨肾厚肠。

制菟丝子　煨益智　煨诃子　炒白芍　姜厚朴　南木香　炒扁豆　炒黄连生姜

26　徐咨议中满证　主脏实

《素问·阴阳应象大论篇》曰："中满者泻之于内。"

王注：阴实则宣泻，盖中满为寒胀，脾虚寒，饮食不消，亦有寒兼客热，而两便不利者。

炒豆蔻　正藿香　南木香　煨枳实　炒佛手　白茯苓　姜黄连　姜厚朴　泽泻　肉果

27　余郭氏不月证　主心脾

《素问·阴阳别论篇》曰："二阳之病发心脾，有不得隐曲，女子不月。"

王注：二阳谓阳明，大肠，胃脉也。隐曲谓隐蔽委屈之事也。肠胃发病，心脾受之，心受之则血不流，脾受之则味不化，血不流，故女子不月，脾不化则男子少精。

今六脉心肾沉迟，脾胃虚芤，心沉则血枯，肾迟则骨疼，脾虚则任伤，胃芤则冲弛，应补心肾而扶脾胃。

当归身　熟枣仁　茜草根　制菟丝子　炒杜仲　焦于术　炒香附　炒白芍　酥龟板　干地黄　沙苑蒺藜　泽兰

28　欧君颓证　主寒薄

《素问·阴阳别论篇》曰："三阳为病发寒热，其传为索泽，其传为颓疝。"

今六脉左尺沉响而寸关弦濡，右上下单弦而关作左右弹，服渗湿剂脉象变迟，睾丸加坚，肾囊皮肿，是为寒湿相搏，应散薄汤（参考《医轨》）。

炒白芍　土茯苓　炒薏仁　盐炒丝瓜络各四钱　炒橘络　姜南星　姜竹茹各钱半　炒橘核　炒青皮　炒川楝子各七分　小茴香五分　炒荔枝核七枚，打破

29　李吴氏隔证　主焦胆

《素问·阴阳别论篇》曰："一阳发病，少气善咳善泄，其传为心掣，其传为隔。"

王注：一阳谓三焦胆脉也，胆气乘胃故善泄，三焦内病故少气，阳上熏胃故善咳，心火内应也。

今六脉左寸弦数，右寸虚芤，关迟代结，心虚火动，胆汁日枯，胃气日薄，肝气以津，脾脏失运，肺气不扬，遂成为隔。饮食不消，哕气自逆，应平肝胆而扶脾胃，可还胆通隔汤加减（参考《医轨》）。

炒白芍　广陈皮　姜半夏　煨枳实　姜厚朴　炒当归　龙胆草　姜黄连　姜竹茹　南木香　黄木通

30　王翁喘鸣证　主自汗

《素问·阴阳别论篇》曰："阴争于内，阳扰于外，魄汗未藏，四逆而起，起则黑肺，使人喘鸣。"

王注：阴鼓不已，阳气胜之，两气相持，内争外扰，流汗不止，

手足反寒，热攻于肺，使人喘鸣，其说少晦。

今六脉濡、数、弦、虚无定，舌苔干绛，舌为心苗，肺津焦枯，心液外泻，津枯血燥则阴气不藏，液泻汗流则阳气日薄，骨肉瘦削，形神两疲，可秘旨敛喘汤。

北无味　熟枣仁　胆汁远志筒　青桔梗　白茯神　补骨脂　蒸百合　杭甘菊　枸杞子

31　赵君阳刚证　主血淖

《素问·阴阳别论篇》曰："刚与刚，阳气破散，阴气消亡，淖则刚柔不和，经气乃绝。"

王注：淖，血淖也。

今六脉洪大而散，舌胀而粗，血轮狂热，上攻头面，粒粒起栗，是为血淖。病由君火相火互相牵引，重阳必燔，重刚必灼，阳苦有余，阴常不足，此之谓也，应和血凉血为治。

生白芍　怀牛膝　生地黄　天花粉　熟蒲黄　丹参　朱茯神　苦参　小甘草

32　刘岐山兄鼻衄证　主肺热

《素问·金匮真言论篇》曰："春善病鼽衄。"又曰："冬不按跷，春不鼽衄。"

王注：阳气上升，重热重肺，肺通于鼻，鼽谓鼻中水出，衄谓鼻中血出。

向来血热，一阳萌动，因而鼻衄，应凉血泻肺为治。

生侧柏　桑白皮

33　刘主管痹厥证　主寒

《素问·金匮真言论篇》曰："冬善病痹厥。"

王注：血象于水，寒则水凝，以气薄流故为痹厥。

今六脉沉着，心肝不扬，年高血衰，气机不旺，时届隆冬，营卫寒薄，厥痹难合，有如中风，应和血理气，暖脏祛寒。

炒当归　酒白芍　川芎　姜炒橘皮　姜半夏　威灵仙　羌独活　姜附片　肉桂　防风　干地黄（细辛，打）　高良姜　巴戟天

34　陈木工肿痛证　主风热

《素问·阴阳应象大论篇》曰："寒伤形，热伤气，气伤痛，形伤肿，故先痛而后肿者，气伤形也；先肿而后痛者，形伤气也。风胜则动，热胜则肿。"

王注：气伤则热结于肉分故痛，形伤则寒薄于皮腠故肿，热胜则阳气内郁，故洪肿暴作，甚则荣气逆于肉理，聚为痈脓。《左传》医和曰"风淫末疾"，即此义也。

今左手臂肿大如馒首，先痛而后肿，是为气伤形，乃用力太过，热结肉理，俗名塔掌风即此证也。应和血去风，柔筋退肿。

生白芍一两　炙没药　炙乳香各二钱　羌活一钱　石蜇龙藤一两

35　陈科长喉痹证　主心焦

《素问·阴阳别论篇》曰："一阴一阳结，谓之喉痹。"

王注：一阴谓心主之脉，一阳谓三焦之脉也，三焦心主脉并络喉，气热内结，故为喉痹。

今六脉心焦弦数，余亦虚弦，舌苔黄腻不化，喉中见痹，饮食阻痛，应清关饮。

炒僵蚕去嘴　青黛　黄芩　马勃　防风各三五分　天花粉　丝瓜络　白茯神各四五钱　桔梗　元参　忍冬藤　破麦冬各钱半

外用：

猪牙皂　硼砂　胆矾　郁金各五分　冰片三分

研末用葱管吹蚀处。

36　吴氏子结消证　主胃大肠

《素问·阴阳别论篇》曰："二阳结谓之消。"

王注：二阳结谓胃与大肠热也，肠胃热结则喜消水谷。

今六脉左尺右关皆洪实无伦，舌苔黄干，津液枯竭，右尺之里为大肠部位，右关之里为胃府部位，肌肉瘦削，大便不畅，而消谷善饥，俗名消食劳即此证也。但劳有虫，而本病无虫，应和胃润肠，可斛粉三仁汤。

金石斛　天花粉　生白芍　杭甘菊　柏子仁　大麻仁各五六钱　郁李仁　炒枳实　槟榔各半钱

37　司徒小儿厥证　主脾肾

《素问·五脏生成论篇》曰："黄脉之至也大而虚，有积气在腹，中有厥气，名曰厥疝。"

王注：脉大为气，脉虚为虚，既气又虚，故脾气积于腹中也。若肾气逆上，则是厥疝。肾气不上，则但虚而脾气积也。

今六脉虚大而左尺右关为尤甚，舌苔薄黄，脾气不扬，厥气上逆，脾气不引，肾气下坠，卵囊胀大而硬，俗名本肾，憎寒壮热，皮肉颓黄，正合此证，宜巴络汤。

葫芦巴　南木香　炒佛王　藿香梗各一钱　盐炒丝瓜络　姜炒橘皮各二钱　姜南星　炒橘核　炒青皮　炒川楝子各七八分　炒扁豆炒意仁各三钱

吴茱萸、葱白、荔核、生姜为引。

38　张氏子心痹证　主心虚

《素问·五脏生成论篇》曰："赤脉之至也，喘而坚，诊曰有积气在中，时寒于食名曰心痹，得之外疾，思虑而心虚，故邪从之。"

王注：喘谓脉至如卒喘状也。

余按：即雀啄或动踔之象。

《痹论篇》曰："心痹者，脉不通，烦则心下鼓暴，上气而喘，嗌干，善噫，厥气上则恐，夜卧则惊。"

今六脉沉迟，独左寸动踔，又如雀啄状，舌苔干燥，缩不欲伸，睡不欲醒，默不欲言，饥不欲食，病源由于思虑过度，卒受意外惊恐，是为心脏麻痹证，若以为伤寒，失之远矣（西方医博视为伤寒）。可醒心汤。

当归身五钱　炒白芍六钱　藿香叶　明羌活　九节菖蒲　茜草根　生枣仁　空远志各七八分　朱茯神　炒柏子仁　干地黄各四钱（细辛，打）北五味　肉桂各乙分　补骨脂　枸杞子各三分　羊脂炒淫羊藿各一钱

39 倪氏妇肺痹证 主肺虚

《素问·五脏生成论篇》曰："白脉之至也，喘而浮，上虚下实，惊有积气在胸中，喘而虚，名曰肺痹，寒热得之醉而使内也。"

王注：喘为不足，浮者肺虚，肺不足是为心虚，上虚则下当满实矣，不足故善惊而气积胸中矣，是心气上乘，肺受热而气不得营，故名肺痹，而外为寒热，又曰酒味苦燥，醉甚入房，故心气上胜于肺。

《痹论篇》曰："肺痹者，烦满喘而呕。"又曰："湿气喘息，痹聚在肺。"

今六脉细弦而右寸独紧，且代关部，舌苔淡白，肺气上壅，气嘴而促，下实上虚，毛孔涩涩，有如寒热，心火攻肺，肺痹已成。若不急治，将沦痨瘵，应宁肺汤。

北五味一分　枸杞子三分　干地黄（细辛，打）　当归身　生白芍各四钱　炒佛手　炒橘络　姜南星各钱半　破浙贝　破麦冬　蒸紫苑补骨脂各一钱　茜草根　蒸百合各七分

40 欧汝霖先生肝痹证 主寒湿

《素问·五脏生成论篇》曰："青脉之至也，长而左右弹，有积气在心下支胠，名曰肝痹，得之寒湿，与疝同法，腰痛、足清、头痛。"

王注：脉长而弹，是为寒紧，又曰脉紧为寒，脉长为湿，疝之为病，亦寒湿所生，故言疝与同法也。寒湿在下，故腰痛，肝脉起于足，上行至头，与背脉会于巅，故病则足清而头痛清冷也。

《痹论篇》曰："淫气乏竭，痹聚在肝。"今六脉肝部单弦似水，

脾焦沉缓，舌苔绛白相间成条，黄痰有时如絮，乃肝回管之明汁不能输入胆囊，因而外吐，应扶脾络，清肝扇。

姜炒橘络　炒扁豆　炒佛手各四钱　炒白芍五钱　丝瓜络　姜半夏　破浙贝　姜竹茹各钱半　远志肉七分　姜汁黄连三分

【按】欧先生服此方后，病少间，嗣赴东洋，由日医某博士诊治，云本证名为肺门浸润，乃痰困于肝之左右，浸润肺总脉管，虽少有出入，而其理则同也。

41　李夫人肾痹证　主肾湿

《素问·五脏生成论篇》曰："黑脉之至也，上坚而大，有积气在小腹与阴，名曰肾痹，得之沐浴清水而卧。"

王注：上，谓寸口也，肾主下焦，故气积聚与小腹与阴也。又曰：湿气伤下，自归于肾，况沐浴而卧乎？

《痹论篇》曰："肾痹者，善胀，尻以代踵，脊以代头。"

今六脉左尺急沉，右寸洪大，湿入肾系，冲任失常，小腹下痞，接之有块，左右能移，惟不甚痛，天晴稍佳，阴雨形见，是谓肾痹，得之沐浴而卧，非癥瘕也，拟巩肾汤。

盐炒丝瓜络　姜炒橘络　炒薏仁　茯苓皮　制菟丝饼　炒槟榔　黑芥穗　炒当归须　炙没药　炙乳香　五灵脂　炒杜仲　泽兰　肉桂

42　盛夫人格阳证　主腑热

《素问·六节脏象论篇》曰："故人迎一盛，病在少阳，二盛病在太阳，三盛病在阳明，四盛以上为格阳。

人迎，左寸也。王注：一盛者，谓人迎之脉，大于寸口一倍也。少阳，胆脉也。太阳，膀胱脉也。阳明，胃脉也。四倍以上，阳盛已极，故格拒而食不得入也。《正理论》曰：格则吐逆。

今六脉左寸洪大而弦，右寸洪芤而濡，舌苔中剥，肺管有湿，心包有水，胃气上逆，两便不调，肝火横行，胆汁枯燥，是腑热而脏寒也，应泻肺宁心，清肝还胆。

生白芍　朱茯神　丝瓜络　白茯苓　大麻仁各四钱　姜黄连龙胆草　桑白皮各五七分　炒佛手　炒橘络　泽兰　炒当归各二三钱

43　王印工关阴证　主溺闭

《素问·六节脏象论篇》曰："寸口一盛，病在厥阴，二盛病在少阴，三盛病在太阴，四盛以上为关阴。"

王注：厥阴，肝脉也。少阴，肾脉也。太阴，脾脉也。四倍以上，阴盛以极，故关闭而溲不得通也。《正理论》曰：闭则不得溺。

今六脉左关尺洪大，右关尺洪芤，两寸紧弦，舌苔干绛，腹中绞痛，大便数天不至，小溲点滴俱无，是为关阴，亦为关闭，应以通为和，宜五苓正气复方。

白茯苓　白茯神　猪苓　泽泻　木通　杭甘菊　天花粉　莲须　藿香　香薷大麻仁　炙没药　泽兰

44　关丈关格证　主痰

《素问·六节脏象论篇》曰："人迎与寸口俱盛四倍以上为关格，关格之脉赢，不能极于天地之精气，则死矣。"《灵枢》曰："阴阳俱盛，不得相营，故曰关格。"

王注：俱盛，谓俱大于平常之脉四倍也。物不可以久盛，极则衰败，故不能极于天地之精气而死矣。

今六脉俱盛倍于常脉数倍，痰塞气逆，升之不得，降之不能。欲食不能食，欲饮不多饮，大便间有，小便短赤，上焦遏逆，下焦填闭，气机横膈，名曰关格，为最危急之候，况年事既高尤为棘手，姑以二陈汤探吐法，希冀万一。

炒陈皮　炒枳实　炒佛手　姜半夏　陈胆星　姜竹茹　破浙贝　瓜蒌根　甘草节　水沉香

45　郑君肠辟证　主气虚

《素问·阴阳别论篇》曰："阴阳虚，肠辟死。"

王注：辟，阴也，胃气不留，肠开勿禁，阴中不癘，是真气竭绝，故死。

按：全元起本，辟作澼，然此之肠辟，与《生气通天论篇》所举肠澼为痔，病证不同，彼为澼洗，此为辟易也，不可不辨。

《脉要精微论篇》曰："仓廪不藏者，是门户不要也，得守者生，失守者死。"

霍乱愈后，肠胃未固，饮食不节，旧菌复活因而腹痛下利，一夜数十次，色红带热，应厚肠巩胃为守。

炒白芍二两　南木香　炒佛手各四钱　姜厚朴　樗白皮各二钱　姜黄连　金樱子　炒槟榔各一钱

46　张氏妇崩证　主血虚

《素问·阴阳别论篇》曰："阴虚阳搏谓之崩。"

王注：阴脉不足，阳脉盛搏，则血流下而内崩。

坐蓐方竟，母子平安，误服下药，骤然血崩，所谓阴疑于阳必战也。切得六脉，大都洪芤，独肝细弦。妇人以肝为主，此肝虚也，不宜补气，而宜扶肝，可大归汤。

炒白芍二两　南木香炒佛手各四钱姜厚朴　樗白皮各二钱　姜黄连　金樱子　炒槟榔各一钱

47　冯芳锜先生结阴证　主便血

《素问·阴阳别论篇》曰："结阴者，便血一升，再结二升，三结三升。"

王注：阴主血故，二盛谓之再结，三盛谓之三结。

按：此与关阴病同而证异，治异而理同，所谓正负也，古之一升，合今一两七钱四分之则，便血一升，大约泻血半碗也。

今六脉双弦而濡，左尺洪大，濡为湿，双弦为湿与血并行，洪大为湿血挟风，左尺为大肠部位，故见证为下血，宜金莲十三饮。

金钗石斛　石莲肉　炒当归　天花粉　生白芍　土茯苓　炒米仁各五六钱　苦参二钱　煅龙骨　樗白皮　血余炭　金樱子各钱半　熟蒲黄五七分

48　濮氏妇汗证　主气虚

《素问·阴阳别论篇》曰："阳加于阴谓之汗。"

王注：阳在下，阴在上，阳气在上，阴能固之，则蒸而为汗。

按：此说稍晦。大汗之证，有由气虚误表者，如下麻黄是也；亦有沉疴久病潮热骨蒸，工误以为实热，与以凉剂，因而虚虚大汗者。《阴阳应象大论篇》曰："阳之汗，以天地之雨名之。是为阳气在外，宜曰阳为阴格，不能归元，蒸为汗雨也。"

今六脉左微细而右虚芤，舌苔淡白，厥气上逆，汗出如雨，恐防虚脱，应与参附汤回阳敛汗。

高丽参一两　姜附片五钱　五味子　肉桂各一钱　炮姜一块

49　唐小川总裁女公子戴眼证　主真阳虚

《素问·诊要经终论篇》曰："五月六月天气盛地气高，人气在头。"又曰："夏刺春分，病不愈，令人懈惰，夏刺秋分，肺俞在手，病不愈，令人心中欲无言，惕惕如人将捕之。"又曰："太阳之脉，其终也，戴眼，反折瘛疭，其色白，绝汗乃出，出则死矣。"

王注：戴眼，谓睛不转而仰视也。

按：足太阳之脉，起于目内眦，上额交巅，从额络脑，别出下项，循肩膊夹脊抵腰至足。手太阳之脉起于手小指之端，循臂上肩入缺盆（肩下横骨陷中），上颊至目内眦，与足太阳合。戴眼，反折瘛疭，所以相因而至也。反折，腰背张弓也。瘛疭，手足挛掣也。

今六脉右沉左弦，阳虚自汗，变为慢惊（脑膜炎），戴眼无神，病源由于疹后虚损，误食凉物，不能消化，因而发热，更服凉药太过，肾阳外溢（肾炎），致成发颐、噤口、牙关紧闭、反折瘛疭，故拟收汗还阳，用冀万一。

北五味三分　姜附片　细辛各五分　空远志七分　盐僵蚕一钱　姜南星补骨脂各钱半　高丽参　干地黄各四钱（肉桂三分，打末）

50　罗道长胀闭证　主心肾

《素问·诊要经终论篇》曰:"少阴终者,面黑,齿长而垢,腹胀闭,上下不通而终矣。"

王注:手少阴气绝,则血不流;足少阴气绝,则骨不软。硬则龈上宣,故齿长而积垢污;血坏则皮色死,故面漆黑而不赤也。

按:足少阴肾脉,从肾上贯肝膈入肺,手少阴心脉,起心中,下膈络小腹,故其终则腹胀闭,而上下不通也。

今六脉尺寸沉迟,两关促代,目陷羞明,腰际急沉,小腹胀闭,上下不通,病为精血两枯,久服寒堕,殊非所宜。

当归身　白茯神　生白芍各四五钱　制菟丝　蒸狗脊　茜草根　甘菊花各一二钱　青龙齿　石决明　瑶玉桂各一钱　九节菖蒲七分

51　米统领呕逆证　主脾肺

《素问·诊要经终论篇》曰:"太阴终者,腹胀闭不得息,善噫善呕,呕则逆,逆则面赤,不逆则上下不通,不通则面黑,皮毛焦而终矣。"《举痛论篇》曰:"寒气客于肠胃,厥逆上出,故痛而呕也。"《脉解篇》曰:"所谓食则呕者,物盛满而上溢,故呕也。"

今六脉脾胃濡实,心肺弦濡,两尺濡缓,舌苔薄白,肺气不扬、病源由于胃府扩张,胃管缩小,致胃之下口与小肠上口窒而不通、呃逆出于关元(副证在十二指肠),应鼓肠以正胃,通胃以健两焦,使肺气得压迫大肠而化糟粕,宜通胃汤加减(参考《医轨》)。

炒白芍一两半　金石斛一两　白茯苓　炒扁豆各八钱　炒当归五钱　炙没药　炒橘皮　姜半夏各三钱　姜厚朴　内金粉各一钱　高良姜五分　真肉桂三分　鹿尾巴二节

52 洗氏子目景证 主焦胆

《素问·诊要经终论篇》曰："少阳终者，耳聋，百节皆纵，目景绝系，一日半死，其死也，色先青白，乃死矣。"

按：足少阳胆脉，起于目锐眦，上抵头角，下耳后，入耳中，出走耳前，手少阳三焦脉，其支亦从耳后入耳中，出走耳前，故终则耳聋也。少阳主骨节，故气终则百节继缓，色青白者，真脉见也，目景，目直视如突睛貌，亦胆绝之表现也。

今六脉左关浮急，舌缩苔蓝，真藏脉见，胆汁已枯，大气不举，目景耳聋，骨节懈驰，生机甚微，姑以收阳翼焦，扶肝还胆，希冀万一。

北五味一分　枸杞子三分　玉桂五分　制菟丝子　炒橘皮　姜南星　陈胆星各钱半　炒当归　炒佛手　干地黄各四钱（细辛、羌活三分，打）　炒白芍一两

53 金先生膝偻证 主筋

《素问·脉要精微论篇》曰："膝者，筋之府，屈伸不能，行则偻，跗筋将惫矣。"《痿论篇》曰："肝气热则胆泄口苦筋膜干，筋膜干则筋急而挛，发为筋痿。"

今六脉肝部双弦余皆沉涩，沉为气虚，涩为血少，双弦为肝回管有湿，所以见证，从足大趾丛毛之际，循跗胸上行，直至心包络。时觉筋脉抽痛，应补血柔肝，补肝活筋，免成筋痿。

当归身　炒丝瓜络各四五钱　姜炒橘络　姜半夏　炒佛手各钱半　甘草一钱　羌活牛膝　远志筒各七分

54　黄氏女舌卷证　主心

《素问·脉要精微论篇》曰："心脉搏坚而长，当病舌卷不能言。"

王注：搏，谓搏击也，诸脉搏坚而长者，皆为心劳气虚，手少阴心脉，从心系上挟咽喉，故令舌卷短而不能言。

今六脉心肝弦长，余皆虚芤，舌苔干绛，舌为心苗，心脏血虚而热，时有惊悸，病源由于无故受惊，震动神经，因而舌缩，语言不楚，应引血归心，柔肝开窍，宜转舌汤。

当归身　朱茯神　干地黄各四钱　茜草根　远志肉　熟枣仁　九节菖蒲各七八分　辛夷　龙胆草　姜黄连各三五分　天麻　酒白芍各二三钱　细辛打

55　黄君唾血证　主肺

《素问·脉要精微论篇》曰："肺脉搏坚而长，当病唾血，其软而散者，当病灌汗。"

王注：灌汗，谓寒水灌洗，皮密汗藏。

此注恐误。余谓灌汗，乃指肺气太虚，汗出如灌水也。参考下举灌汗证。

今六脉皆异，独肺部搏长，心部散漫，舌苔薄白，咳嗽有痰，中带血丝，或如粉点，是为唾血，与其它吐衄不同，拟粉丹饮。

天花粉　牡丹皮　生地黄　破浙贝　广橘红　北五味　白茯神　蛤粉　枯梗清竹茹

56 陶翁头倾证 主督脉

《素问·脉要精微论篇》曰："头者精明之府，头倾视深，精神将夺矣。"

今六脉柔大，两尺搏长，舌苔厚腻，脾胃失司，腰肾不举，头项倾斜，病在奇经督脉，非专赖草根木皮能治，宜参用血肉有情之品以巩奇经。

鹿角胶 猪肾 羊脊髓 蒸狗脊 枸杞子 干地黄（羌活，打入） 骨碎补 补骨脂 杭甘菊 牛脚筋 酥炙龟板 姜附片 瑶玉桂 沙苑蒺藜 肉苁蓉

57 林君折腰证 主肾

《素问·脉要精微论篇》曰："腰者肾之府，转摇不能，肾将惫矣"，又曰："肾脉搏坚而长，当病折腰"，又曰："按之至骨，脉气少者，腰脊痛而身有痹也。"

今六脉虚芤，两尺沉搏，舌苔明淡，胃气平常，腰沉骨痛，不能久立，背脊屈伸不利，有时眼花耳鸣，肾亏已甚，是为骨髓动亡，可扶腰汤。

补骨脂 制英丝子 沙蒺藜各钱半 杭甘菊 干地黄 生薏仁各四钱 骨碎补 淡苁蓉 炒蔓荆各一钱 枸杞子三分 肉桂一分

58 尉迟君视误证 主目

《素问·脉要精微论篇》曰："夫精明者，所以视万物，别黑白，审长短，以长为短，以白为黑，如是则精衰矣。"

王注：精明衰乃误也。

今六脉虚芤，而心肾尤甚，舌苔黄薄，不甚思食，眼光昏眩，长短黑白，常常误视，且心甚疑忌，以绳为蛇，以衣为鬼，是为精明衰败，在西方称为神经病，宜存神汤。

当归身　干地黄　杭甘菊　生白芍各四钱　潼蒺藜　石决明　生薏仁各二三钱　羌活　川芎　制菟丝子　茜草根　青葙子各一钱　枸杞子三分

59　张君气恐证　主膻中

《素问·脉要精微论篇》曰："中盛藏满，气胜伤恐者，声如从室中言，是中气之湿也，言而微，终日乃复言者，此夺气也。"

今六脉沉涩，左寸尤甚，舌苔淡白，舌缩不伸，昏昏喜睡，终日微言，言不可闻，闻动则惊，闻响则怒，是为先则气盛，继则气夺，湿困膻中，名曰气恐，气恐者气不行而震恐也，可举气汤。

盐炒丝瓜络　炒当归身　朱茯神　干山药各四钱　茜草根　煨益智　莲花须　生枣仁　参须各一钱　空远志　姜汁黄连　细辛　龙胆草各五分　北五味　肉桂心各三分

60　姜君折髀证　主脾胃

《素问·脉要精微论篇》曰："胃脉搏坚而长，其色赤，当病折髀。"

王注：胃阳明脉，从气冲下髀，抵伏兔，故病则髀如折也。

今六脉弦实，独肺沉少气，脾软无力，舌苔厚腻，胃气不扬，宗筋懈弛，髀痛如折，病在阳明。《经》曰："阳明者，主润宗筋，主束骨而利机关者也。"此证宜健脾胃，理冲任。

炙内金粉　炒扁豆　炒白芍　炒当归　广陈皮　煨益智　姜厚朴　炒豆蔻　干山药　蒸首乌　炒白果肉

61　张逢君消中证　主湿热

《素问·脉要精微论篇》曰："瘅成消中。"

王注：瘅谓湿热也，热积于内，故变为消中也。

《奇病论篇》曰："有病口甘者，病名为何？曰：此五气之溢也，名曰脾瘅，此人必数食甘美而多肥也，肥者令人内热，甘者令人中满，故其气上溢，转为消渴，治之以兰，除陈气也。"《气厥论篇》曰："心移寒于肺则肺消，肺消者，饮一溲二，津有甜味，死不治。"

今六脉左弦细而右洪芤，舌苔厚腻不化，能食善饥，饮一溲二，津有甜味，溺色黄如甘草，舐之亦甜，是为脾肺皆热，名为消瘅，亦曰消渴，乃兼证也，西方名为糖尿病，应生津挹液，除热去消。

天花粉一两　金石斛　杭甘菊　石莲肉　生白芍各四钱　破麦冬　破浙贝　佛手柑各二钱　元参　泽兰各钱半　川黄连五分

62　陈氏妇心痛证　主寒

《素问·举痛论篇》曰："寒气客于背腧之脉，则血脉涩，血涩则血虚，血虚则痛，其腧注于心，故相引而痛，按之则热气至，热气至则痛止矣。"《气穴论篇》曰："背与心相控而痛，所治在天突与七椎及上纪。"（天突即食管。七椎，背脊第七椎骨上纪，胃脘也。）《厥论篇》曰："少阴之厥，则口干溺赤，腹腹心痛。"

今六脉沉着，心肾尤甚，舌苔干白，心痛如挖，痛不可忍，按之小止，冷汗如豆，渴不喜饮，好热恶寒，是真心痛，是为寒厥心痛，应驱寇姜附复方。

炒当归　煨益智　炒豆蔻　姜附片　瑶玉桂　炙乳香　炙没药　五灵脂　炒香附米　炒苍术　北五味　煨姜

63　陈杨氏胁痛证　主肝

《素问·举痛论篇》曰："寒气客于厥阴之脉，厥阴之脉者，络阴器，系于肝，寒气客于脉中，则血涩脉急，故胁肋与小腹相引痛矣，厥气客于阴股，寒气上及少腹，血涩在下相引，故腹痛引阴股。"《厥论篇》："厥阴之厥，则少腹肿痛，腹胀，泾溲不利，好卧屈膝，阴缩肿瞋，内热。"

今六脉沉涩，左关尤甚，舌苔蓝薄，饮食不进，胁痛甚剧，少腹牵引如刺，腰断若斩，有时厥不知人，是为寒气客于厥阴，血脉凝涩，应解肝汤。

全当归一两　川芎　炙没药　炙乳香　酒白芍各八钱　姜炒橘络　炒佛手各四钱　炒灵脂　炒香附各二钱　酒元胡　川郁金　南木香各钱半　吴萸五分　炒柴胡一钱　煨姜五片

64　王君肠痛证　主热

《素问·举痛论篇》曰："热气留于小肠，肠中痛，瘅热焦渴，则坚干不得出，故痛而闭不通矣。"

今六脉左弦实而右弦细，左尺尤甚，舌苔干糙，津液干枯，大肠爆焦，下焦气胀，所以不通，应生津挹液，和肠翼焦。

钗石斛　天花粉　生白芍　杭甘菊　柏子仁　大麻仁各四钱　炒积实　佛手柑各二钱　郁李仁　佛手柑各一钱半　木通一钱　淫羊藿

65　朱氏妇喘证　主寒

《素问·举痛论篇》曰："寒气客于冲脉，冲脉起于关元，随腹直上，寒气客则脉不通，脉不通则气因之，故喘动应手矣。"

王注：关元，穴名，在脐下三寸。

今六脉单弦而肾沉急，舌苔灰腻，胃气不扬，泛泛欲呕，喘促引动关元，搏踔与人迎相应，此为冲脉寒客不去，西方以为子宫闭，其说近似，应临冲汤。

吴茱萸五分　炒黄连三分　炒当归五钱　茜草根一钱　姜炒橘皮　姜竹茹　炒香附米各钱半　藿香梗　旋覆花　姜半夏　泽兰各一钱　土茯苓四钱

66　蒋司理脑风证　主寒主

《素问·风论篇》："风气循风府而上，则为脑风。"《灵枢·海论》："脑为髓之海，其输上在于其盖，下在风府。"又曰："髓海不足，则脑转耳鸣，胫酸，眩冒，目无所视，懈怠安卧。"

今六脉左大右小，左弦右迟，苔中剥边绛，舌为心苗，寒气入于风府，外闭汗孔，心肺受邪，所以头痛如劈，而神识不清，病源由于夜半受风，风中脑盖，应辛温开窍、行血去风，开窍去风为补脑之正方。

炒白芍一两半　当归头　干地黄（细辛三分，打）　姜橘络各四钱　骨碎补　炒佛手　姜南星　炒蔓荆各一钱半　九节菖蒲　藁

本　空远志　羌活各七

67　吴九峰丈脾风证　主湿

《素问·风论篇》："以季夏戊己伤于邪为脾风。"又曰："脾风之状，多汗恶风，身体怠惰，四支不欲动，色薄微黄，不嗜食，诊在鼻上，其色黄。"

今六脉濡大无力，右关弱小，舌苔厚腻，四支怠惰，胃气不扬，脾脏失运，风中脾络，不能复出，病源由于劳心伤血，劳肾伤气，劳胃伤食，劳脾伤湿，内风煽动，外风随之，理应扶脾，不专治风。

炒白芍　炒当归　炒扁豆各八钱　干地黄　姜炒橘络　白茯苓各四钱　焦于术　盐炒黄芪　南木香各钱半　炒豆蔻　煨益智仁　威灵仙各一钱　羌独活　盐僵蚕　姜南星　炙内金粉各七八分　北五味　熟枣仁各三分

68　刘翁首风证　主湿

《素问·风论篇》："新沐中风，则为首风。"又曰："首风之状，头面多汗恶风，当先风一日，则病甚，头痛不可以出内，至其风日，则病少愈。

孙思邈云："新沐浴竟取风，为首风。"

今六脉弦大而濡，左尺右寸尤甚，弦为风，弦大为气虚，濡为湿，濡甚为风湿相搏，头痛脑重，多汗恶风，不能外出，病由沐浴而得，是为首风，应清阳饮。

白芷　白云母各二钱　川芎　防风　藁本各一钱　酒白芍　茯苓

皮各四五钱　枯便　升麻　炒蔓荆子各五分　葱白二根　生姜一片

69　唐氏姊行痹证　主风寒湿

《素问·痹论篇》曰："风寒湿三气杂至，合而为痹也。其风气胜者为行痹。"又曰："以冬遇此者为骨痹，以春遇此者为筋痹。"

按：行痹者，谓痹在筋骨而能移动也，与痛痹、着痹略有不同，凡痹久不愈，多成膝肿，俗名鹤膝风，而行痹则一二月不愈，便成鹤膝矣。因行痹风胜，风善行而数变故也。

又曰："故骨痹不已，复感于邪，内舍于肾；筋痹不已，复感于邪，内舍于肝。"

今六脉沉着而肝肾弦濡，舌苔明绛微灰，两膝肿痛，得于去冬，而发于今春，是为痹在筋骨，风肿渐上膝盖，恐成鹤膝，应蠲痹汤加减。

酒洗当归　酒干地黄　炒薏仁　酒白芍　姜炒橘络　汉防已　带皮茯苓　独活　牛膝　槟榔　威灵仙　五加皮　川续断　炒柴胡　防风　官桂

70　王君痛痹证　主寒

《素问·痹论篇》曰："寒气胜者为痛痹。"又曰："以冬遇此者为骨痹，以秋遇此者为皮痹。"又曰："皮痹不已，复感于邪，内舍于肺。"又曰："淫气喘息，痹聚在肺。"又曰："痛者，寒气多也，有寒故痛也。寒者，阳气少阴气多，与病相益，故寒也。"

今六脉沉着至骨，右寸反濡，舌苔灰白，肺气上壅，两胻肿痛，不能行动，动则痛彻骨髓，得于去秋，成于去冬，是为痛痹，寒气胜也，应蠲痹加姜附汤。

酒洗当归　酒干地黄（细辛，打）　酒白芍　川芎　汉防己　带皮苓　骨碎补　炒橘皮　威灵仙　南木香　姜竹茹　姜南星　姜附片　官桂　独活　生姜

71　胡女士着痹证　主湿

《素问·痹论篇》曰："湿气胜者为着痹也。"又曰："以夏遇此者为脉痹，以至阴遇此者为肌痹。"又曰："脉痹不已，复感于邪，内舍于心；肌痹不已，复感干邪，内舍于脾。"

王注：至阴谓戊己月，土寄王也。

又曰："脾痹者，四支解堕，发咳呕汁，上为大塞。"又曰："淫气肌绝，痹聚在脾。"

今六脉濡缓而心脾急沉，舌苔淡黄，不甚饮食，病痹五年，初尚堪缓步，继则脚重不能举，今则不可下床矣，此证必得于长夏，当系出外汗出，乘热沐浴，因成着痹，痹在肌肉，故不知痛，应竭痹驱寇复方。

炒扁豆　炒米仁　姜半夏　煨益智　茜草根各五分　炒当归　带皮苓　独活　南木香　肉桂三分　炒白芍　干地黄各四五钱　五加皮　藿香梗各一钱　汉防己　炒橘皮　炙内金　威灵仙

72　邓君肉痿证　主脾胃

《素问·痿论篇》曰："脾气热则胃干而渴，肌肉不仁，发为肉痿。""痹在于肉则不仁，在于皮则寒。"

今六脉洪革，右关弦代，舌苔干黄，胃气炎上，津液枯竭，消

谷善饥，肌肉瘦削，形寒神热，内热外寒，行动不仁，灼不知痛，是为肉痿，宜喷脾汤（脾为鱼形，故以喷名）

杭甘菊　生薏仁　生白芍　生扁豆天花粉　大麻仁　柏子仁各四五钱11黄连　龙胆草各五分　钗石解　佛手柑　葡萄干　白当归　生地黄各三钱　胆远志七分

73　金先生脉痿证　主心肾

《素问·痿论篇》曰："心主身之血脉，肾主身之骨髓，心气热则下脉厥而上，上则下脉虚，虚则脉生痿，枢折挈胫，纵而不任地也。"

王注：心热盛则火独光，火独光则内炎，故肾脉亦随火炎烁，而逆上行也。心气通脉，故生脉痿。肾气主足，故膝腕枢纽如折而不相提挈，胫筋纵缓，而不能任用于地也。

今六脉心肾散漫，肺部反弦，心火内灼，骨髓内枯，胫僵跗软，不能任地，勉强行动，必须扶壁，是为脉痿。病得之伤于酒色，非一朝一夕之故矣。宜合脉汤。

破麦冬一钱五分　元参二钱　白当归　生白芍　干地黄各五钱　蒸玉竹三钱　佛手柑　牛膝　独活　酸枣仁各一钱　北五味三分　地骨皮七分　枸杞子五分

74　高氏妾肺痿证　主热

《素问·痿论篇》曰："肺者，脏之长也，为心之盖也，有所失无所求，不得则发肺鸣，鸣则肺热叶焦，五脏因肺热叶焦，发为肺痿，此之谓也。"又曰："肺热者，色白而毛败。"《痹论篇》曰："淫气喘息，痹聚在肺。"又曰："不与风寒湿气合，故不为痹。"

今六脉散漫，肺部反弦，但弦而细数，有如游丝，舌苔薄白，胃气不扬，肺气上壅，因而喘鸣，津液失润，肺叶焦枯，因而脏痿，复因生产未久，伤于冷饮，虽不成痹，亦已告痿，宜活肺汤。

破麦冬　破天冬　破浙贝各钱半　生地黄　茯苓块　金石斛　天花粉名四钱　葳蕤　白蔻仁　橘红各一钱　桔梗　紫菀　人参须　淡竹叶各七八分　北五味乙分

75　何检事胃痛证　主热

《素问·病能论篇》曰："人病胃腕痛，诊当何如？曰：诊此者，当候胃脉，其脉当沉细，沉细者气逆，逆者人迎甚盛，甚盛则热。人迎者，胃脉也，逆而盛则热聚于胃口而不行，故胃院为痛也。"

王注：胃脉循喉咙而入缺盆，故云人迎者胃脉也。

今六脉左寸洪大而右关沉细，舌苔黄糙，中有蚀点，舌为心苗，舌蚀为血液不清，胃痛不能食，并不引饮，饮亦倒流，吐痰如絮，兼有臭味，是胃腕生痛也，宜清胃汤。

生赤芍　白芷　天花粉　粉葛根　乳香　没药　甘草节　生地黄　忍冬花　破浙贝　槐蕊　生黄芪　当归尾　皂角针

76　虞君酒风证　主湿热

《素问·病能论篇》曰："有病身热解堕汗出如浴，恶风少气，此为何病？曰：病名酒风。《风论篇》曰："饮酒中风，则为漏风。"

今六脉虚芤，肺部散漫，舌苔干绛，胃气不扬，四肢懈堕，身热有汗，汗出如雨，恶风而渴。平时喜饮，复喜辛辣，酒性发醉，辛辣伤肺，肺管伸缩太过，因而呼吸少气，易引外风入肺，遂成酒风，亦名漏风，又曰沓风。宜修管饮。

胆汁远志筒　白术　粉葛根　白茯苓　白豆蔻　白扁豆　六神曲　金银花　川厚扑　佛手柑　白笈　泽泻

77　夏兄巅疾证　主胎惊

《素问·奇病论篇》曰："人，生而有病巅疾者，病名曰何？安所得之？曰：病名曰胎病，此得之在母腹中，时其母有所大惊，气上而不下，精气并居，故令子发病巅疾也。"

巅，高也，主头手，故西方称为神经病。

今六脉沉着，而两寸急弦，舌苔干绛，舌本木强，伸缩不任，舌为心苗，心为脉舍，阳气并于心，致脉络急张，灵窍反闭，因而灵明蒙聩，喜恐无常，语言不楚，宜引血归心，开窍转舌。

当归身五钱　朱茯神四钱　川芎一钱　辛夷三分　干地黄六钱（细辛、羌活各三分，打）九节菖蒲七分　生白芍六钱　姜黄连　龙胆草各五分　熟枣仁　炒橘络　姜南星各钱半　远志肉　炒蔓荆子各八分　天麻二钱

按：夏世兄为夏述庵厅长公子也，更有哈云裳将军公子，陈伯驹道尹公子，付秘书佛暗公子，虽所患轻重有间，所受或异，而病状略同，此证非经年累月不易治愈，其十日而效者，唯华侨黄姓女儿一人而已。

78　邵君瘠痹证　主肺肾

《素问·脉解篇》曰："内夺而厥，则为瘖痱，此肾虚也。

《痿论篇》曰："肾气热，则腰脊不举，骨枯而髓减，发为骨

痿。"又曰："肺热叶焦，则皮毛虚弱，急薄者，则生痿躄也。"

今六脉左沉着而微细，右虚芤而促代，舌苔灰蓝，胃气不扬，肺部少气，音哑肤黑，骨肉瘦削，皮毛焦枯，五脏皆萎，而心肾肺尤甚，病源由于伤酒，更伤于色，成为痼痹。又因医治失当，证候日深，目下当无大碍，至秋恐无治理，姑制复脏汤，用观后效（参考《黄溪校议》）。

干地黄（细辛，打）　当归身　丝瓜络　生薏仁　姜炒橘络　杭甘菊　炒白芍　破浙贝　姜南星　天麻　破麦冬　破天冬　空远志　炒佛手　西洋参　潞党参　高丽参　北五味　白及　美国葡萄干

79　徐氏妇伏梁证　主心肾

《素问·腹中论篇》曰："人有身体、髀、股、胻皆肿，环脐而痛，是为何病？曰：病名伏梁，此风根也，其气溢于大肠，而着于肓，肓之原在脐下，故环脐而痛也，不可动之，动之为水溺涩之病。"

此节亦见《奇病论篇》中，男子有髀，女子无髀，此髀、胻，举成数也。

今六脉沉伏，心肾尤涩，舌苔薄白，血不归心，气不归肾，心下有积，大如儿臂，环脐而痛，名曰伏梁，病源由于风入肾宫，大肠气壅，更因脑郁伤心，血凝不散，积久成形，不宜攻下，应通肓丸。

炙没药二钱　姜黄连　炒丹参　姜厚朴各一钱　当归尾五钱　川郁金　炒香附末　炙乳香各七八分　木通　焦于术各钱半　三七五分

80 莫季樵先生厥逆证 主脑

《素问·奇病论篇》曰："人有病头痛以数岁不已，此安得之？名为何病？曰：当有所犯大寒，内至骨髓，髓以脑为主，脑逆故令头痛，齿亦痛，病名曰厥逆。"

今六脉左脏濡缓，右脏急弦，六腑沉滞而伏，头颈僵痛，口舌木僵，旋转说话，皆不能自如，心烦意乱，容易恼怒，病源由于犯肾太过，肾髓枯竭，不能涵养神经，致肝扇张举，引动真阳，内风煽感，外风随之，风恋风府，中气虚矫，心包变态，心脏作脱出形，痴留上腭，遂成流注，病已三年，可云根深蒂固，纵览前手方剂，可二百纸，都是隔靴搔痒，且大半重用北芪，多至两许，惟恐恶风邪客不留，庸医误人，易胜浩叹！对证发药，拟宁髓汤。

当归身 朱茯神、酒白芍 干地黄 炒柏子仁各四五钱 茜草根 丝瓜络 明天麻各二钱 潼蒺藜 金狗脊 制英丝子 蒸续断各钱半 秦艽一钱 羌活 细辛 姜黄连各三五分

按：厥逆者，谓厥气上逆也。何谓厥气？即肝肾至阴之浊气也，肝与心包络为厥阴，心肾为少阴，三阴以厥阴为合，少阴为枢，心肾相通之路，在于脊椎，肝与心包络相通之道，在于任脉。任行于身前，督行于背脊，督任互相升降，有如循环之电灯线，故督病而心亦病，心包病而肝亦病，驯至督任头脊脑齿，无一不病，因有连锁之关系也。《素问》名本病曰厥逆，不以复杂症状命名，而以病理归纳命名，中国医学之深湛在此，宜浅尝者，不得其门而入也。

81　屈小姐胞闭证　主奇经八脉

《素问·评热病论篇》曰："月事不来者，胞脉闭也，胞脉者属心而络于胞中，今气上迫肺，心气不得下通，故月事不来也。"

六脉近状，右部弦长，左部沉涩，气行而血贫，脉通而胞闭、历诊一月，它病皆除，迭服动血通经尚未应，制行血启胞汤。

当归尾一两　川芎　生蒲黄各四钱　川郁金　牛膝各一钱　五灵脂三钱　九节菖蒲钱半　细辛　吴茱萸各三五分

82　陈姥胆瘅证　主热

《素问·奇病论篇》曰："口苦者病名为何？何以得之？曰：病名曰胆瘅。夫肝者，中之将也，取决于胆，咽之为使。此人者，数谋虑不决，故胆虚气上溢，而口为之苦。治之以胆募俞。"

募俞穴也，在前曰募，在背曰俞。

今六脉洪大，独右关弱小，舌苔厚黄，唇干口苦，面目熏黄，左腹胀痛，大便不通，小溲亦短，不能纳谷，纳亦不消，是为胆瘅，亦曰胆枯，宜还胆汤。

炒当归　茯苓块　大麻仁　柏子仁　金石斛　盐陈皮　姜半夏　炙没药　龙胆草　姜黄连　木通　泽兰

按：孙中山先生亦患此证，乃医者伪造肝癌之名以欺世，余期期声辨，不听也，及逝后解剖，果见胆沙。（参考余著《医轨》胆枯一篇，及《黄溪校议》孙总理病证之研究原理。）近日医生不知以为知，自误而误人，盖中西一辙矣，此余所以独取德医皮欧博士也。

83　董君肾风证　主气虚

《素问·奇病论篇》曰："有病庞然如有水状，切其脉大紧，身无痛者，形不瘦，不能食，食少，名为何病？曰：病生在肾，名为肾风，肾风而不能食，善惊，惊已，心气痿者死。"

今六脉弦紧，两肾虚芤，舌苔糙白，胃气不扬，头面四肢虚肿，有如水状，骨节酸软。腰际急沉，心中惊恐，是谓将风，为劳所得，宜巩肾息风汤。

当归身　白茯神　干山药　炒柏子仁各四钱　炒杜仲　补骨脂　金狗脊各钱半　石决明二钱　熟枣仁二钱　远志肉七分　姜汁黄连五分　官桂一分（研末冲）

84　吴翁瘅证　主肺胃

《素问·奇病论篇》曰："有瘅者，一日数十溲，此不足也，其病安在？曰：病在太阴，其盛在胃，颇在肺，病名曰厥，死不治。"

今六脉微细，肺脾尤甚，然左寸反洪，舌苔干燥，身热喘息，肺气逆行，不能食而喜饮，日数十溲，无大便，是为罢癃，乃肺气凌胃，而胃关不固也，可巩胃汤。

桑白皮　丝瓜络各一钱　生白芍　杭甘菊　天花粉　金石斛各四钱　煅牡蛎　石莲肉各三钱

85　张君心疝证　主寒薄

《素问·大奇论篇》曰："肾脉大急沉，肝脉大急沉，皆为疝。心脉搏滑急为心疝。"

今六脉沉急而心独芃，且咕咕作响，舌苔焦腻不化，肝气内溢，胃气逆行，是为心脏有湿，寒气内薄，名曰心痴，可巩心汤。

盐炒丝瓜络　炒薏仁　炒当归　朱茯神各四钱　熟枣仁　远志肉各一钱　盐炒橘皮　姜半夏　茜草根　炙没药　炙乳香各钱半　姜厚朴七分　姜汁黄连五分　生姜二片

86　孙太太肺疝证　主脏塞

《素问·大奇论篇》曰："肺脉沉搏为肺疝。"（王注：寒薄于脏故也）《太阴阳明论篇》曰："故喉主天气，咽主地气。故角受风气，阴受湿气。"《阴阳应象大论篇》曰："天气通于肺，地气通于嗌。"

今六脉弦紧而肺独沉；舌苔焦腻，胃气不扬，声哑口淡，时有虚汗，肺气不行，肺络有湿，呼吸短气，是为肺疝，可温肺汤。

北五味子三分　姜炒橘络　炒丝瓜络各二钱　姜半夏　姜南星　桔梗各七八分　炒当归五钱　炙乳香　炒佛手各钱半　炒远志筒　煨诃子　蒸紫菀　制菟丝子各一钱

87　黄君脏菀证　主肾

《素问·大奇论篇》曰："脉至如偃刀，偃刀者，浮之小急，按之坚大急，五脏菀熟，寒热独并于肾也，如此其人不得坐，立春而死。"

今六脉浮紧，两肾坚大，举之似虚，按之大实，形如薄刃，寒热迭乘，形寒神热，骨僵不欲坐，坐则筋脉抽酸，脏腑动踔，名为脏菀。脏莞者，邪客并于肾部故也，可柔肾汤。

干地黄八钱（细辛羌活各五分，打入）　地骨皮七分　生白芍　白茯

神　杭甘菊　柏子仁　大麻仁各四五钱　姜黄连　青木香　茜根炭各五分　丹参　苦参各一钱　当归　佛手柑各钱半　白果肉十枚

88　丁君肝痈证　主血热

《素问·大奇论篇》曰："肝满肾满肺满皆实，即为肿""肝雍，两胠满，卧则惊，不得小便。"

今六脉弦虚而左关独实，舌苔灰绛成条，口苦欲呕，两胠隐痛，绿续如絮，吐之不尽，饥不欲食，食亦不消，此肝痈也，宣清血救肝，化痰保胆。

生白芍一两半　当归身　石甘露藤各一两　蒲公英　忍冬花　破浙贝　天花粉各五钱　佛手柑　生甘草各三钱　龙胆草　木通各一钱

89　王君肺痈证　主风热

《素问·大奇论篇》曰："肺之雍，喘而两胠满。"

王注：肺脏气而外主息，其脉支别者，从肺系横出腋下，故喘而两胠满也。

今六脉洪实而右寸尤甚，舌苔薄白，时吐臭痰，有如败絮，两胠气满，喘而不得卧，鼻塞不闻香臭，项强，遗尿，自汗，是为肺痈，可保肺汤。

生薏仁　天花粉　桔梗　川贝　热百合　丹皮　破麦冬　生甘草　夏枯草　忍冬花　白及　甜葶苈　甘草节　石甘露藤

90　沈氏妇瘕证　主血瘀

《素问·大奇论篇》曰："肾脉小急，肝脉小急，心脉小急不鼓，皆为瘕。"

今六脉左部沉紧，右部弦虚，不甚应指，舌苔干绛，胃气不扬，小腹有形，按之微痛，经停三月如怀孕状，此非气病，乃血凝冲脉而成瘕也，应涤瘕汤。

当归尾　酒白芍各五钱　川芎　炙乳香　炙没药　五灵脂各一钱　川郁金　黑芥穗　酒元胡索各七分　桃仁泥五分　泽兰二钱

91　陈咨议石水证　主肾湿

《素问·大奇论篇》曰："肾肝并存为石水。"

今六脉沉涩，左尺尤甚，左尺为肾宫，所合为膀胱，肾脉贯脊，络于膀胱，湿入肾部，所以腰际急沉，日觉重堕，因肾为圆锥体，入易而出难也，可启肾导湿汤。

炒薏米六钱　炒芡实　丝瓜络　石莲肉　带皮苓　白茯神各四钱　制菟丝饼　木通　炙没药　炒橘皮　姜半夏各钱半　肉桂三分　黑芥穗五分　炒白果肉十枚

【按】石水一证，时医多以金匮肾气丸为主，可谓逆治矣，陈咨议得此证，余排众议，特制本方，一剂轻，三剂已，嗣后粤人卢君，得是证七八年，奇经八脉皆已胀大，不仅腰堕，而且脚肿脐凸，小腹如五石瓠，亦以此方与之，病良已。今夏胡益卿先生令郎亦得此证，同社陈启成助教，约余治之，不须四剂也，益信《灵》《素》之举病为确切不移，而历代名医方剂或举万而遗一焉，彼向壁虚造，与以药试病之陋医，尚念旃哉？

92 方记室目眍证 主肾

《素问·脉解篇》曰："阴阳内夺，故目盲盲无所见也。"

今六脉肝肾沉涩，心肺反弦，舌苔明淡，心内烦躁，肝气横夺，清阳不升，重浊不降，气血凝瘀，因成外障。东垣先生曰："目能近视，责其有水，法当补心，不能近视，责其无水，法当补肾。"今依此理，可清障饮。

杭甘菊　生白芍　干地黄　当归身　石决明　朱茯神各四五钱　沙蒺藜二钱　川黄连　枸杞子各五分　熟枣仁　远志肉　霜桑叶各七八分

93 朱会计肺虚证 主气

《素问·通评虚实论篇》曰："邪气盛则实，精气夺则虚"又曰："气虚者，肺虚也；气逆者，足寒也。"

今六脉沉革，而右寸独芤，舌苔淡白，胃气不扬，肺气下沉，呼吸少气，腰脊酸楚，胠满足寒，津液枯燥，肺虚已甚，应扶心肾以畅肺叶。

北五味子一分　枸杞子三分　白及　茜草根　熟枣仁各五分　煨诃子　破麦冬　人参须各一钱　白茯神　白当归各四钱　制菟丝饼　煨益智　佛手柑各钱半　杭甘菊五钱

94 吴氏女重实证 主肺热

《素问·通评虚实论篇》曰："何谓重实？曰：所谓重实者，言大热病，气热脉满，是谓重实。"

今六脉洪数无伦，肺气上逆，心脏如焚，大热不退，两便皆难，舌苔干绛，津血两枯，是为重实，乃肺热也。此证不宜遽与大寒大凉，应生津清热润肺泻心，可朱黛二获饮：

朱茯神　青黛　茯苓　天花粉　铁石斛　丝瓜络　生地黄各四钱　桑白皮　莲须　破麦冬各钱半　黄连三分　木通一钱　泽兰二钱　灯芯一束

伤寒论蜕

引　言

　　《伤寒论蜕》一书，草于民国十三年十月，成于十四年九月。计自执笔以至杀青，正阅一岁之久。论是书之成绩，实为不榖生平快意之作。盖洞古今传变，集中西之大成，于此可窥其边际焉。古人治学，必本其心得，乃敢笔之于书，斯为真知灼见。若猎祭余胾，道听途说，未免徒灾铅椠，非不榖所欣悦也。兹应南北名德之请，提前付梓，后附伤寒方案，并特效药，用资印证。吾道西矣，岂只不孤已哉！

　　　　　　　　"中华民国"建国十八年元旦壶叟记于上海兑庐

　　解题。无咎先生曰：蜕者，变也，变以示其周流，蜕以明其递嬗，递嬗周流无已，是为新陈代谢。由是可知，"伤寒论蜕"即论伤寒之变与不变。不变者，《伤寒论》之法与理也；变者，《伤寒论》之方药也。

上　卷

第一编　摄论

第一章　伤寒论之成书

《伤寒论》者，乃诊病之书，而非论病之书也。何谓诊病之书？则《伤寒论》者，乃述其治病之经验，而非发挥其医学上之真知也。抑《伤寒论》者，乃引案之书，而非立案之书也。何谓引案之书？则《伤寒论》者，乃撰集先贤遗论，索引方案而成，非如神农尝草，黄帝著经，俅贷季理色脉，阿衡配汤液，独具创作之能力也。试观仲景自叙，知其研医，由于宗族死亡过多。探其立言，一本前代医家旧说，无师心自用之弊，更无矫揉造作之心。惟是东汉以上，他种方书皆亡，而《伤寒论》岿然独存，此则晋王叔和撰次之功也。在《伤寒论》前，如《列子》之记扁鹊，越人之演《难经》，仓公之列医状，可见中国医学之在周、秦之先，已成统系。不必读《周官》医师官制，即偶忆医和之论六气，医缓之洞膏肓，可知未有《伤寒论》，而《三坟》旧册，早如《晋乘书》《楚杌》《鲁春秋》，成为专门之学矣。孔子称"医不三世，不服其药"，虽所提为所见、所闻、所传闻，然上古法制，士皆世业，职皆世官。晋侯称师旷能读三坟五典、八索九邱，墨子名学比引漏雍誉石、蛇文坑鼠，都熟医书也。周秦医简，《内》《难》为硕果；汉晋方书，《伤寒》为仅存。然魏、晋、六朝、隋、唐医家，罕道《伤寒论》者。皇甫谧、杨上善、巢元方、全元起、王启元、钱仲阳、王焘、孙思邈，穷微尽性，济物摄生，率循《内》《难》为宗。至宋许叔微、庞安时，金成无己、张从正，始为之祖述发挥。然海藏、丹溪，又未拘拘于本论也。迨明初王安道著《溯洄集》，推崇仲景备至。于是浅尝无学之徒，遂遵仲景为医家之圣，《伤寒》为制方之祖。涉猎《伤寒》《金匮》，记忆麻黄、桂枝，即自号通经。驯至以《伤寒论》为医事极轨，置《灵》《素》《难经》于脑后，人枕一编，家拳一说，陈陈相因，了无新趣。岂知不综《内》《难》，不通《伤寒》立论之正，不熟《本草》，不明《伤寒》方法之奇。奇与正相生，通与明为变。鄙人研经十年，炼案一纪，始悟澈治病必宗《内经》，切脉必迫《太素》，制方必述《本草》，而《伤寒论》一书，亦不能轶斯范围。用是做《伤寒论蜕》，并采教科体裁，以明系统，而扶轨道。若目鄙人为轻视《伤寒论》，此真不善读《伤寒论》者。

第二章　伤寒论之原委

《素问·热论益》曰："今夫热病者，皆伤寒之类也。"此《伤寒论》命名所由始也。乃王安道谓《内经》论伤寒为病热，言常而不言变，仲景分寒热立论，而常变始备。不知《伤寒论》所谓寒者，系指风寒寒邪而言，非寒热对举也。夫"寒伤形，热伤气；气伤痛，形伤肿。先痛而后肿者，气伤形也；先肿而后痛者，形伤气也"，故"热胜则肿""寒胜则浮"（《阴阳应象大论篇》）。伤寒之病，始于太阳，头痛而项背强，形伤气也；脉浮而恶寒，气伤形也。仲景立论，原本与此。安得云《素问》言常而不言变，《伤寒论》分寒热立辨，常变始备也？况《素问》又云："水为阴，火为阳。阳为气，阴为味。味归形，形归气"，"精食气，形食味"，"味伤形，气伤精"。又曰："阴盛则阳病，阳盛则阴病；阳盛则热，阴盛则寒。"又曰："重寒则热，重热则寒。"（群见《阴阳应象大论篇》）伤寒本为热病，然必受风寒而病始发。故《素问》称热病为伤寒，而仲景即论伤寒以明经意。何则？风者，阳邪也；太阳之本为寒，阴也，而其标为阳，火也。故伤寒必发热而恶风，正《经》所谓"阳盛则热，阴盛则寒，重寒则热，重热则寒""阳为气，阴为味""味伤形，气伤精"也。是以伤寒有五：曰伤寒，曰中风，曰湿温，曰热病，曰温病。而伤寒又有广狭二义，狭义但指寒邪外袭，广义即五种伤寒，兼风、寒、温、暑、湿而言。安道为丹溪高足，岂不洞此？所以然者，中国医家喜附先代名家以成名，复故标一二异点，以表著个人之得间。故安道一面推崇仲景此书备至，而一面又取本论三百九十七法，聊为增拥，乃近代医家角然宗之者。盖此种法术，简而易行，浅而易巧，名为宗经，而实背经。此中国医学发明历四千年而不能成为科学，且不特医学为然，即其他文学科学亦莫不然。不但安道个人治学如此，即历代学者治学，亦莫不如此也。

第三章　伤寒论之范围

仲景著《伤寒论》之原理，与夫后医祖述《伤寒论》之原则，既如上述。且祖述《伤寒论》者，除王安道《溯洄集》，前有韩祗和之《伤寒微旨》，成无己之《伤寒明理论》，后有尤在泾之《伤寒论贯珠集》，柯韵伯之《伤寒论翼》，较为当行出色。因吾国学者之治学，往往偏于主观，而轻视客观，惟此四五家，尚未泯客观之观念。近人章太炎对于柯氏之《伤寒论翼》一书，颇为宣扬，兼称日本三十年前之治汉医者，率奉柯氏为鼎彝。上追仲景之俎豆，太炎湛深国学，旁窥坟典，其言恰当。盖柯氏精于脉义，用疏伤寒，条条合法。但此数家专著，在学校中，用备参考则可，用为教科则尚未合。至鄙人此书，名为《伤寒论蜕》者。蜕者，变也，变以示其周流，蜕以明其递嬗，递嬗周流无已，是为新陈代谢。盖一种学术之变迁，既有新的，当然有陈的。既有陈的，也当然有新的。伤寒病有传经，有不传，有越经，有两感，有重病伤寒，有轻病伤寒，有特殊伤寒。其虚实、传变、轻重、合并、应卒，不能执一。更有谓《伤寒论》，只治伤寒，不治其他外感。亦有谓《伤寒论》通治六淫，不专限于伤寒。出主入奴，聚讼纷纭。苟无定见，莫知适从。鄙意伤寒既有广狭二义，若从狭义见解，是特伤风而已，非伤寒也。况《内经》固云"热病者皆伤寒之类"，又云"伤寒而成温者，先夏至曰为病温，后夏至曰为病暑"，是《难经》所揭五种伤寒，确与《内经》吻合。此伤寒确定之范围，亦本书所由作也。

第四章　伤寒论之定义

伤寒之范围，应从广义的，不应从狭义的，既如上述。范围既明，定义斯著。定义者何？即界说之谓。言为文以阐其义，虽详略靡遗，而适如其界，无漏无偏，无越无泛，引证恰当，措词中肯，使研究斯科者，了然于目，更了然于心。伤寒之定义，即由于病热，而病热之原因，则属伤于风寒寒邪。倘风寒外袭，而不传经，其伤寒尚非正确，故人往住以伤风感冒名之。必也风邪中卫，寒邪伤荣，由三阳以入三阴，或渐次传下，或越次相传，斯名为伤寒。盖伤寒者，风寒伤形而热邪伤气也。是以伤寒必病热，由热而传变。而风、寒、温、暑、湿，凡四时不正之气，足以侵害人身者，胥有成为伤寒之可能。夫伤寒本四时皆有，而后医必曰在冬令始谓之正伤寒，其他如当春则谓之风温，或谓之温热，在夏则谓之湿温，或谓之温暑，在秋则谓之寒温，或谓之秋温。又分伤寒与湿温为二，江南江北积习相沿，良堪浩欢。庸讵知伤寒者，实"外感"之总称，即外因也。虽吾人之病，有由内因而引诱外因者，亦有由外因而转成内因者，但无论内外因递如何，而伤寒为外感之总名，则确无疑义。《素问·热论篇》曰："人之伤于寒也，则为病热，热虽甚不死；其两感于寒而病者，必不免于死。"《经》所云"两感"，盖内外俱病，脏腑皆寒，是为伤寒之变证。西方学者，称为"特殊伤寒"是也。由斯推纳，则伤寒之定义审，而仲景作《伤寒》之原旨，可得而演绎矣。

第二编　提论

第五章　伤寒六经纲要

第一节　太阳经

《素问·热论篇》曰："伤寒一日，巨阳受之，故头项痛，腰脊强。

仲景《伤寒论》曰："太阳之为病，脉浮，头项强痛而恶寒。"

讲：三阳以太阳为开，巨阳，即太阳也。太阳之为病，谓太阳膀胱经脉之为病也。《灵枢》曰：足太阳之脉者，膀胱之脉也。太阳之脉，起于目上眦，上额交头，络脑，下连风府，挟脊抵腰，贯臀入腘，而至于足。此太阳受风邪，所以头项痛而腰脊强也。

脉浮者，太阳之脉行于身后，主一身之表。脉浮，表病也，浮为阳脉。《脉诀》曰"浮脉在表"，滑寿曰"脉在肉上行曰浮"是也。

恶寒者，寒邪中背，玄府闭塞，因而啬啬恶寒也。

《素问·水热穴论篇》曰："所谓玄府者，汗空也。（汗空即汗腺）

《伤寒论》曰："太阳病，发热汗出，恶风，脉缓者，名为中风。"

讲：发热者，风从背入，玄府空虚，因而发热也。汗出者，非大汗，乃微汗也。恶风者，风邪入手太阳经，因而恶风且脉缓也。与上节脉浮而恶寒，风寒从太阳入，稍有轻重，名为中风，即此意也。

脉缓者，谓脉浮而缓也。《脉诀》曰："脉浮而缓曰卫气虚，伤寒初起脉浮缓，多于四季得之。"

第二节 阳明经

《素问·热论篇》曰："二日，阳明受之，阳明主肉，其脉挟鼻络于目，故身热，目痛而鼻干，不得卧也。"

《伤寒论》曰："阳明之为病，胃家实是也。"

讲：三阳以阳明为合，阳明者，胃经也。阳明受之，谓由太阳传入阳明也。胃之组织，为肉筋横行，故主肌肉。胃脉起于鼻颊，旁纳太阳之脉，（目上眦）下循鼻，入上齿，挟口环唇，旁循颊车，上耳前发际至额颅，其环唇者，交承浆，循喉咙，入缺盆，下膈，属胃络脾，上膈挟咽，连舌本，散舌下。此邪传阳明，所以"身热目痛而鼻干，不得卧也"。

《素问·五脏别论篇》曰："水谷入口，则胃实而肠虚；食下，则肠实而胃虚。"伤寒之病，邪入膀胱、小肠，膀胱气化不行，则小肠病，小肠化物失司，则胃腑病。此《内经》二日阳明受之之原理，而仲景首论"阳明之为病，胃家实"也。

《内经》之所举，手阳明也，仲景之所标，足阳明也。故《伤寒论》又曰："伤寒发热无汗，呕不能食……是转属阳明也。"

第三节　少阳经

《素问·热论篇》曰："（伤寒）三日，少阳受之，少阳主胆，其脉循胁络于耳，故胸胁痛而耳聋。"

仲景《伤寒论》曰："少阳之为病，口苦，咽干，目眩也。"

讲：少阳者，胆经也，其脉行于身前。少阳之脉，起于目锐眦，上其头角，下耳后，循颈项至肩。其支者抵頔，循颊，颈却盆，以下胸中，贯膈络肝，属胆，循胁里，绕毛际。其直者从能盆下腋，循胸，过季胁。故病则口苦，心胁痛，不能转侧，头痛，颔痛，目锐眦痛，缺盆中肿痛，腋下痛，小指次指不为用。故曰：少阳之为病，胸胁痛而耳聋，口苦咽干目眩也。

三阳以少阳为枢，足少阳，胆也，手少阳，三焦也。三焦之脉，起于小指次指之端，循手腕出臂，循臑，上肩，与足少阳之脉会，入缺盆后布膻中，复从膻中上项系耳后。此少阳之为病，所以耳聋也。

第四节　太阴经

《素问·热论篇》曰："（伤寒）四日，太阴受之，太阴脉布胃中，络于嗌，故腹满而嗌干。"

仲景《伤寒论》曰："太阴之为病，腹满而吐食不下，自利益甚，时腹中白痛。若下之，必胸中结硬。"

讲：太阴者，脾经也。太阴受之，由少阳焦、胆传入脾经也。脾经之脉，起于大指之端，行于身旁，入腹属脾络胃，夹咽，连舌本，散舌下。其支者，从胃别上膈，注心中。太阴之为病，脾经之为病也。病则舌本强，食则呕，胃脘痛，腹胀善嗌，体不能动摇，心下急痛，溏泄水闭，黄疸，不能卧，大指不为用。此伤寒病在太阴，所以腹满而嗌干，腹满而吐，食不下，自利益甚，时腹中自痛也。

自利益甚者，非单指水泻也，即两便闭泄，亦为反映之见证。此误下之，所以胸中结硬也。

胸中结硬者，谓脾脏气虚，胸中痞硬，因误下之故，成为结硬，而腹沓痛也。

三阴以太阴为开，足太阴，脾也，手太阴，肺也。脾与胃为夫妇，肺与大肠相表里，此伤寒病转入太阴后，兼有阳明证也。

第五节　少阴经

《素问·热论篇》曰："（伤寒）五日，少阴受之，少阴脉贯肾，络于肺，系舌本，故口燥舌干而渴。"

仲景《伤寒论》曰："少阴之为病，脉微细，但欲寐也。"

讲：少阴者，心经也。少阴之为病，由太阴移入心经也。心经之脉，起于心中，下膈，络小肠。其支者，夹咽系目。其直者，却上肺。心主脉，《内经》曰"心之合脉也"（《五脏生成篇》），又曰"南方赤色，入通于心……是以知病之在脉也"（《金匮真言论篇》），又曰"心藏血脉之气也"（《平人气象论篇》），又曰"心者，生之本，神之变也"（《六节脏象论篇》）。此少阴之为病，所以脉微细，但欲寐也。

三阴以少阴为枢，手少阴，心也，足少阴，肾也。肾少阴之脉，起于小指之下，邪走足心，循内踝，别入跟中，贯脊，属肾，络膀胱。其直者，从肾上贯肝膈，入肺中，循喉咙，挟舌本。此少阴伤寒，所以口燥舌干而渴也。

第六节　厥阴经

《素问·热论篇》曰："（伤寒）六日，厥阴受之，厥阴之脉循阴器而络于肝，故烦满而囊缩。"

仲景《伤寒论》曰："厥阴之为病，消渴，气上撞心，心中疼热，饥而不欲食，食即吐蛔，下之利不止。"

讲：厥阴者，肝经也。厥阴受之，谓伤寒少阴之邪，移入厥阴也。厥阴肝脉，起于大指，上循足跗内踝，交出太阳之后，上腘，内循股阴，入毛中，过阴器，抵小腹，挟胃，属肝络胆，此所以腹满而囊缩也。

三阴以厥阴为阖，足厥阴，肝也，手厥阴，心主心包络也。心包络之脉，起于胸中，出，属心包络，下膈络三焦。其支者，循胸、胁、腋，循臑，行太阴少阴之间，入掌中，循中指，别掌中，循小指次指。动则病心热，心包络受邪，则心脏动踔，故气上掩心，与心脏脱离，则心若挖，故心中疼痛。其所谓饥，非真饥也，所以不欲食。食则吐蛔者，因心包络与胃相联系，寒热交错，则胃酸失调，而胃腑不和故吐蛔也。

《素问·气穴论篇》曰："背与心相控而痛，所治在天突与七椎及上纪"，又曰"上纪，胃脘也，下纪，关元也"。天突，即食管。心包络为心脏之外卫，而心脏之根，则在脊之第七椎，此《灵枢·经脉》所以云"心包络之脉，起于胸中，属心包络也"。

下之利不止者，伤寒至厥阴，肝气以津，胆汁失叙，脾胃慢其运输，大肠失其蠕动，肠壁日薄，脾络无膏。若误下之，利不止矣。

消渴者，脾不能为肺行津液，肺与三焦皆枯竭，因而消渴也。

第三编 综论

第六章 伤寒六经传递

第一节 传经之次第

伤寒六经之纲领，即如上述。其间传经之次第，亦已附带说明，即所谓伤寒一日太阳受之，二日阳明受之，三日少阳受之，四日太阴受之，五日少阴受之，六日厥阴受之，是也，是为顺序之次第。夫伤寒之病，始于太阳，无疑义也。惟从足太阳而入，或从手太阳而起，则无一定。特邪从背入，则又无疑义。太阳者，太阳也，其脉行于身后；阳明者，仲也，其脉行于身中；少阳者，季也，其脉行于身前。《素问·热论篇》曰："阳明者，十二经脉之长也。"所谓长者，盖居中传递之意。伤寒一至阳明，方有传变可言，未至阳明，或迳不传也。且三阳为腑，三阴为脏，而阳明胃经者，故兼脏腑之功用也。胃之两焦，所以灌溉五脏，别出两行，营卫之道。邪溢气塞，荣卫不行，营卫稽留，卫散营溢，外为发热，内为少气（见《灵枢·五味》《素问·气穴论篇》）。此阳明之邪，所以传少阳也。少阳焦、胆俱病，相火上炎，内烁津液，肺脏无津，脾络无液。无津故嗌干，无液故腹满，此少阳之邪，传入太阴也。相火上炎，则君火摇动，津液内烁，则骨髓干枯，口燥舌干，脉微欲寐。《灵枢·决气》曰："液脱者，骨属屈伸不利，色夭，脑髓消，胫酸，耳数鸣。"此太阴之邪，所以传入少阴也。心脏受邪，则心包络亦病。《灵枢·邪客》曰："少阴，心脉也。里六期之大主也，精神之所含也，其脏坚固，邪弗能容也。"又曰："诸邪之在于心者，皆在于心之包络。包络者，心主之脉也。"心包络与肝，同属厥阴。厥阴者，绝阴也，谓六经之缺，至比而绝也。且心肾相通之道，前在于任脉，后在于脊椎。而肝肾二脏，又同处下阴之地，肾脉络膀胱而贯肝，肝脉过阴器抵小腹，此少阴之邪，所以终传入厥阴也。

六经之名称，必分配一脏一腑者，因此一脏一腑之脉，其终点互相钩距也。六经分配手足，成为十二经者。自上而下，谓之足经，由下循上，则为手经。此伤寒传经，所以有一定次第也。

第二节　不传与越传

伤寒传经之次第，由腑以入脏，从阳而入阴，即如上述。但所云一日、二日、三日云云，乃期日之后先，非晷刻之不谬也。譬病伤寒恰三日，若不切脉神，不明症状，遽谓病在少阳，可与柴胡汤，此锲板之论，无异使病就方也。又譬伤寒病已二日，既切脉神，略知症状，然太阳之邪固未解，遽谓病传阳明，应予承气汤，此胶柱之谈，无殊悬方就病也。今世攻《伤寒》自称专门者，率曰某证某治，一若除《伤寒论》外无证，除《伤寒论》方外无剂，此非作《伤寒论》者，所逆料也。族人陈大勇士也，一日忽头项痛，腰脊强，小便短赤，请村医甲治之。甲医曰"此伤风也"，与苏荆白芷汤，一剂而病如故，再剂而病亦如故也。次请村医乙视之，乙医曰"此伤寒初起也"，开防风桂枝汤，服药三剂，而其效如甲，乃求余诊。余切其脉浮而数，予以秦艽天麻汤，一剂而汗出，其病若失。盖陈大虽偶受风邪，中于太阳，然坛酒斗米，毫量不减，是阳明强盛也，因面不传。又粤商司徒君之子，去春患伤寒，初起发热，头项痛，腰脊强，次日即腹满而口苦咽干，吐食不下。请沪医某视之，某医曰"此湿温也"，与茵陈五苓散，一剂，口苦咽干，胸痛耳聋，而热度愈壮。复诊曰"此胃家实热也，宜下之"，用承气白虎合剂，下咽，热稍退，既而一变为上热下寒，心挖疼，气上撞，昏沉谵语。伊父惧，乃邀余诊之。余切其脉微细，而证渐危，乃弃伤寒方不用，将存神命补汤翼焦饮加减，遂得平复。此为越传，初由太阳而越太阴，因误泻复由太阴而还越少阳，再因误下，更由少阳而越少阴厥阴矣。此伤寒病，所以有不传有越传，兼有还越而倒传者。彼执伤寒成法，拘拘于仲景原方者，乌足于语此哉，乌足于语此哉？

第三节　合病与并病

上节所述，伤寒有不传，有越传，更有倒传，而倒传之中，兼有合病、并病之现象。可知治伤寒病，应参证合脉以制方，不应悬方拘法而议剂。其理甚明。

《素问·热论篇》曰："两感于寒者，一日巨阳与少阴俱病，则头痛口干而烦满，二日阳明与太阳俱病，则腹满身热不欲食，谵言；三日少阳与厥阴俱病，则耳聋囊缩而厥，水浆不入，不知人，六日死。"是为并病。仲景《伤寒论》曰："病有太阳阳明，有正阳阳明，有少阳阳明……太阳阳明者，脾约是也，正阳阳明者，胃家实是也；少阳阳明者，发汗、利小便，胃中燥、实，大便难是也。"是为合病。《伤寒论》立合病、并病辨证一篇，举太阳与阳明合病，太阳与少阳合病，阳明少阳合病，三阳合病，二阳并病，太阳少阳并病。合病，应表、应清、应下；并病，可解、可刺、少下、禁下（详见八章五节湿温）。大抵并病由于脏腑受伤，荣卫不行，合病由于阳实阴虚，或阳离阴决，一为形伤气，一为气伤形。《阴阳应象大论篇》曰："喜怒伤气，寒暑伤形。"又曰："喜怒不节，寒暑过度，生乃不固。"伤寒之病，由于六淫，是为外感。而伤寒之合病、并病，则半由于五志五味，是为内伤。故《生气通天论篇》曰："春伤于风，邪气留连，乃为洞泄。夏伤于暑，秋为痎疟。秋伤于湿，上逆而咳，发为痿厥，冬伤于寒，春必温病，四时之气，更伤五脏。"因于露风，乃生寒热。又曰：味过于酸，肝气以津；味过于咸，大骨气劳；味过于苦，心气喘满；味过于甘，脾气不濡；味过于辛，筋脉阻弛。《阴阳应象大论篇》曰：怒伤肝，喜伤心，思伤脾，忧伤肺，恐伤肾。是以伤寒之病，由于六淫；伤寒之合病、并病，更由于七情（五志），五味。六淫以风为之长，七情以喜为之先，五味以酸为之首，能知此义，则《伤寒论》三百九十七法，一百一十三方，胥不外是矣。

第七章　伤寒六经主治

第一节　伤寒六法

伤寒六法，即汗、下、吐、和、温、清是也。《素问·热论篇》曰："其未满三日者，可汗而已，其满三日者，可泄而已。""黄帝曰：热病当何禁之？岐伯曰：热病少愈，食肉则复，多食则遗，此其禁也。"是《内经》治伤寒热病，只有汗、泄、禁食，而无吐，至于和、温、清三法，则《经》向无明文。《素问·至真要大论篇》虽有"劳者温之，损者温之"之说，但此温字，乃病寒之通治，不专属伤寒也。《六元正纪大论篇》曰："木郁达之，火郁发之，土郁夺之，金郁泄之，水郁折之，然调其气，过者折之，以其畏也，所谓泻之。"《灵枢·经脉》云："凡此诸病，盛则泻之，虚则补之，热则疾之，寒则留之。"故伤寒六法，汗、下、吐近于泻，和、温、清近于补。《伤寒论》六经主方，如桂枝为汗，承气为下，瓜蒂为吐，甘芍为和，姜附为温，猪胆为清。换言之，即太阳、阳明，为汗、为下、为吐，少阳为清，太阴为和、为温，少阴厥阴为温也。然如此分配，总嫌胶腻。盖病证万变，因应不同，论病制方，安能执一。

关于之才创方十剂之论，仲阳建五脏之方，景岳述八阵之议，与夫张子和之三法六门，似皆脱胎于仲景，而其实一本《内经》温、达、发、夺、泄、折、补、泻、疾、留之义，且宗补泻二义，其他一切，堪包举而靡遗。此伤寒六法，所以单用时少，兼用时多。而六法之加减乘除，五治之调和更变，其运用全在于寸心。是则可对知者道，难与俗医言矣。

第二节　伤寒五治

伤寒六法，脱胎于《内经》，为千古不易以定例，然不可执一而不知权，守成而不知变，既如上述。而六法与五治，实相维系，理宜兼举。五治伊何？一发表，二解肌，三和解，四攻里，五救里也。发表即汗，解肌即清，和解即和，攻里即下，救里即温。然其界限之混淆，亦与六法相等。盖发表以汗为解，解肌以清为表，和解以和为清，攻里以攻为泄，救里以温为和，其不能故为划分分明矣。故余谓六法者交相乘除，五治者互相连锁，合之则取携无尽，脱之则运用不灵。如太阳病用桂枝，发表也，而桂枝汤有甘芍，则为和也；阳明病制白虎，以存津也，然主承气兼桂枝，是汗下矣；少阳用柴胡，是清热也，然少柴胡姜枣，是近于温矣；太阴病用理中，是温脏也，然脉浮者宜用桂枝，是兼表汗矣；少阴病用麻附细辛，温中而微发汗，然下利者，则宜白通汤，是导下矣；厥阴病用乌梅，是救里也，然胸有邪则与瓜蒂，便脓血则取白头，是一经而兼三治矣。盖伤寒病有表有里，有半表半里，有里兼表，有表兼里。吾人研究《伤寒论》，宜师其意，而不可泥其迹，宜通其变，而不可拘其常。否则执一方而治万病，临万病而准一方，欲使病就方，或以药试病，是则今医之陋习，吾人极宜避免者也。

第三节　伤寒独断

伤寒之六法、五治，率如上述。此六法、五治，虽为仲景所集成，而视为天经地义者，则后医也。《荀子》法后王，后医法仲景，其得失参半，是非仲景之过，实后医之陋也。余以为伤寒者，固万病之纲领，而亦万病之注脚也。能治伤寒，固能治万病，然能治万病，何尝不可治伤寒？《医量》云："伤寒喜有余而苦不足。"盖伤寒，寒邪也，有余则近表，不足则入里。又曰："伤寒初起在疏表，中道在疏润，殿最在疏整。得一疏字诀，而伤寒不至变症；得一整字诀，而伤寒方可收束。故不知疏肝润肠之法，不可治伤寒，不知整肠理胃之法，亦不可以治伤寒，况中间又有扶风脏气之机妙，更非浅尝寡浅者所能窥。"《医量》此论，提疏整二字，以为六法五治之佐证，更指扶气脏气四字，以括疏整治钥，此《医量》伤寒学之抽象，固堪与天地而同流，亘江河而不废也。何则？伤寒初起，由于大肠虚热，大肠虚热，则玄府开（玄府，汗孔也），玄府开则腠理不密，而风寒从肩背入矣。风寒既入，则玄府闭，而大肠病之见证发矣。所以伤寒证无论如何变迁，而其病源，则始终不离肠胃。故仲景亦曰："阳明之为病，胃家实是也。"盖伤寒一至阳明，方有传变可言，未至阳明，或迳不传也。即如特殊伤寒，寒邪直中三阴经，疑与阳明无关矣。殊不知阳明者，胃也。胃名为腑，而兼脏腑之功用者也。寒邪中太阴，则温脾肺，温脾肺必温胃；寒邪中少阴，则巩心肾，巩心肾即巩胃；寒邪中厥阴，则疏肝及心包络。心包络与胃，相去只一间，而胃与肝胆，更互相运输，治肝、心包络，即无异于治胃。盖胃主宗筋，束筋骨而利机关者也。《灵枢·小针》篇曰："神者，正气也，客者，邪气也。"又曰："夫气之在脉也，邪气在上者，言邪气之中人也。浊气在中者，言水谷皆入于胃，其精气上注于肺，浊留于肠胃，言寒温不适，饮食不绝，而病主于肠胃。"

此伤寒一证，西方名为肠窒扶斯（即大肠虚热意），而《内经》称为热病也。能明此义，则中西之医邸可通。而有宋以来，对于伤寒原理，斫斫争辩，一切出主入奴之说，均可覆瓶而覆瓮矣。

下　卷

第四编　道论

第八章　伤寒之蜕变

第一节　概括

《伤寒论》与伤寒，其成书、原委、范围、纲领、传递、主治，历于上卷说明，而主治一章，尤为紧要。质言之，古今之明伤寒者有六法，而余只用一法；古今之治伤者用五治，而余只标一治。一法者何？"疏"字是也。一治者何？"整"字是也。医学，科学也。伤寒论，科学之有统系者也。明统系必先明轨道，明轨道必先示括弧。括弧者，标准也。伤寒病概括之，只有汗、下、禁三法，演述之，则成汗、下、吐、和、温、清六法，归纳之，仍只"疏整"二字。"疏"者，汗解与泄邪也；"整"者，匀肠与禁食也。然此乃论治而未言其病也，乃举正而未及其负也。夫负与正相生，常应变为蜕。伤寒既有五义，包风、寒、温、暑、湿，风、寒二义，本归纳伤寒之中，温、暑、湿三义，亦归纳伤寒之内。特江南江北，温湿相沿，苟不辨明，其理日晦。兹试将伤寒原理，广义的原则，举风、寒、温、暑、湿五者，用"逻辑"方法，为之概括于下。

（一）伤寒者，伤风也。风为百病之长，凡四时感冒，伤风咳嗽，皆伤寒也。

（二）伤寒者，中风者也。风者善行而数变，凡风寒中人，虽有深浅，而其为伤寒，则一也。

（三）温病者，伤寒也。温度高亢，则人病热，病热即伤寒也。

（四）暑病者，伤寒也。溽暑熏蒸，天人交困，暑气感人，身热如火，故受暑为伤寒，暑能伤气也。

（五）湿温者，风湿交感也。风能伤形，湿能生热。热病者，伤寒之类，是湿温为伤寒也。

伤寒者，即伤风、伤寒、伤暑、伤湿，一切淫邪外感，凡四时不正之气，中于人身，使人病热者，皆是也。

第二节　伤风中风

[伤风]伤风者，谓风邪客于皮毛也。《内经》曰："肺之合皮也，其荣毛也。"《素问·金匮真言论篇》又曰："其华在毛，其充其皮。"《灵兰秘典论篇》又曰："肺主身之皮毛。"《痿论篇》又曰："肺生皮毛。"《阴阳应象大论篇》又曰："热生皮毛。"故曰：皮毛者，肺其应。凡风之入皮毛也，邪留在背，而肺气为之不利。肺与大肠相表里，风邪不外出，移客于大肠，则变为广义的伤寒，留恋于肺而不去，始则伤风咳嗽，继因肺管闭塞，驯至成为肺劳。

[中风]中风者，伤寒之涵义也。一词一名，则谓之德，同德数义，则谓之涵。中风有二：一为伤寒之涵义，此中字应读为如字；二为老人中寒之别名，此中字应读为上声。《伤寒论》以脉缓恶风者，名曰中风，盖伤寒而脉缓恶风，是寒邪入于手太阳矣（说见第五章第一回）。

次，老人之中风，属于气虚，多得于四季，故其证多应于脾肾。盖吾人以肾为先天，脾为后天也。前代医家，谓中风之证，不为大实，则为大虚，以余经验而论，则大虚为确，大实为疑，然亦毋庸疑也。《医轨》曰："先医所谓大实，乃指寒邪，非指身体。"（中风论）是实者客邪实，虚者正气虚也。《内经》曰："邪气盛则实，精气夺则虚。"(《通评虚实论篇》)中风之证，本不仅老人，特以老人为多。中风之证，与特殊伤寒，寒邪直中三阴经相近，故伤寒论中方剂，如当归四逆汤，四逆加生姜吴萸汤，皆以温脏为祛风寒，故可备一格也。

第三节　温病

《素问·热论篇》曰："凡病伤寒而成温者，先夏至日为病温。"又曰："冬伤于寒，春必病温。"(《生气通天论篇》)此温病所以应入伤寒之范围也。《伤寒论》曰："太阳病，发热而渴，不恶寒者，为温病。"《内经》曰："太阳司天之政，初之气，地气迁，气乃大温，草乃早荣，温病乃作。"(《六元正纪大论篇》)又曰："阳明司天，终之气，阳气布侯反温，蛰虫来见，流水不冰，其病温。"(同上)是温病乃春行夏令，或冬行春令之所发也。故温病必热，因热气感人而发也，温病必渴，因肺燥津枯而干也。温病不恶寒者，因温病之热在内，且其邪在于太阳阳明，邪在阳分，故但恶热而不恶寒也。乃后医必分温病与伤寒为二，且以温病为瘟疫之代名。其说始于王叔和之序列，而曲解于明代吴有性。吴氏著《瘟疫论》，谓四时不正之气，发为瘟疫，其病与伤寒相似而迥殊，又谓伤寒自毛窍而入，中入脉络，从表入里，自阳至阴，故其传经有六，以次而深，瘟疫自口鼻而入，伏于募原，其邪在不表不里，或表或里，各自为病，其传变有九，因有变证兼证种种不同。岂知伤寒六经传递，乃言其常，其他越传、倒传、合病、并病、温病，即言其变。伤寒虽为外感，然与其他四时不正之气，发为疫病者不同。吴氏所论瘟疫，应列杂病之范围，与伤寒无涉，乃清医无识，盲从附和。如顾景文之《温证论治》，吴塘之《温热条辨》等书，盆枝歧出。吴论温病分上中下焦，顾论温病以"温邪上受，首先犯肺，逆传心包"十二字为前提。《吴医汇讲》记顾论出于其师叶天士，于是江南江北，积习相沿矣。

《灵枢·小针》曰："客者，邪气也。"又曰："邪气在上者，言邪气之中人也高。"夫五脏之气，皆归于肺，而肺又居脏腑最高地位，故肺病而他脏亦病。肺又与大肠相表里，肺气受邪，肠胃自然变化。伤寒病原始要终，不离肠胃，必析温病与寒伤而二之，不但违经，且与仲景之说亦背。宜陆懋修《世补斋医著》，辞而辟之也。

仲景以温病，误发汗，身灼热，热极生风，脉阴阳俱浮者为风温。今医当春令伤寒，脉浮身热，即谓之风温，或谓之温热，更大谬而特谬矣。

东垣谓少阴伤寒，邪由鼻息而入（《此事难知》），叶吴论温或本于此，然东垣以是为两感，制大羌活汤，吴遂误桂枝汤为温病主方矣。叶创论在吴先，但谓伤寒专入足经，温病专入手经，与仲景中风之说亦不合。

第四节　暑病

《素问·热论篇》曰："凡病伤寒而成温者，先夏至日为病温，后夏至日为病暑。暑当与汗皆出，勿止。"是温病本伤寒所成，而暑病亦伤寒所蜕也。温病不宜发汗，因肺叶枯燥，津液已干，发汗则重行劫津矣。暑必于汗，不宜禁汗，因暑病乃伤气而不伤形也。《内经》曰："寒伤形，热伤气。"（《阴阳应象大论篇》）又曰："因于暑，体若燔炭，汗出而散。"（《生气通天论篇》参考《内经辨惑》）又曰："春伤于风，夏生飧泄。"又曰："清气在下，则生飧泄。"又曰："气薄则发泄。"又曰："酸苦涌泄为阴。"（群见《阴阳应象大论篇》）又曰："春伤于风，邪气留连，乃为洞泄。"（《生气通天论篇》）又曰："长夏善病洞泄寒中。"又曰："南风生于夏，病在心。"又曰："中央为土，病在脾。"又曰："夏暑汗不出，秋成风疟。"（群见《金匮真言论篇》）又曰："阳之汗，以天地之雨名之；阳之气，亦天地之疾风名之。"（《阴阳应象大论篇》）又曰："天气通于肺，地气通于嗌，谷气通于脾。"（同上）故暑病一证，与伤寒之邪在太阴、少阴者相似，盖气消而脉虚弱也。后医称仲景以暑为卒病，即《金匮要略·痉湿·病脉证篇》所云"太阳中热者，暍是也"。不知此乃伤热，而非伤暑也，伤热与暑病不同。伤暑脉虚大无力，而身热无汗，伤热脉弦细芤迟，而身热汗出。伤热之证，今医谓之"热射病"，《金匮》所称"暍"是。故仲景以白虎加人参汤主之，若伤暑无汗，则应用葛陶《肘后方》之十味香薷饮。其一出一入，距离相去远矣。

第五节　湿温

《素问·生气通天论篇》曰："因于湿，首如裹，湿热不攘，大筋软短，小筋弛长，软短为拘，弛长为痿。"又曰："秋伤于湿，上逆而咳，发为痿厥。"《六元正纪大论》曰："阳明司天，四之气，寒雨降，病暴仆，振慄谵妄，少气，嗌干，引饮。"又曰："太阴司天，四之气，畏火临，溽蒸化，地气腾，蒸热相薄，湿化不流。"又曰："少阴司天，四之气，溽暑至，大雨时作，民病寒热，嗌干，黄瘅，饮发。"又曰："厥阴司天……四之气，暑溽湿热相薄，民病黄瘅，而为浮肿。"《难经》以湿温一证，属诸伤寒范围。《难经》本为解释《内经》而作，然《素问·热论篇》仅言温言暑，即其他各论，虽间言湿言温，从未连类言湿温。盖湿温即暑湿也，亦即温、暑、湿合病也。因湿温之病，先伤湿而后受暑，或先冒暑而后受湿，其交感之关系，并无一定。所以不曰暑湿，而曰湿温者，因湿温之见证，多在白露未降，或夏至以前，若曰暑湿，则与期暑相差，若曰温暑，而温病暑病，又不能包括之，此湿温之名义，所有来也。读

《素问·生气通天论篇》《六元正纪大论篇》则湿温之为病，可见一斑。越人将湿温属诸伤寒者，因湿暑之邪，多入阳明、太阴二经，或太阴、少阴二经，湿轻暑重，则归阳明，暑少湿多，则归太阴，形气两伤，则归少阴。何则？胃为水谷之海，脾为游散之脏，心肾为出纳总枢，而脾之大络，又横亘肠胃中间，胃束筋骨而利机关。伤寒之病，始终不离肠胃。近代医家，竞言温湿，西方医博，虽将此证列为伤寒类，然仍好用灌肠之法。一为知证而不知法，一为知法而不识证，胥失也。《金匮》以暑为暍，将痓湿暍列为卒病之首，曰："湿家之为病，一身尽痛，发热，身色如熏黄也。"曰："太阳中热者，是也。"《伤寒》《金匮》为王叔和所编次，文固仲景原文，编易长沙旧例，本编之举湿，虽近于湿温，而本编之举暍，则却非伤暑。（详见上节）后医往往以《金匮》之暍，当《内》《难》之暑，此白虎加人参一汤，成为杀人之具，而仲景、叔和均不肯负其责也。

湿温列入伤寒范围者，因其病类似伤寒也。然湿温与伤寒，病状相似，而征候不同。征候者，时令与象征也，今医往往互相颠倒，此不明伤寒原理之故也。《伤寒论》立合病并病辨证，自为一篇，其所举者，为太阳、阳明合病，法可表；太阳与少阳合病，法可清，阳明与少阳合病，法可下；太阳与少阳并病，法可刺。惟但举三阳，而不举三阴，是殆脱简，倘不脱简，则其治法，当可通湿温，余研究《伤寒论》于此悟其正负。

第六节　暑燥

湿温即是湿暑，或曰暑湿，即如上述。然尚有例外，亦须说明，则暑燥是已。暑燥者，乃六七月之交，时当大暑处暑，烁石流金，度热高亢，久旱不雨。气温高燥，平人感之，成一种纯粹暍证，亦可云特殊热射病。《内经》辨六气之为病至详，而论燥之病机则略，非阙也。中华民族自西徂东，先民身躯高大，肺力甚强，所居者又为西北高原之地，秋高气爽，名曰容平。起居饮食，且以是为适，故所患在湿，而不在燥。《内经》古有是书，初传于西方，后传于东方，民族迁移，学术与俱，事所必至，理有固然也。今文《内经》，虽为周秦诸子所演，然为两汉阴阳家所掺杂（详见《内经辨惑》），故中间亦论及。《素问·五运行大论篇》曰："西方生燥，在天为燥，在地为金，在体为皮毛，在脏为肺，其性为凉，其用为固，南方生热，在天为热，在地为火，在体为脉，在脏为心，其用为燥，其变燔炳。"《六元正纪大论篇》曰："太阳司天，三之气，心热瞀闷，阳明司天，燥热交合，少阳司天，民病热中，衄衊渴嚏，善暴死。"是暑燥一证，乃心脏火暴，肺叶干枯。在夏秋授受之际，或夏行秋令，秋行夏令，胥有成为此证之可能。《内经》曰"燥盛则干"，故曰"燥以干之"，又曰"燥盛则地裂"，又曰"热伤皮毛，辛伤皮毛，从其气则和，达其气则病"（《五运行大论篇》）。其他类此语者，不一而足。夫天有是气，人既是有病，六气中既有燥邪，则病原当然有燥。今不曰燥，而曰暑燥者，因燥之为病，后医皆知以生津解渴治之，惟燥而挟暑，或暑而合燥，则后医往往误治，苦温寒凉杂投。讵知此证，既不能单开香薷以谊暑，更不宜骤与白虎以解渴，用药宜近甘酸一类。所谓西方生燥，其德为清，其化为敛，以其热伤皮毛，辛伤皮毛也。（《五运行大论篇》）论孟曰："江汉以濯之，秋阳以暴之，皜皜乎不可尚已。"盖燥性恶苦，重复畏寒。《内经》虽有"逆秋气，则太阴不收，肺气交满"之文，然此乃肺气不收之病，宜《医轨》四象汤。至于暑燥，则黄裕方案中所举"菊粉络斛饮"，实为本病之主方也。

菊粉络解饮，以杭甘菊、天花粉、丝瓜络、石斛为主，佛手柑、破麦冬、莲花蕊为从，重加苇茎为导。

民国三年六月，浙江大旱，禾稻不花而死，小儿卒病衄而毙者，比户可锺。诸医投以芩、连、栀、柏、石膏、犀角、地黄之属，不应，惟予以此方，加侧柏炭为引，一剂率愈，无烦再剂。

第五编　征论

第九章　伤寒类别

第一节　轻病伤寒

轻病伤寒者，谓伤寒病证之比较轻减者也。轻病伤寒，与何得之？大约由于天时寒燠无常，运动起居失宜，特因患者，体魄尚强，而平时又善自保守，无《内经》所谓逆四时之气，过五志之伤。此轻病伤寒，所以为伤寒病中容易诊得，而亦容易忽视，转轻为重者也。《素问·热论篇》曰："其不两感于寒者，七日巨阳病衰，头痛少愈，八日阳明病衰，身热少愈，九日少阳病衰，耳聋微闻，十日太阴病衰，腹减如故，则思饮食，十一日少阴病衰，渴止不满，舌干已而嚏，十二日厥阴病衰，囊纵少腹微下，大气皆去，病得以矣。"《内经》所谓"不两感于寒者"，盖谓此类伤寒，偶受寒邪之外感，当无脏腑荣卫，不行不通之内伤，是以顺序传经，邪气渐去，正气自存。然此还就传经次第而言也，其实此类伤寒，有不待六经传遍，而霍然自愈者，是则诊治之得宜也。此种轻病伤寒，可以切脉、问苦、闻声、望色，而知其病在脏在腑，并可得知其病在何脏何腑。此种轻病伤寒，闻其声必缓而低，闻其气必酸而窒，切其脉则心沉而肺浮，脾濡而肝弦，肾小而焦散。声低气酸者，包络虚而胃实也；心沉而肺浮者，皮毛邪客，经脉血贫也；脾濡肝弦者，脾络有湿，肝回管扩也，肾小焦散者，阳气虚而肋膜有炎性也。此种轻病伤寒，原系六经俱病，而反名为轻者，因其邪客浅而肠壁无甚变化。故治此种伤寒，不外三方步骤，第一启肺祛邪，第二疏肝扶脾，第三润肠巩肾，试作公式如下：

（一）启肺祛邪为：杭白芍，茯苓皮，当归头，羌活，桔梗，钗石斛，煨葛根辈是也。

（二）疏肝扶脾为：炒橘络，炒佛手，炒扁豆，煨益智，青木香，钗石斛，炒白芍，炒当归，炙内金粉辈是也。

（三）润肠巩肾为：柏子仁，当归身，大麻仁，制菟丝饼，钗石斛，细辛，干地黄，杭白芍，制没药辈是也。

此方既属一公式，自然临时加减，自不能备列详明，为可预为声明者，凡伤寒病始终不离肠胃，始终皆须厚肠动胃。第一方葛根清胃，第二方益智磨胃，第三方细辛鼓胃，至金石斛之厚肠，杭白芍之和肠胃，首尾皆具，由斯推测，纵横变化，应用无穷矣。

第二节　重病伤寒

重病伤寒者，对轻病伤寒而言也。伤寒病在病理学上本无轻重，而在诊断学上，则轻重往往悬殊。此以邪为客，而以身为主也，且以身为客，而以脏腑为主也，更以脏腑为客，而以诊断为主也，容以诊断为客，而以药剂为主也。何则？伤寒病虽具"传染性"，然归纳其因袭总不离乎外感。《素问·热论篇》有两感于寒不两感于寒之分，两感于寒者其病重，不两感于寒者其病轻。《刺热篇》曰："肝热病者，小便先黄，腹痛多卧身热，热争则狂言及惊，胁满痛，手足躁，不得安卧，逆则头痛员员，脉引冲头也。心热病者，先不乐，数日乃热，热争则卒心痛，烦闷善呕，头痛，面赤无汗。脾热病者，先头重，颊痛，烦心，颜青，欲呕，身热，热争则腰痛不可俯仰，腹满泄，两颔痛。肺热病者，先淅然厥，起毫毛，恶风寒，舌上黄，身热，热争则喘痛，痛欲走胸膺背，不得太息，头痛不堪，汗出而寒。肾热病者，先腰痛，胻酸，苦渴，数饮，身热，热争，则项痛而强，胻寒且酸，足下热，不欲言，其逆则项痛员员澹澹然。"又曰："肝热病者，左颊先赤。心热病者，颜先赤。脾热病者，鼻先赤。肺热病者，右颊先赤。肾热病者，颐先赤。"是篇所云，盖即重病伤寒也，而皆刻日大汗，故重申之曰诸汗者，至其所胜者，汗出也。意谓此大汗汗出，非当汗而汗，乃自汗盗汗也。尤堪注意者，是篇所述脏热之病，皆先身热而后头痛项痛，脾病热，则先头重而次身热。《玉机真脏论篇》曰："脾脉者土也，孤脏以灌四旁者也。"盖脾者，卑也，俾也。位居五脏之下，容受五脏之精气，而转溉于他脏者也。是以寻常伤寒，其邪从肩背而入，所谓寒伤形也；轻病伤寒，其邪从气虚而得，所谓邪伤气也。惟重病伤寒，则形气两伤，故始于厥阴之肝，而终于少阴之肾。中间心脾肺三脏，一则体阳而位阴，心是也；一则位阴而用阳，肺是也；一则阴阳俱备，脾是也。王安道谓《素问》论伤寒为病热，言常而不言变，至仲景分寒热立辨，斯常变始备。岂知仲景之举合病并病，只论三阳，如非脱简，实失其负端。而《素问·热论篇》《刺热论篇》，真阴阳列举，正负相生，常变大备矣。试究《刺热论篇》所言之病变，无一非重病伤寒之象征，而脾病先头重，肝肾病终头项痛，尤为重病伤寒五脏俱病之见证。仲景、叔和犹有遗义，何况安道，何况近医？此《伤寒》所以为万病之纲领，而研究《伤寒论》，鼻先研究《内经》，方有常变可言，正负双辨。主治重病伤寒之方剂，则余治欧生国一案，纂入《后编方案》中，可以查考，兹不赘。

第三节　特殊伤寒

西方医博，以伤寒病之脉搏迟而热度高者为特殊伤寒。盖即伤寒论所立少阴脉证第二法二条，所谓"少阴病，始得之，反发热，脉沉者"是也。夫少阴病，邪入心肾，心为脉之节，肾为脉之根，故其病在脉。《伤寒论》六经纲领，关于少阴经，首立"少阴病，脉微细，但欲寐也"一法，而次条即辨"始得之，反发热，脉沉者"一法。

盖脉微细，则热度应低，今脉微细而身热，故曰反也。且发热后，微细之脉，突觉沉者，故曰始得之。又曰脉沉者，用示少阴病之特殊。

夫少阴为太阳之本，太阳为少阴之标，伤寒病邪由太阳传入，邪未去则身热，身热则脉浮，今不浮而微细，但欲寐，故知邪入少阴。然微细而不沉，其病尚在少阴之标，惟微细而沉，则病兼入少阴之本，是标本兼热矣，所以用"始得之"三字标出也。盖即《素问·热论篇》少阴脉贯肾，络于肺之义。此中国伤寒学，较诸西方学说，实为完备也。此种特殊伤寒，既征少阴之里寒，兼具太阳之表热，是为两感。《伤寒论》用麻附细辛汤为主方，温中发汗，兼顾其阳，是为双解，此种双解法，在伤寒六经为治本，在太阳一经为治标，在少阴一经为标本兼治。所以谓之特殊，因病征既特殊，而治法亦特殊也。至用麻附细辛汤后，更须大补心肾以起之，如还魂肉骨汤，存神命补汤，皆其选也。

还魂肉骨汤《医量》方

存神命补汤《医轨》方

此二方载入《医量》《医轨》，可以查考，故不再赘。而著者治少阴伤寒，则专用通变汤，说在《后编方案》。

第十章　伤寒坏病

第一节　坏病举隅

伤寒坏病者，非始得之而见坏，亦非传变而见坏也。若始得之而见坏，是为死证，传变而成坏，是为不治。《素问·热论篇》曰："三阴三阳，五脏六腑皆受病，荣卫不行，五脏不通，则死矣。"又曰："两感于寒者，水浆不入，不知人，六日死。"又曰："五脏已伤，六腑不通，荣卫不行，如是之后，三日乃死，何也？其血气盛，不知人，三日其气乃尽，故死矣。"第一之死，指六经皆病，第二之死，指少阳与厥阴俱病，第三之死，指阳明独病。《素问》所论坏病，都为不治。仲景《伤寒论》所辨坏病，则系不当汗而汗，不当吐而吐，不当下而下，或当汗、吐、下而过量，或应汗、吐、下而失时，皆为施治失宜，更有温针熏熨灸劫等，非法手术，迫而成坏者，仲景皆为按证立方，或检举而不立方，论治详赡，学识经验，洵属深湛。或谓坏病篇，乃系后医撰入，实非长沙原文，余则云是可无辨。盖读《伤寒》各论，可征周秦医学之系统，读《伤寒·坏病》，可见汉晋医术之实传，《伤寒论》之有价值者在此，《伤寒论》之应研究者亦在此。以下所举，均从实验而得，聊备参考，不能详也。

第二节　发颐

发颐者，邪恋少阴，不曾逐出，或伤寒将愈而发，或伤寒变坏而发，羌无一定。何谓发颐？即病入耳后颐旁，忽生流动之软核，是也。此种软核，骤视之有似腰子（肾），用手按之，则随指而软。是盖邪入肾宫，无从发泄，邪借肾气，循脉上行，所谓有诸内必形诸外也。

发颐证，书缺有间，并称不治，惟徐灵胎医案，则谓发颐宜用辛寒以下之。余读《洄溪医案》，惊其该博。然发颐为伤寒邪在少阴之副证，宜用辛温，不宜辛寒，故余治杨生一案，弃寒用辛，遂收殊功。

有一称胃发颐，与伤寒发颐相似，部位亦同，余名曰瘰疬病挟瘿。近医多以胃疬为发颐，《中国医学大辞典》亦载之。不知胃疬能溃，而肾发颐不溃，胃疬由饮食伤胃，胃腑扩张而得，与伤寒发颐邪在少阴不类，且轻重悬殊，治法大异。

第三节　刖足

发颐必兼刖足。刖足者，谓腘下僵直，如受刖刑也。膝后曲弯为腘，穴名委中。委中者，膀胱穴也。盖足少阴肾之脉，出腘内廉络膀胱，而足太阳膀胱之脉，络肾入腘中。肾合膀胱，故寒邪入肾，膀胱为之不利，而腘不能屈伸，此发颐刖足，相因而至也，凡治发颐者必兼治刖足，发颐既平，刖足自愈。余治杨生发颐刖足，邪留少阴之方，载在《医量》，名曰受辛汤，取薤白受辛之义也。

受辛汤：

干地黄　熟地黄（细辛五分，打）　酒白芍　白当归各五钱　钗石斛　炒杜仲　制菟丝　广陈皮各二钱　姜半夏一钱　姜厚朴　银柴胡　九节菖蒲各五分　姜一片　葱白二条（引）

第四节　结胸

《伤寒论》"病发于阳，而反下之，热入，因作结胸。病发于阴，而反下之，因作痞。"又曰："伤寒五六日，呕而发热者，柴胡汤证具，而以他药下之，若心下满而硬痛者，此为结胸也，大陷胸汤主之。"

伤寒之成结胸者，因邪气在表，当汗而反下。里之正气，为下所损，表之邪热，乘虚而入，故曰热入也。惟大陷胸汤，用大黄六两，芒硝一升，甘遂一钱，大陷胸丸，用大黄半斛，葶苈、芒硝、杏仁各五合。汉时一两为今二钱五分，然六两已重八钱，况加芒硝、葶苈等，皆峻猛重品，苟非形体壮实，决不能受。故《伤寒论》又有"结胸证，其脉浮大者，不可下，下之则死"之辨。余治结胸，用中陷胸汤，因仲景大小陷胸，而折中取义也。

中陷胸汤

瓜蒌仁六钱　蚌党参　金石斛　柏子仁各四钱　炒枳实　椿根皮　郁李仁各钱半

受辛汤可减枳实、石斛、蚌参、枳壳四味，而《医量》杨生医案中有之，因"杨生"本为医误下，既发颐足，且结胸也。

第五节　夹阴伤寒

夹阴伤寒者，谓受风雨后而交媾，或交媾后而受风雨也。《素问》曰"雨气通于肾""雷气通于心""风气通于肝"，故夹阴伤寒一证，其邪在少阴厥阴也。治夹阴伤寒，应导脉管之湿，而祛外卫之风，仍以巩肾固营为主。先医治夹阴伤寒，以黄芪建中汤为正方，但近时患此证者，多少年好色，身体荏弱，黄芪建中汤，尚不能任。试切目下得夹阴证，莫不心肝弦数，肾焦洪芤，脾胃迟涩，往往脉证相连。俗医以弦数为热，洪芤为实，迟涩为积，非误汗则误下，甚至与白虎、陷胸，以速其死。余在《医轨》，对于下医，特辟其妄，非好辨也。本证方案，载在《后编》，用备查考。

第六节　房劳复（阴阳易）

房劳有二：一为脱力房劳，一为病虚房劳。脱力房劳，即古人所谓"交媾行百里者病，行百里而交媾者死"。病虚房劳，即《伤寒论·坏病》上篇，所举"房劳复"是也。是二证者，与伤寒新愈，起居服食作劳，所谓"劳复食复"者，完全不同。房劳宜杞菊地黄汤、当归四逆汤，房劳复，男以六味地黄汤，女以四物汤为主，或二味杞菊汤，甚者用大奇恒饮，参考《后编方案》。

阴阳易者，谓男女易病也，如男传不病之女，女传不病之男。盖因其人患伤寒重证，久病新瘥，余邪未解，犯之辄复也。《伤寒论》用烧裈散，而著者则用正小奇恒饮，负小奇恒饮。

（一）正小奇恒饮（男）：

黄木通一钱　酥蛤粉一钱　忍冬藤二钱　小甘草一钱　炒枳实佛手柑各一钱五分　土茯苓五钱

（二）负小奇恒饮（女）：

茜草根四钱　黄条芩三分　淫羊藿一钱五分　川郁金七分　生白芍四钱　夏枯草一钱五分　佩兰一钱　土茯苓五钱

若用小奇恒饮尚未复，可进大奇恒饮，说详《后编方案》。

第六编　结论

第十一章　伤寒论之过程与进展

第一节　伤寒学在医学上之位置

《素问·天元纪大论篇》曰："厥阴之上，风气主之；少阴之上，热气主之；太阴之上，湿气主之；少阳之上，相火主之；阳明之上，燥气主之；太阳之上，寒气主之，所谓本也。"又曰："子午之岁，上见少阴；丑未之岁，上见太阴；寅申之岁，上见少阳；卯酉之岁，上见阳明；辰戌之岁，上见太阳；已亥之岁，上见厥阴少阴，所谓（标）也。"《五运行大论篇》曰："黄帝曰，冯乎？岐伯曰：大气举之也。燥以干之，暑以蒸之，风以动之，湿以润之，寒以坚之，火以温之，故风寒在下，燥热在上，湿气在中，火游行其间，寒暑六入，故令虚而化生也。"又曰："燥胜则地干，暑胜则地热，风胜则地动，湿胜则地泥，寒胜则地裂，火胜则地固也。"制汤丸以治六经，明脏腑也，而六气以风为长，故曰："风者，百病之长也，善行而数变。"（《六元正纪大论篇》）以寒为胜，故曰："虚邪与卫气相搏，阴盛者则为寒。"（《灵枢·刺节真邪论》）风寒相并，则化为热，此伤寒所以始于太阳寒水，而热病皆为伤寒类也。伤寒必传经，传经必循叙，虽有不传、越传、倒传，及合病、并病、俱病、易病之候，然某病在某经，何经具何病，或上或下，在表在里，治本治标，各有其主，各有所见，理论其名，象征其实。《伤寒论》一书，可与正中见负，纵处悟横，此《伤寒》所以为万病之纲领，而仲景《伤寒论》，因成中国医学上第一方书也。至伤寒学之位置，视他医科，本为特隆，不仅中国为独也。

第二节　伤寒学之比例

伤寒学说，在医学上位置之隆重，既如上节所述。盖伤寒者，变之医学也。易曰："通其变，使民不倦，神而化之，使民宜之。"此之谓也，是以治病而不明其变，特头痛医头，脚痛医脚已耳，治医而不通其变，则执一方而治万病，终至记万方，而不能愈一病已。何则？舍虽同，而病合不同，病合虽同，而病原不同，病原同矣，而病机变又不同，故治病必先决其病舍，次求其病合，既知病舍病合，乃进而推其病原病机，既洞病原病机，再进而明其病变，斯治医之能事毕，纵横中外，上下古今，乃无不可治之病。而伤寒学一科，实具万病因应之机能，故治病而能通伤寒，则此医生笔下，当无夭札之人，治学而能明伤寒，则医学学说，纵极精湛，病象变迁，虽极繁复，而吾人论病处方，对证施治，无殊庖丁之解牛，恢恢然游刃有余，批郤导窾，芒刃不折，靡不中程。何则？人生与医学，本相对的，医学与伤寒，是相对的，伤寒理论与其实验，也是相对的，于何见之？于治病之时间空间上见之。抽绎已频，兹再索引一例，以明非诳。

《素问·金匮真言论篇》曰："平旦至日中，天之阳，阳中之阳也；日中至黄昏，天之阳，阳中之阴也，合夜至鸡鸣，天之阴，阴中之阴也；鸡鸣至平旦，天之阴，阴中之阳也。"

《脏气法时论篇》曰："肝病者，平旦慧，下晡甚，夜半静。""心病者，日中慧，夜半甚，平旦静。""脾病者，日昳慧，日出甚，下晡静。""肺病者，下晡慧，日中甚，平旦静。"肾病者，夜半慧，四季甚，下晡静。"

仲景《伤寒论》曰："太阳病欲解时，从巳至未上。""阳明病欲解时，从申至戌上。""少阳病欲解时，从寅至辰上，太阴病欲解时，从亥至丑上，少阴病欲解时，从子至寅上。""厥阴病欲解时，从丑至卯上。"

《素问·气厥论篇》曰："肾移寒于肝,臃肿,脾移寒于肝,筋挛,肝移寒于心,狂隔,心移寒于肺,肺消;肺移寒于肾,涌水。"

试将上列之时间空间,与伤寒相乘除,复将伤寒之进退,与他病相加减,虽病证万变,病状不同,然而病舍、病合、病原、病机,胥可推测而得,是为"比例"。熟斯比例,不但可以治伤寒,而亦可治万病。因伤寒有乘传,而万病亦不外乘传,乘传之谓变,明变之谓学,通变之谓医,较诸沽执于器械,沉迷于细菌,疑似于病灶,其简纷粗确,为何如哉?此伤寒学所以广,而中国伤寒学所以高贵也。

第三节　伤寒学之终结

中国伤寒学,以《内经》为纲,《难经》为纬;伤寒之学说,以《素问·热论篇》为纲,仲景《伤寒论》为纬,此治中国医学者,所同认也。且中国医学,独伤寒一科为最完全,而伤寒学说,又以仲景《伤寒论》为最有统系,能合《内》《难》之轨道,此又治伤寒学者,所同认也。惟学术之变迁,日新而月异。中国之科学,发皇于周秦,而封步于秦汉。秦始焚书坑儒,不毁方术,影响绝少,汉武尊崇儒术,表彰六经,影响綦巨。使太史公不为扁鹊仓公立传,则仲景《伤寒论》或竟不撰,未可知也。班孟坚列医家为方技,当时遂盛行房中医。帝王与史家,其权力足以牢笼学术若此,此叔和之功,所以不可没也。大约北宋以前,以杂病为重,伤寒为轻,宋金以后,则伤寒与杂病互相平衡;明清至现在,几全入于伤寒时代,学者之医,固以研究伤寒为唯一任务,即时医市方,亦以未读《伤寒论》为耻。然注《伤寒论》者,无虑数十百家,而真能上追《灵》《素》,下贯晋唐,则固寥寥无几也。俞嘉言、黄元御之流,文非不工，而于理或缺；陈修园、王孟英辈，伤寒杂病，茫不能辨，妄加牵补，而世医乃奉为圭臬，良可慨也。迨西说输入，始知伤寒之重要，无间东西。将来书文同轨，精神之科学与物质之科学，互相发挥，真理若一，成为"唯生哲学"。庶几明经辨脉，清邪厚肠，足以补西说之阙者，必从伤寒一科，尽量研究入手，断无疑也。

论说至斯，姑行辍笔，欣将理论征诸实验，复持实验反诸理论，贯澈提摄错综，洞明蜕变征结，可续《后编方案》。

宝溪学说伤寒论蜕终

伤寒论蜕后编——伤寒病证实验方案

导言一

中医谓伤寒病始于太阳，其病舍在小肠、膀胱；西医谓伤寒之病灶，在小肠黏膜面遗烂，是其学说同也。中医谓伤寒病，有六经之传受；西医则谓伤寒菌占据肠之淋巴腺，由淋巴腺蔓延于身体各部。其学说似不同矣，但西医所云淋巴腺者，即中医所谓络脉也。三阳为络，三阴为经。三阳，太阳少阳阳明也；三阴，太阴少阴厥阴也。伤寒病起于太阳，传入阳明、少阳，再乘传太阴、少阴、厥阴，此为中医六经传变之定例，亦犹西谓伤寒菌之栖息。除淋巴腺外，凡骨髓肝脾诸重要脏器，更大肆繁殖，经过十四日左右，繁殖至不能容，乃扩充于血液之中，周遍及于全身焉。在理论上又无不同如是，所不同者，西医谓伤寒之病原，其杆形微菌，自口而入，中医则谓伤寒之病原，其风邪从项背而入（按：小肠脉循臑出肩绕肩，膀胱脉循肩挟脊抵腰），是西医言其因，而中医论其果也。然微菌虫也，风字从虫，《论衡》云："凡虫为风字，仓颉知之。"又曰："虫为风所生，取气于风，故八日而化生。"故风虫一也。中医以风、寒、暑、湿、燥为病之原，西医以微虫细菌，为病之原。夫风、寒、暑、湿、燥，空气之转变也，微虫细菌，亦空气之酝酿也。大快意气，嗷而为风，员气室气，礴而为雷，温湿相煦，则虫虫生，中医谓之湿热，西医统谓之炎。春夏温湿当令，故伤寒霍乱，较诸秋冬为猖，秋冬寒燥司权，故赤痢肠炎，较诸春夏为獗。西医知微虫细菌为病之原，知伤寒之细菌，繁殖于骨髓、肝脾、大肠，然不知消灭此微虫细菌之特效药，故西医论病，有时比中医为确，而分治以稽功，反视中医为减，抑有由也。夫伤寒病始终不离肠脾，故伤寒之见证，在中医以太阳、阳明、太阴为常，而以传入少阳、少阴、厥阴为变。采西医之理论，博国药之储能，循标本而辨逆从，通传变而明病舍，自堪得手应心，万举万当，何必沉迷于细菌，疑似于病灶哉？此伤寒方案所由举也。仍加六经等字者，在不谷提撕一隅，冀读者得以三反，且不欲将祖宗所遗留者，一旦毁弃也。

导言二

伤寒方案，仍循六经，各举一隅，既如上述。但伤寒范围甚广，有本证，有类证，有急病，有坏病。西医对于本证，有待期计日等说，治法甚版，较诸中医沾沾于传经者，可云难弟难兄。而对于类证，如霍乱辈，则治法至约，收效兼宏。惟对于急病坏病，则非其所长。关于坏病尤甚，间曾谈虎色变，所谓"特殊伤寒"也。不谷对于伤寒理论，都如《论蜕》所陈，则对方案实验，亦应如《论蜕》所举，用树正鹄。因近医多固，学习方书，先求医案，苟无方案，视为不完。然人身气体不同，受病浅深不一，加之病象万变，水土异宜，故方剂之大小，分两之重轻，决难斠若画一。仲景治伤寒，立三百九十七法，集一百一十二方，不可谓不备，但许多张皇补苴，乃救误治之失。夫论病制方，对证下药，明医之责也，若为误攻，误下，误汗，误针，而张皇补苴，虽集一千一百二十方，亦不能牢笼万病，化险为夷，又乌得人人耳提而面命之哉？何则？俗医既固且顽，而以南医为尤甚，往往以不知为知，而翻以知者为不知。故不谷此篇，每证只举一案，每案只列一方，胥由实验而获，不掺半字虚谈，俾后贤治伤寒者，有所根据，不至多歧亡羊。先本病，次类证，次急病坏病。本变也而吾以为常，本奇也而吾返之正。倘读斯案而犹未喻，可征诸《明教百方》《金匮参衡》。

上编　伤寒本病

第一章　六经方案

（一）太阳病

黄女士

六脉濡涩，舌苔黄干，汗孔闭塞，热度甚高，大溲不通，盲肠有阻。此伤寒病之初起者，病舍在于太阳，应启肺通肠，生津退热，却受汤主之。

（主）金石斛　天花粉

（从）炒陈香橼　白茯苓　炒白芍

（导）陈藿香　陈泽兰　炙没药

（引）羌活

[一剂知，三剂已]

说明：凡伤寒病初起，其人必发热气喘，头痛脊僵，骨节酸楚，胃纳不进，大溲中秘，小溲短赤，口中有酸气，微微刺人鼻观。西医名为肠室扶斯，谓病原由于伤寒杆菌，故以涤肠为治。而不咎主修肠壁而生津液，畅肺气已清盲肠，不拘于桂枝麻黄也。此为不咎治伤寒先决问题，一切中西传经、越传、按日待期等都锼法子，胥缓而不谈，只取《素问·热论篇》"伤寒一日巨阳受之"云云，制却受汤。盖伤寒本为病热，而不咎以生津退热却之，明示不欲受之意，受既却亦，何况于传。

主、从、导、引、加：《黄溪医轨》，自七钱至一两为主，四钱至六钱为从，一钱至三钱为导，一分至七分为引，轻重用舍无定为加。

（二）阳明病

杜夫人

六脉弦长，舌苔厚腻，口渴无津，大热不退，大溲既无，满不欲食。伤寒已四五日，病象入于阳明，应清胃通肠，生津解热，虚受汤主之。

（主）天花粉　金石斛　白茯苓

（从）生白芍　炒扁豆　丝瓜络　炒佛手

（导）粉葛根　陈佩兰　陈藿梗　炒枳实　木通

[一剂汗，三剂解热]

说明：凡伤寒病已数日，大热无汗，胸胁胀痛，痛不能食，两溲皆难，时作呕状，是为"真伤寒"。盖伤寒初起，可以生津退热，启肺通肠以却之。若转入阳明，则虽欲却而已不能却，因其邪在于胃也。伤寒论曰："阳明之为病，胃家实也。"胃家实三字，可谓一语破的。《素问·热论篇》曰："伤寒二日，阳明受之，阳明主肉。"良以胃为肌质，胃之组织，肉筋横行，故胃主肌。解热者，解胃之邪，而清胃之实也。解胃必须发汗，清胃必须动肠，发汗所以表邪，动肠所以正胃。仲景之葛根承气，一汗一下，可谓正治，然葛根用姜桂，于今人气体，十九不宜，以邪在胃，而热在肌也。故不谷于正治之外，制虚受汤。《生气通天论篇》曰："受如持虚。"《五脏别论篇》曰："水谷入胃，则胃实而肠虚，食下，则肠实而胃虚。"名为虚受，是承却受之意，而兼从治横治之量。不曰下而曰清，不曰汗而曰解者，师其法而不袭其方，亦时代使然也。至西医用灌汤之法，固亦下之之意，然因热度亢进，而罨冰块，是逆治也矣，不足为训。

（三）少阳病

张记室

六脉弦数，舌苔黄淡，口苦嗌干，头晕目眩，寒热无常，大小不利。伤寒已五六日，病见证于少阳，应和脾胃，疏肝胆，却变汤主之。

（主）炒白芍　天花粉　白茯苓

（从）炒佛手　炒橘络　丝瓜络　炒扁豆　金石斛

（导）陈泽兰　姜竹茹

（引）陈胆星

（加）火麻仁　青木香　炒当归　银柴胡

[一剂知，三剂平]

说明：凡伤寒五六日至七八日，传于少阳，或原属类伤寒，因医师误治，变为伤寒少阳证。寒热无常，有如疟疾，证居半表半里之间，病在可轻可重之候，仲景以小柴胡为主，柴胡桂枝、大柴胡为次，而以汗、吐、下为禁，经常权变，可谓得宜。然伤寒病舍既在肠，而病合在脾。脾之大络，为人身络脉之大本营，脾络嗌与肝回管相接，胆附与肝，治肝即所以治胆，治脾络即所以清肝扇。动析以疏肝，疏肝以清胆，和肠以动析，理固相因而至者。西医谓伤寒杆菌，喜居肝脾等重要脏器，繁殖乃滋，故易传变。却变汤以增液酸杀细菌为的，抵抗之力既强，乘传之患可免，较诸伤寒论方，实进一解。惟加减之量，因病象而施，不宜执一耳。析音析，牛脾为析，《周礼·脾析粗醢》注牛百叶也，脾之横叶，西医名曰：胰腺，日医造名曰膵，脾为鱼形能喷，故制析字以宠之（参考《医轨》）。

（四）太阴病

欧生国

六脉左迟右濡，舌苔干淡，伤寒传入太阴，湿入脾之大络，不能为肺行其津液，因而肠炎、肺炎。应通肠畅肺，祛湿清热，不变汤主之。

（主）金石斛　天花粉　带皮苓
（从）柏子仁　丝瓜络　陈泽兰
（导）当归身　桑白皮　小甘草
（引）茜草根　黑芥穗　苏藿梗

[一剂知，三剂退]

说明：凡伤寒病自七日至十日后，传于太阴者，其证候几与初起无别，惟气体较为薄弱耳。因三阳以太阳为开，三阴以太阴为开。太阴之脾肺，与肠胃相表里，太阳之小肠膀胱，与肺盲肠相应。换言之，太阳之脏，即为太阴之腑，故其病象，若合符节。虽曰有浅深，而实无浅深，所以仲景以桂枝加芍药大黄为左右，仍未变前法也。不谷既不用桂枝、麻黄，故不用大黄、芍药，理法同而方剂异，亦时代使然也。盖伤寒可泻，今医已知之。况伤寒传太阴，热度愈潮，西医且用罨冰之法，更谁敢用桂枝。不谷以厚肠祛湿，畅肺生津为治。制不变汤，乃吮古人之胾，而弃其骨。因为伤寒一症，自始至终，不离肠脾。故西医与肠炎病进，加以肺炎之名，言其标也，不谷治以此方，言其本也。欧生国一案，经过德医治疗，再由不谷治愈。不但治太阴伤寒，且可通治湿温邪热，所取舍者，惟当归、芍药而已，次则柏子仁、制没药而已。因用当归须以茜根为引，芍药应以黄连为引，至柏实之润肠，没药之通盲肠，亦微有出入也。

（五）少阴病
陈女士

六脉肝肾沉迟，余皆弦数，舌苔干淡，心脏气逆，热度上高低下。伤寒病传少阴，应匀热厚肠，纳气归肾，通变汤主之。

金钗石斛　天花粉　生白芍各五钱　炒佛手　炒香橼　白茯神　炒柏子仁各四钱　炒蔓荆子　制菟丝子各一钱　炒丝瓜络一段

[一剂平，三剂解]

说明：石斛、花粉，所以厚肠，亦所以退热，为伤寒特效药，故为本方之主。佛手、香橼，补肝胆，能杀菌，为本方之从，加白芍以和之，则功用愈大。柏仁补心肾，导以茯神、菟丝，使管气下旋，不至上壅心脏。蔓荆通肾窍，瓜络护心囊，又可清热，通解气舒，清则热降，名为"变通"者，盖伤寒病至心肾，少阴而其变始速。通古今之传变，集中西之大成，非有真知灼见者，不是语与斯也。

（六）厥阴病

萧镜清先生

六脉弦浮而芤，舌苔灰绛无津，肾气不藏，壅于心脏，肝风内煽，逆于心包，面赤戴阳，胃虚欲吐，上热下寒，热不炙手。伤寒病突犯厥阴，应辛以柔肾，酸以敛肝，应变汤主之。

（主）干地黄细辛打　当归身　姜炒橘络　白茯神

（从）金石斛　炒柏子仁　炒白芍　盐炒丝瓜络

（导）制菟丝子　陈茱萸肉　陈泽兰

（引）茜草根　远志炭　吴茱萸炒姜黄连

[一剂平，三剂转]

说明：凡伤寒病至厥阴，为最危急之候，所谓生死关头也。以表里而论，三阳在表，三阴在里，三阳为腑，三阴为脏。厥阴者，少阳之里也，少阳治在肝胆，而厥阴治在肝肾，病已进矣。少阳之标为三焦，厥阴之标为心包络，治更棘也矣。况病合在厥阴者，其病舍亦必游移。因厥阴伤寒，非越传则突犯也。西医治伤寒至三阴，在太阴所愈者少，至少阴所愈者更少，至于厥阴从无一愈者，所谓肠出血是也。仲景以白头翁、乌梅丸、当归四逆为正负，并立烧辉，思想可谓奇伟，后医望尘莫及。不谷始终以金石斛、天花粉，为修理肠壁之工具，既免西医肠出血之危，亦免仲景张皇补直，及于裤裆之德，极伤寒之能事，破中西之载书。《素问·诊要终经论篇》曰："厥阴终者，中热嗌干，善溺心烦，舌卷卵缩。"虽不端论伤寒，而伤寒厥阴，亦不外是，故不谷于应变汤外，复"大小受辛汤""大小齐恒饮"以应之。

附说

上海大华医院院长德医金燮章君，前岁患重病伤寒，由其师友诊治月余，危险难期已过，终因气体薄弱，愈不能支。乃邀不谷脉之，当为处不变汤，并教以石斛露代茶。未三日遂霍然而起，此金石斛能厚肠之特征也。至不谷治盲肠炎，率用制没药自一钱半以至六钱，蟠毛立启，毒血立清，可免割治之危，即此一端，堪以盱眙仲景，鞭答欧美，倒置溯洄，况冥行摘埴之俗医哉？

下编　伤寒类证

第一章　类证方案

（一）霍乱

杨先生

六脉洪芤，舌苔干淡，上吐下泻，腹痛如绞，病起仓促，是真霍乱，应和肠胃，存津液，复脾汤主之。

（主）炒扁豆　炒白芍　炒橘络　金石斛

（从）陈藿香　茯苓块

（导）香薷　姜厚朴　南木香　陈泽兰　制乌梅

（加）炒米仁　米炒党参　盐炒丝瓜络

一剂平，再剂已

（二）寒性霍乱

郑先生

六脉沉革，舌苔白腻，呕吐少利，腹痛头眩，手足厥冷，霍乱转筋，是为寒邪入里，暖脏汤主之。

（主）姜炒橘络　盐炒丝瓜络　香薷

（从）陈藿香　炒扁豆　南木香

（导）姜厚朴　蜀椒红　六神曲

（引）陈泽兰　小茴香

（加）煨姜　葱白

一剂平，再剂已

（三）干霍乱

李印工

六脉沉伏，舌苔干黄，发热身疼，小腹绞痛，津液枯竭，两便俱无，是为干霍乱，病舍在于奇经，理冲汤主之

（主）白茯苓　天花粉　金石斛

（从）陈泽兰　黄木通　丝瓜络　香薷

（导）陈藿梗　猪苓　泽泻

（引）黑芥穗　葱白

一剂通，再剂畅

说明：霍乱之为病，西医名曰虎拉脱，称为急性传染病。病原由于一种霍乱菌，菌形粗而短，略作弯曲，如新月状。论其证候，第一为吐泻，更有吐泻两无二死者，故以第二证候为最强，即"干霍乱"是也。至于中国医学上，霍乱名词，在《灵枢》上已有之，称其"清浊相干，乱于肠胃"，《伤寒论》谓"呕吐而利，名曰霍乱"。是皆论霍乱之最早者。至霍乱之病征，固以吐泻为最普通，不吐不泻为最危急，然亦有吐而不泻者。中医名吐泻者为湿霍乱，不吐不泻者为干霍乱。是为霍乱、转筋，及寒霍乱、热霍乱之分，其实霍乱无不转筋者，不过略有轻重而已，又霍乱率带寒性，挟有热性者甚少。因霍乱之发生，在于春夏，以春夏之气，温湿当权，温湿相煦，则虫虫生，苍蝇之属，薨薨此际。长夏之时，炎威丽天，平人喜饮冷水，对于瓜果之类，往往恣意啜啖，皆为霍乱诱因。仲景治霍乱，呕吐而利，用理中丸；利止亡血用四逆，发热身痛，热多饮水，用五苓散，其法已备。及《葛稚川陶贞白肘后方》，用十味香薷，其法更备，不谷将暖脏汤治寒性霍乱，复脾汤治真霍乱，更以理冲汤治不吐不泻，涓滴俱无者，其理益明。盖无论何种霍乱，测其病舍，统不离肠胃。肠胃以津液为主，脾为造津液之唯一器

官，又为络脉之大本营，与奇经八脉互相输溢。热多饮水，二溲不通，转筋入腹，病舍在冲可知。理冲汤者，解理冲脉，而使之输泻者也。

（四）中风

张日勤丈

六脉微滑，舌苔厚腻，风邪直中经络，舍于孙脉，萎顿床褥，饥饱不止，两溲淋漓，需人更换。然病证虽痼，尚可起废，以脉息甚和也，"大秦艽汤"主之。

（主）当归身　生白芍　干地黄

（从）天麻　金石斛　姜炒橘络　海风藤

（导）秦艽川芎莒　羌活

（引）牛膝　肉桂

（加）桑枝三尺

（五）类中风（内风）

麦先生

六脉沉迟，趺阳脉弱，沉则为寒，弱则为结，舌苔黄厚中灰，大溲先黄后黑，必待黑粪尽下，肠胃方见清明，应宣通脏腑，而利机关，桔梗饮主之。

桔梗三分　陈佩兰一钱五分　川郁金七分　威灵仙一钱　天麻一钱五分　银柴胡五分　姜南星七分　熟枣仁一钱五分　当归头三钱　朱趺神四钱　白趺苓六钱　生白芍一两

加羌独活，络石藤。

一剂知，十剂已

（六）湿温

翁氏室

六脉右濡左沉，舌苔边腻中剥，午后潮热，晨间稍静，头面虚肿，骨节酸软，此与伤寒病传太阴相似，今医所谓湿温也，不变汤半，翼焦饮一。

（主）金石斛　天花粉　带皮苓

（从）丝瓜络　炒白芍　炒扁豆

（导）陈泽兰　陈藿梗　生艾实　木通　桑根白皮

（加）白茅根、活水芦根

（七）热病

吴小姐

六脉弦数，舌苔光绛，大热不退，心脏如焚，血燥津枯，五液皆涸，肝气内变，相火上炎，甘露饮主之。

（主）天花粉　金石斛　生白芍

（从）生地黄　朱茯神　丝瓜络

（导）陈茱萸肉　莲须　玄参　木通

（引）龙胆草

一剂低，五剂退

（八）温病

钟右

六脉濡涩并见，舌苔厚薄不匀，湿入两焦，阻泝脾之大络。漉入大肠，盲肠闭塞，肺气不舒，此与伤寒湿痹相近，惟小大利相反，却受汤半，涤肠饮一，减却受分两，加"涤肠"成一剂。（他案准此）

（主）炒白芍　盐炒橘络　瓜蒌根　土茯苓　白茯苓

（从）金石斛　扁豆炭　炙没

（导）陈藿香　姜厚朴　盐炒淫羊藿　陈泽兰

（引）炒槐米

（加）炒当归

（九）暍

林夫人

六脉上实下虚，舌苔边绛中粉，心热如焚，四肢不灼，小溲如血，大解不通，此《内经》所谓"暍"，《伤寒论》所谓"夏日多饮水，水行皮中"，西方称此证为"热射病"是也，金莲饮主之。

（主）金石斛　生白芍　天花粉

（从）莲花须　茯苓皮　陈泽兰　丝瓜络　生地黄

（导）朱茯神　桑白皮　苦参

（引）六一散

（加）活水芦根二尺

一剂知，三剂已

（十）暑

高先生

六脉浮大，舌苔灰淡，中气不畅，汗孔闭塞，外热而内寒，腑热而脏冷，是阳气为邪所遏，逡回而不能入也，道暑汤主之。

（主）带皮茯苓　扁豆炭　炒白芍

（从）陈藿香　香薷　炒橘皮

（导）姜厚朴　六神曲　葛根　党参

（引）青木香　麻黄　炙甘草

第二章　急病坏病方案

（一）夹阴伤寒

杨先生

六脉弦濡，舌苔粗绛，面赤头胀，心脏跳荡，四肢酸麻，小值疼痛，此伤寒夹阴也，得之于风雨前后，正奇恒饮主之。

（主）带皮苓　生淮药　天花粉

（从）当归头　白茯苓　生白芍　制菟丝　青龙齿

（导）陈泽兰　粉葛根

（引）黑芥穗　姜黄连　千白芷

（加）姜竹茹　白果肉

说明：夹阴伤寒，向无是名，先医谓"走百里而行房者死，行房而走百里者病"，殆近此证焉。从侄某一日走七十里而行房，次日遂病，初就诊于余，余以巩心肾为治，病有间矣。其家长冀速愈，复请他医脉之，与泻白汤，遂奄忽而死。至通俗所云夹阴伤寒，乃受风雨后而交媾，或交媾后而受风雨也。果而，是与妇女热入血室一证，大同小异矣。凡夹阴伤寒，其身必大热，胃气上冲，有时唾血，以奇经受伤也。而俗医往往予以寒凉，因之生命不保者比比。盖此证既夹外感，复受内伤，名为伤寒，实非伤寒。伤寒病舍有定，而此证只有病合，而无一定之病舍，斯其变也。

（二）房劳复

金夫人

六脉脏沉而解跳，舌苔中腻而无津，全身骨节疼痛，腰际如断，加之厥气上逆，胃恶欲呕，奇经牵掣，大小不利，此肝肾大虚也，三奇恒饮主之。

（主）姜炒橘皮　炒当归　炒白芍

（从）制菟丝子　炒扁豆　炒柏子仁　干地黄（细辛三分，打）　肉桂

（导）煨益智　姜半夏　陈泽兰　茜草根

（引）吴茱萸炒黄连　内金粉

（加）枸杞子

郑先生

六脉急沉不鼓，舌苔干淡无津，腰际若断，阴卷囊缩，有如被踢，痛不可忍，二便皆无，畏寒震颤，胃不能食，得之于醉饱御妇，二奇恒饮主之。

（主）陈炒香橼　干地黄（细辛，打）　制菟丝子　酒炒白芍

（从）炒柏子仁　陈藿香梗　盐炒当归

（导）米炒党参　巴戟天

（引）陈泽兰　姜附片　玉桂

（加）茺蔚子

一剂伸，二剂复

说明：《伤寒论》以烧裈散治阴阳易，此种方剂，不过理想而，或非种景原意，而为后人所增。其实阴阳易之象证，与伤寒厥阴、大同小异，而与少阳厥阴之厥逆，所谓机关不利，虚满善呕者，则几无别。大抵男子近少阳，女子近厥阴。因男子以气为主，女子以血为主，故其见证如是。上列二方皆不谷近岁临诊而得，以枸杞加女，以茺蔚加男，即互易之义。至阴阳易皆为阴证，其治在督任冲带，故用"二奇恒三奇恒"命名，二为偶，三为奇，与奇偶之上，复加奇偶，所以别于夹阴伤寒也。《内经》曰："阴阳反作，相对，

奇恒事也，揆度事也。"知揆度之事，然后可以悟奇恒（详见《内经辨惑》《刚底灵素》），然后可以治急病。

（三）阴阳易

正负小奇恒饮，方案载《论蜕》中。

（四）发颐刖足

大受辛汤，方案载《论蜕》中。

（五）结胸

中陷胸汤，方案载《论蜕》中。

黄溪大案

自 序

不慧研经廿年，炼案一纪，向来不与时医争名，不与西医争胜，所以然者，耕自家园地犹恐旱荒，更何暇与妁妁者角闲气哉？中国社会，一向盲目，谁为洞垣，谁为户外，一向辨别不清。病家不知择医，往往将大小生命，付诸庸刽之手；医家不肯服善，人人以侉师野习，予智自雄，彼江湖丐食者无讥矣。其拥皋授徒、冠委领会者何如乎？亦不过记方数味之学而已，执此以赚目论耳食之流而已。请其起一重证，治一复病，援经断案，准中析西，不慧实未之闻，抑之未见也。夫国医之学，渊于《灵》《素》，而《灵》《素》之道，寓于奇恒，证求奇恒之律，则在揆度。揆度者，生可循量而得之，死可解剖而视之，故揆度为上乘，解剖为下乘也。今医不明揆度之术，始侧重解剖，侧重解剖已流下乘，乃更不信解剖，试问更从何地证明奇恒、运用揆度耶？然揆度至理不讲久矣，秦汉卢张还循，对勘先师丹溪，还举因治，今医于此亦视为畏途，乌得不冥行盲摸，历以他人生命为儿戏欤！

本岁病舍在于大肠，病原起于寒湿，不慧曾举方登报，纠议上书，未尝不忠。奈言者谆谆，听者寂寂，但不慧不因此自馁，质言之。近医不听远医，当有听者，今医不从后医，必有从者。兹编所陈，非大巧，乃大勇也。名为大案者，明示此种医状，为中外古今不治之病，尚非今医所能胜任，发皇光大有待来贤。孟子车曰："若夫豪杰之士，虽无文王犹兴，员舆每每，岂尽凡民？

中华民国建国十八年九月九日黄溪陈无替书于上海金带围楼

第一案　主心肾

刘叔垣先生湿入圆椎，横行骨络，传为索泽，流为附肿，古名湿痹案

刘叔垣先生于去岁得病，曾经跃不知人二次，今年三月中旬，其哲副佛瓶兄邀不慧诊治。时已不能起床，面色惨白无华，自踵至顶，无一地不虚肿，内脏骨节，无一处不酸痛。且大溲秘，小溲短，胃不能食，得食则呕，头重恶风，痰多难吐，两目无光，语言难出。前医有谓"肝厥"者，有云"气虚"者，所服方剂百余，大都先主下气，为砂、术之类；后主补气，为参、芪之辈，因其象证复杂，不易断定为何病也。不慧向来诊病，对于前手方剂，不喜纵观，逆知不只不足为参考之资，且一钥百匙，杂凑乱开，徒败人意。惟处方既竟，或粗阅之，看他是否"因病制方，对证下药"而已。盖此种复杂之象证，多方书所未载，非今医所能胜任，亦非古人所能形容，独求诸《灵》《素》或尚描得一二，然必平时夙有洞切之研究，临床方有领会之贯通，方能轻重得宜，后先不忒。不慧治理本证，先从揆度入手，一方皆服二剂，一剂分为四杯，七日便能起坐，旬余可杖而行。一月有半，病态都已，独脚肿未退，腰际堕重耳。故廿二诊而降，专以"导肾针肓，行水去湿"为治。复十五诊，痼痛湿始瘳，因系病名若上，并引《素问》原文，互相对勘，用质同仁。

按《素问·阴阳别论篇》曰："三阳为病发寒热，下为痈肿，及为痿厥腨㾓，其传为索泽，其传为颓疝。"（三阳小肠膀胱也）

《玉机真脏论篇》曰:"肾气受于肝,传之于心,气舍干肺,至脾而死。"

《素问·举痛论篇》曰:"寒气客于五胜,厥逆上泄,阴气竭,阳气未入,故卒然痛死不知人,气复反则生矣。"又曰:"寒气客于肠胃,厥逆上出,故痛而呕也,寒气客于小肠,小肠不得变聚,故后泄腹痛矣,热气留于小肠,肠中痛,瘅热焦渴,则坚干不得出,故痛而闭不通矣。"

《腹中论篇》:"帝曰:人有身体髀股皆肿,环脐而痛,是为何病?岐伯曰:病名伏梁,此风根也。其气溢于大肠而著于肓,肓之原在脐下,故环脐而痛也,不可动之,动之为水溺涩之病。"

根据上述理由,处方先后如下。

1 诊

六脉左迟而软,右着而濡,舌苔淡白,湿入圆椎,心脏血虚而痛,肝脾血泊而弛,此乃"脉"之为病,应调脾护心,疏肝扶肾,以控收脉络为先导。

炒白芍一两　炒陈橘络六钱　炒陈香橼　炒当归身　炒丝瓜络　扁豆炭各四钱　炙没药三钱　制菟丝饼　金狗脊炭各钱半　远志炭七分　吴茱萸一分,炒　姜黄连三分

2 诊

六脉左迟稍起,右濡略平,舌苔淡润,唇色微红,湿入脉营,尚未排出,应引血宁脉,清湿疏肝。

炒白芍一两　炒当归身　炒陈橘络各五钱　抱木茯神　炒丝瓜络各四钱　炙乳香三钱　制菟丝饼钱半　熟枣仁一钱　远志炭　茜根炭各七分

3 诊

六脉尚柔，舌苔淡润，湿气已行，脉虚少血，间有虚肿，职是故也，应巩肾宁心，引血强脉。

炒白芍一两　炒陈佛手　炒当归身各五钱　盐炒丝瓜络四钱　熟枣仁　潼蒺藜各半钱　陈茱萸肉一钱　茜根炭七分　吴茱萸炒槐蕊各三分

4 诊

六脉迟而平，舌苔明淡中白，病状减轻，血液尚薄，间有虚肿，心脏未复原也，应巩心补血为归。

炒杭白芍一两　炒当归身五钱　炒陈橘络　炒丝瓜络　白茯苓块各四钱　熟枣仁　地黄炭各钱半　莲花须七分　甘杞子三分

5 诊

六脉关濡余涩，心肾紧沉，舌苔淡润，脾胃不磨，中焦空滞，加之心神亏损，精血两虚，应补心神，和脾络。

炒陈香橼六钱　炒当归身五钱　米仁炭　扁豆炭　白茯神各四钱　陈茱萸肉钱半　真神曲　补骨脂各一钱　茜根炭　陈堂梗各七分

6 诊

六脉稍平，濡涩皆减，但犹无力，舌苔焦淡，精血未和，应生精补肾，引血宁心。

炒陈香橼六钱　炒当归身五钱　炒怀药　薏米炭　白茯神各四钱　补骨脂钱半　焦楂炭一钱　茜草根七分

7 诊

六脉尚平，肺脾虚芤，舌苔淡润，肠中带湿，咕咕作响，见于脉神，应引血宁心，厚肠祛湿。

炒当归身五钱　炒陈佛手　炙没药　白茯苓各四钱　制菟丝饼二钱　炙没药　陈泽兰各钱半　石莲肉一钱　陈藿香七分

8诊

六脉迟平，舌苔淡润，肠湿微去，脾络未和，故两脚无力，间有虚肿，应巩心肾，健脾胃。

炒归身　炒陈橘络各五钱　炒芡实　白茯神　扁豆炭各四钱　骨碎补五加皮各一钱　陈藿梗　茜根炭各七分　炙内金粉三分

9诊

六脉尚平，舌苔淡白，脾气不舒，余湿未尽，有时腰酸腹痛，消化之力滞也，应健脾扶肾，祛湿和肠。

炒陈香橼六钱　炒白芍五钱　扁豆炭　白茯苓各四钱　炙没药三钱　焦楂炭　制菟丝子各钱半　潼蒺藜　真神曲各一钱　吴茱萸炒黄连各三分

10诊

六脉左部迟平，右较有力，舌苔淡润，血液犹虚，消化之量不足，应调和肝胆，扶助肠脾。

炒白芍六钱　炒陈香橼五钱　扁豆炭　白茯神各四钱　炒归身三钱　炒谷芽一钱　炒橘核七分　远志炭　茜根炭各五分　吴茱萸炒黄连各三分

11诊

六脉左迟右平，微有革象，舌苔淡白，由于大肠壁薄，湿气未能尽排，转渗肾部，纵入脉中，应和肠清肾以宁内脏。

天花粉六钱　炒白芍　炒橘络　薏米炭各五钱　茯苓块　炒丝瓜络各四钱　炒归身　炙没药各三钱　陈泽兰钱半　瑶玉桂一分，研粉冲

12 诊

六脉左平右迟，脾肾独沉，舌苔明润，肾湿已行，肠壁未厚，故大溲下后觉疲，应巩心肾，和肠脾。

炒陈香橼六钱　炒白芍五钱　扁豆炭　米仁炭　白茯神各四钱　金石斛三钱　米炒党参　炒当归身各钱半　茜根炭三分　瑶桂一分，冲

13 诊

六脉左平右匀，肾部见濡，舌苔明淡，脐下有滞，肠壁尚未复原，余无他证，法应扶肾和肠。

炒陈香橼六钱　炒白芍五钱　米仁炭　白茯神各四钱　炒杜仲　焦楂炭各一钱五分　蒸何首乌　炙没药　制菟丝饼各一钱　金石斛三钱　瑶桂一分，冲

14 诊

六脉左迟右濡，舌苔明淡，脏气尚寒，腑中有滞，虽由天时寒燠无常，亦元气久亏未复故也，应和脏疏腑。

炒陈香橼六钱　干怀山　白茯神　扁豆炭各四钱　陈藿香　炒归身各三钱　补骨脂　真神曲各一钱　姜半夏七分　茜根炭五分　吴茱萸炒槐米各三分

15 诊

六脉比昨为平，濡象已减，舌苔明淡，病象未除，由于脾络未能恢复原状，肝胆失其疏泄机能，应助脾扶肾，祛滞和中。

扁豆炭六钱　炒陈香橼五钱　白茯苓　炒丝瓜络各四钱　炒橘核　制菟丝饼　炙没药各钱半　姜厚朴一钱　青木香　狗脊炭各七分

16 诊

六脉已平，惟觉稍弱，舌苔明润，中气渐和，脾络大肠，亦无阻滞，应扶肾宁心，以"心和脉、肾主骨"也。

炒陈香橼六钱　白茯神四钱　米炒党参　炙乳香　焦楂炭各钱半　补骨脂　南木香　炒橘核各一钱　狗脊炭七分　续断炭三分

17 诊

六脉虽迟而平，脾肾尚见濡象，舌苔明润，不似从前淡白，病状日即减轻，惟脏腑中气无力，用归脾意。

白茯神　米仁炭各四钱　炒归身三钱　炙乳香钱半　熟枣仁　补骨脂　米炒党参　炒青皮各一钱　茜根炭七分　远志炭五分

18 诊

六脉迟平，濡象已减，舌苔中绛，心脏未宁，由于脾脏未复，应宁心以调脾。

炒白芍六钱　炒陈香橼五钱　抱木福神四钱　制菟兰饼　陈茱萸肉　陈泽兰各钱半　熟枣仁　真神曲各一钱　煨肉果七分

19 诊

六脉迟平，濡象已无，舌苔明淡，中气犹虚，余皆逐渐恢复，应温肺和中。

炒陈香橼　炒白芍各六钱　白茯神四钱　陈茱萸肉钱半　煨益智仁　真六神曲　姜半夏　制香附米各一钱　炙内金粉七分　吴茱萸炒黄连各三分

20诊

六脉左濡弦，右平涩，舌苔明淡，贪食伤膈，肝胆不任，因而消化阻滞，应疏肝胆，旋脾络，微动汤主之。

炒白芍五钱　炒橘络　白茯苓块　炒丝瓜络各四钱　陈藿香　炙没药各三钱　炒当归　络石藤　姜半夏各钱半　南木香一钱　炒橘核七分　远志炭五分

21诊

六脉渐平，舌苔平淡，脏腑日和，健康可几，惟脚背虚肿未消，由于排泄之量尚未充分，应畅肺强肾。

炒橘络六钱　米仁炭五钱　带皮茯苓　扁豆炭各四钱　炙没药三钱　炒当归　姜半夏各钱半　香　白檀香各一分　甘杞子三分

22诊

六脉肾部弦濡，余皆平至，舌苔明润，不似从前淡白，是脏腑日和，消化力渐复，但肾体排量未健，故脚肿迟回不退，应巩肾关导余湿。

米仁炭六钱　姜炒橘络五钱　扁豆炭四钱　陈藿香三钱　石莲肉二钱　潼蒺藜钱半　巴戟天　姜竹茹各一钱　狗脊炭七分

23 诊

六脉肾濡，余皆平至，舌若淡黄，胃气已行，脏腑日巩，惟肾温未排，肾囊少肿，应导肾祛湿，消肿理睾，散薄汤主之。

盐炒丝瓜络　带皮茯苓各四钱　盐炒青皮　炒当归各钱半　炒米仁六钱　制菟丝子　炒橘核　炒荔核各一钱　打碎炒槟榔七分　小简香五分，后入

24 诊

六脉濡象已除，平而无力，舌苔明绛，大腑已通，惟肾湿未尽，虚肿未消，应厚肠而健肾。

炒白芍五钱　炒米仁　白茯苓　炒丝瓜络各四钱　金石斛　炒芡实各三钱　制菟丝钱半　姜厚朴一钱　炒橘核七分，捣碎

25 诊

六脉渐平，但犹无力，舌苔明淡，胃纳日佳，惟肾湿未除，虚肿未退，应宁心巩肾，祛湿理睾。

干山药　白茯苓　炒米仁各四钱　制菟丝子　炒当归各钱半　姜厚朴一钱　清竹茹　炒橘核各七分　吴茱萸一分　炒槐米五分

26 诊

六脉甚平，寸口稍弱，舌苔明淡，津液回生，但余湿未尽，脚肿未消，应启肺宁心，祛湿退肿。

炒米仁一两　瓜蒌根六钱　白茯苓　炒橘络各四钱　炒归身三钱　制菟丝饼钱半　陈泽兰　莲花须各一钱　炒橘核七分

27 诊

六脉虚弦而肾独沉，舌苔明淡而湿未化，湿恋脉络，脚肿如前，肾囊亦胀，此湿必须从两溲排泄，应宁心导肾，微动盲肠。

炒山药五钱　炒米仁　白茯苓　炒陈橘络　炒丝瓜络　扁豆炭各四钱　地黄炭三钱　炒归身一钱五分　胡芦巴　黑猪苓各一钱　小茴香三分，后入

28 诊

六脉肺部双弦而濡，肾部亦尔。舌苔谈润，余湿在肾，留连脾之大络，尚未尽消，应清肾健脾为治。

炒米仁六钱　带皮苓　炒丝瓜络　炒橘络各四钱　陈泽兰　炒芡实各三钱　陈藿香钱半　真神曲一钱　炒川楝子五分　小茴香三分

29 诊

六脉濡大，舌苔明绛，余湿未尽，脾络不舒，食滞大肠，间有未化，应厚肠清脾，祛湿和中。

炒陈香橼　炒丝瓜络　扁豆炭各四钱　陈藿香　焦楂炭　干桑枝各三钱　陈泽兰二钱　制菟丝饼　汉防已各钱半　炒枳壳　绵茵陈各一钱

30 诊

六脉少平，尺濡犹见，舌苔明淡，湿气未除，应引血归营，祛湿导肾，用萆薢分清意。

炒橘络五钱　炒米仁六钱　炒丝瓜络　带皮苓各四钱　汉防已三钱　陈佩兰　炒归身各钱半　粉萆薢　络石藤各一钱　瑶桂粉一钱，冲　绵茵陈各一钱

31 诊

六脉尚平，舌苔明淡，脚肿少退，湿气已行，应宁心肾，和脉络。

炒米仁八钱　白茯神六钱　干山药四钱　炒当归三钱　文元党　络石藤　制菟丝子　陈泽兰各一钱半　补骨脂一钱　羌活七分　绵茵陈各一钱

32 诊

六脉弦革，舌苔淡明，脚肿已退，食滞不消，由于脾有留湿，加之肾关不扬，应和脾暖肾，以助传化机能。

姜炒橘络五钱　炒扁豆　白茯苓各四钱　陈泽兰　山楂炭　炒谷芽各三钱　煨益智　姜半夏　真神曲各一钱　炙没药钱半　煨诃子七分

复诊

33 诊

六脉弦长，舌苔白腻，呕吐狼藉，皆痰读块及酸水，腹中绞痛，肠鸣喜饮，此近于寒性霍乱，为新陈代谢之征，应和肠鼓脏。

姜炒橘络五钱　白腹苓块各一两　扁豆炭六钱　陈藿香　姜半夏　陈泽兰各三钱　香薷钱半　姜厚朴　高良姜各一钱

加炙没药，代赭石。

复方

服和肠暖脏之剂，呕吐减轻，但犹未已，应更责脾和肠以舒胃气。

炒陈香橼一两　白腹苓块八钱　金石斛四钱　陈泽兰　姜半夏　姜汁渍竹茹各三钱　川郁金一钱

加旋覆花钱半（布包），活水芦根二尺。

35 诊

六脉微平，舌苔明淡中粉，呕吐止后，食管内炎，胸部觉痛，大溲未下，应畅胸和胃以快两焦而清肠积。

炒陈香橼八钱　炒丝瓜络　天花粉各六钱　白茯苓一两　柏子仁　金石斛各五钱　扁豆炭四钱　清竹茹钱半　陈藿香梗一钱　银柴胡三分　活芦根二尺

36 诊

六脉尺部长大，寸口双弦，舌苔淡白，两踝间肿，此为肾湿未清，奇经支溢。

炒白芍六钱　炒米仁五钱　盐炒丝瓜络　盐炒橘络各四钱　陈佩兰三钱　炙没药一钱五分　姜附片　煨肉豆蔻　煨益智仁各一钱　桑枝三尺　活芦根二尺

37 诊

六脉较前为柔，舌苔淡润，大肠溏秘无序，有时肠鸣，胃纳不佳，腑肿虽消而不尽，仍应暖肾温胃以养真阳。

白茯苓六钱　炒白芍五钱　扁豆炭四钱　姜橘皮三钱　制菟丝　陈藿香各钱半　姜厚朴　煨诃子　香薷各一钱　良姜五分

38 诊

六脉左大于右，舌苔明润，肠鸣怕风，胸膈有滞，脐下有时筑痛，此为肠寒，应和肓煨肾。

金石斛六钱　姜橘络四钱　陈藿香三钱　制菟丝　真神曲各钱

半　姜附片　煨益智　煨诃子各一钱　南木香七分

本证自3月30日起，6月4日止，即1诊至31诊，皆间日一回。

其33诊至38诊，则始6月15日，讫7月24日。师云："是杂有变证，非全本病也。"（门人记）

第二案　主脾析

麦楣先生血为气并，内夺而厥，厥阳独行，变为脾风案

麦楣先生于本年夏间，忽得中风象证，全体震战，嘴唇歪斜，语言难出，四肢不能举，右手足僵直，皮热，便秘，不欲食。初请西医视之，谓是"脑出血"，向脑筋及右手脉抽去血若干。复请中医视之，所开方剂，似以"肝风"论治，大都用黄芪、牡蛎、防风、甘菊一类，取法《金匮》，岂曰无稽，但病家意在速痊，中西医已易数人，皆无能保为必愈，病家不无腹诽，乃托友人刘佛瓶先容邀余诊视。

五诊毕，告之曰："此为'脾风'，乃得之于饱食入房，是为气有余而血不足。西医抽血，实为逆治，中医处方，惜未分经。盖人身腔子里脏腑，都活动的，要平均的，行则俱行，止则俱止，快则俱快，慢则俱慢，比方西洋镜摊上牵线锣鼓一样，不宜一件独快。麦先生之病，是脾胃走得快，肝肾跟不上，名为'血为气并，内脏相争，争夺不已，所以厥了'。象证确是中风，不过要先平脾扶肝，不好滚同出治。"他的夫人曰："然则专任先生诊治，可以医得好吗？"余曰："十日见效，一月可痊，惟调理一节，必须延长数天。"她曰："只要保得平安，全家感激不尽，他是一家主人呢。"余曰："我治病二十年，向来不说谎话。"她曰：我们朋友都说黄溪先生治证，第一肯负责任，从今天起，大小拜托先生了，将来重重酬谢。"余曰："待医好了再讲。"余本许他十日后见功效，半月后能起坐，先动手，次动足，谁知到期，竟足先能行走，而手反未复原，且右瘠于左，乃与病人相互研究，恍然误在西医将脉门抽血所致。所以我对于西医学说，饶有相当信仰，而对于西医手术，有时不敢恭维，至余治本病，悉遵《内经》而制方。

按《素问·风论篇》曰："脾风之状，多汗恶风，身体怠惰，四肢不欲动，色薄微黄，不嗜食，诊在鼻上，其色黄。肝风之状，多汗恶风，善悲，色微苍，嗌干善怒，时憎女子，诊在目下，其色青。"（此脾风、肝风之区别也）

《痹论篇》曰："脾痹者，四肢解惰，发咳呕汁，上为大塞"，"湿气胜者为着痹也"，"以夏遇此者为脉痹，以至阴遇此者为肌痹"，"夫痹之为病……在于肉则不仁，在于皮则寒。"

《痿论篇》曰："脾气热则胃干而渴，肌肉不仁，发为痿"，"言治痿者独取阳明，何也？岐伯曰：阳明者，五脏六腑之海，主润宗筋，宗筋主束骨而利机关者也……阳明虚则宗筋纵，带脉不引，故足痿不用也。"

《厥论篇》曰："阴气衰于下，则为热厥""脾主为胃行津液者也，阴气虚则阳气入，阳气入则胃不和，胃不和则精气竭，精气竭则不营其四肢也。此人必数醉饱以入房，气聚于脾中不能散，酒气与谷气相薄，热盛于中，故热偏于身，内热而溺赤也""阳气盛于上，则下气重上，而邪气逆，逆则阳气乱，阳气乱则不知人也。"

《脉解篇》曰："内夺而厥则为瘖痱，此肾虚也。"

《调经论篇》曰："络之与孙，俱输于经，血与气并，则为实焉。血之与气，并走于上，则为大厥，厥则暴死，气复反则生，不反则死"，"血并与阳，气并于阴，乃为炅中"，"气之所并为血虚"，"上逆则下虚，下虚则阳气走之，故曰实矣"，"阳盛生外热奈何？岐伯曰：……卫气不得泄越，故外热"，"病在血，调之络；病在气，调之卫；病在肉，调之分肉。"

根据上述理由，运用投度学术，处方如下。

1诊

六脉濡大，舌苔淡黄，湿入脾之大络，阻住消化机能，四肢颓废不用，是名"脾风"，不可混称中风也，应调络祛湿为治。

姜炒橘络六钱　炒丝瓜络四钱　白腑苓一两　扁豆炭五钱　炒白芍八钱　陈藿香三钱　炒当归三钱　六神曲一钱五分　远志炭五分　陈泽兰三钱　制菟丝子七分　络石藤二钱

2诊

六脉已起，惟肝独沉，舌苔黄糙，津液内枯，肝沉故神经不能收束，液枯故内脏觉燥，象证甚明，病状轻减，若以"脑出血"为治，能无误乎？

炒白芍一两　炒当归三钱　白茯神　金石斛四钱　陈泽兰三钱　陈炒香橼六钱　远志炭五分　桑枝三尺　姜炒橘络六钱　姜半夏一钱

3诊

六脉左沉右迟，舌苔厚黄，类中风之证，脾胃有余，传化不足，致血为气并，因而四肢不用，语言难出，法以"动"为治，应引血归心，清析行脾。

生白芍一两　朱茯神八钱　白芷一钱　佩兰三钱　当归头三钱　炒陈佛手六钱　天麻一钱　络石藤一钱五分　茜根炭五分　羌活七分　熟枣仁一钱五

4 诊

六脉左肝已起，心肾尚迟，右脾稍平，三焦大实，肠胃未清，舌苔黄厚，气化窒滞，酸臭时闻，此与伤寒病在阳明相似，证状益轻，应宁心背以收筋骨，和肠脾而清内栓。

朱茯神八钱　熟枣仁一钱五分　当归头三钱　茜根炭五钱　炒陈香橼六钱　炒积实一钱　天麻一钱五分　羌活一钱　陈藿香三钱　陈胆星七分　炒丝瓜络四钱　炒白芍一两

5 诊

六脉沉迟，跌阳脉弱，沉则为寒，弱则为结，舌苔黄厚中灰，大溲先黄后黑，必须黑粪尽下，肠胃方见清明，应宜通脏腑而利机关。

白茯苓四钱　朱茯神四钱　当归头三钱　生白芍一两　炒陈香橼六钱　熟枣仁一钱五分　天麻一钱五分　姜南星七分　威灵仙一钱　川郁金七分　炒柴胡三分

6 诊

六脉迟平，跌阳脉起，平则为和，起则为行，是血气周转，故言语少楚也，舌苔黄厚，小溲亦黄，四肢尚不能如意，经络未舒也，应宁心和脉，控脾调冲，主桔梗饮。

桔梗三分　陈佩兰一钱五分　羌独活各五钱　盐炒橘络六钱　天麻钱五分　秦艽一钱　姜南星七分　当归头三钱　朱茯神五钱　熟枣仁一钱七分　蒸交藤一钱五分　络石藤二钱　莲须三钱　酒白芍八钱

7 诊

六脉迟平，左肾沉涩，跌阳脉平，迟则为寒，涩则血少，因气多于血，故营泣卫除，舌苔淡黄，言语日楚，是窍已开而舌转也。应先调和心脾，豫清声带。

制菟丝子一钱五分　陈茱萸肉一钱五分　炒陈佛手四钱　炒橘络三钱　姜半夏七分　当归头三钱　酒白芍一两　秦艽一钱　天麻一钱五分　淮牛膝五分　朱茯神六钱　蒸夜交藤钱五分　海风藤一钱

8诊

六脉左平右实，舌苔黄焦，血少而气有余，脾强而肝不足，因而相胜相争，卒至相夺，权衡揆度，应泻脾肺之偏胜而扶肝肾之亏损。

制菟丝子一钱五分　炒仙灵脾一钱　炒橘络四钱　姜半夏一钱　当归身三钱　茜草根三分　朱茯神六钱　熟枣仁一钱五分　陈佩兰三钱　桑白皮一钱　炒枳实一钱　淮牛膝一钱　独活七分　天麻二钱

9诊

六脉沉迟，舌苔黄厚，大溲甚畅，下肢觉疲，晚间不能多睡，右半身筋节懈弛，未能收束，惟邪客已驱，应调和脏腑以起衰废，鼓脏汤主之。

炒陈香橼　炒陈橘络　扁豆炭　金石斛各四钱　当归身　莲花须各三钱　朱茯神　生白芍各六钱　补骨脂　破川贝　熟枣仁各一钱　陈胆星　茜根炭　远志炭各七分

10诊

六脉左平右滑，且皆有力，舌苔黄白相间，脏气未知，惟语言清楚、上肢亦较灵活，病状已觉减轻，应宁脏和中，柔肝纳肾。

盐僵蚕三分　炒横络五钱　姜半夏一钱　破浙贝一钱　远志炭五

分　制菟丝子一钱五分　补骨脂一钱　茺蔚子七分　当归身三钱　破川贝　生炒白芍各六钱　抱茯神一两　熟零仁一钱五分　茜根三分

加豨莶一钱，三蛇胆陈皮二分

11诊

六脉沉迟，舌苔淡白，夜间不能入睡，由于心脏虚悬，肝胆不宁，应引血宁心，平肝疏胆。（内风之证，不宜多睡，《千方》有醒睡方）

朱茯神四钱　生熟枣仁各七分　陈炒佛手六钱　金石斛四钱　白茯神六钱　茺蔚子一钱五分　生白芍一两　龙胆草三分　莲花须三钱　蒸何首乌一钱五分　当归身三钱　茜根炭三分

12诊

六脉皆匀，心肾尚弱，舌苔黄淡，胃气渐和，应引血宁心，生精柔肾，以活动上肢为先着。

当归须一钱　当归身三钱　莲花蕊三钱　炒橘核七分　补骨脂一钱　炒陈佛手四钱　蒸何首乌一钱五分　金石斛五钱　生白芍一两　熟枣仁一钱五分　草龙胆三分　炒槐米五分

13诊

六脉尚平，心肾犹弱，舌苔黄腻，脾气未降，故上肢未能大活，应宁心肾，调脾络以起衰振颓。

巴戟肉七分　生白芍一两　莲花蕊三钱　炒香橼六钱　陈茱萸肉三钱　柏子仁三钱　白茯神一两　姜竹茹七分　当归身三钱五分　熟枣仁一钱五分　络石藤一钱五分　金石斛四钱

14 诊

六脉右大于左，舌苔淡黄，舌本亦斜于右，此为三阳独胜之候，惟面色皮肤皆和，虽四肢未复原状，可巩心脾以起之。

当归身四钱　干地黄三钱（细辛一分，打）　朱茯神八钱　茜草根七分　炒陈橘络六钱　茺蔚子一钱五分　炒白芍一两　陈胆星七分　蒸何首乌一钱五分　煨天麻一钱　远志炭五分　熟枣仁一钱　生龙骨一钱五分

15 诊

六脉右大于左，在男为顺，舌苔黄淡，脏腑内寒，不宜饮食冷物，以冷涩血故也，应和肠祛滞，行血柔筋。

炒陈橘络　炒陈香橼　当归身　陈藿香各三钱　白茯神　炒白芍各一两　炒扁豆　炒丝瓜络各四钱　熟枣仁　制菟丝子　各五分　羌活七分

16 诊

六脉右部息匀，左肾独沉，舌苔黄干，舌本较正，舌为心苗，前因心脏横厥故肝胆内缩，脾络上干，近已比平，更当平之，以起弛废。

甘杞子三分　羌活七分　姜南星一钱　茺蔚子　熟枣仁各一钱五分　当归身　省头草各三钱　白茯苓　炒白芍各一两　炒陈橘络六钱

17 诊

六脉左部迟平，右关双弦而濡，舌苔正黄，微有咳嗽，因脾析已降，而肝肾犹怯，故肺气未和，右脚虚肿，应扶肾柔肝，调脾畅肺，以生精行血，祛湿理冲。

干地黄（细辛一分，打）　当归身　熟枣仁　补骨脂　破麦冬各一

钱五分　陈胆星　木通各一钱　炒白芍一两二钱　湘莲肉各三钱　破川贝　抱茯神一两

18诊

六脉比较，心肾为弱，舌苔黄润，舌为心苗，黄为胃气，微黄而润，是胃渐和也，胃主宗筋，束筋骨而利机关，胃和则右肢当日行活动，应巩心肾而调胃络。

白茯神一两　当归身　干地黄（细辛一分，打）蒸葳蕤　柏子仁各三钱　炒陈香橼四钱　巴戟天　陈茱萸肉　煨益智　熟枣仁　破川贝各一钱五分　陈胆星　青木香　黄木通各七分　茜草根五分

19诊

六脉右大于左，舌苔淡黄，下肢活动，上肢无力，阴陷于阳，血为气并，上先受之，所以肝肾先复，心肺后从，应宁心以合脉，畅卫而调营。

蒸葳蕤　熟枣仁各一钱五分　当归须　潼蒺藜各一钱　当归身　莲花须各三钱　青桔梗　明羌活　茜草根各七分　防风梢五分　白茯神　炒白芍各一两　干怀山　炒橘络各四钱

20诊

六脉左起右平，舌苔明润，右肢筋节懈弛，上胜于下，非气不扬，乃血未敷也，《经》云"手得血而能握，足得血而能步"，应补血以调筋，生精而填髓。

全当归　干地黄（细辛一分，打）各五钱　乳蒸茯神　酒炒白芍各一两　威灵仙　茜草根各一钱　骨碎补三钱　补骨脂一钱五分　羌活七分

21 诊

六脉右大于左，肾部独沉，舌苔正黄，胃气已复，下肢日和，上肢自腕至指，尚形麻痹，此为血未达也，应活血以行之。

当归头五钱　制菟丝子一钱五分　白茯神一两　酒白芍一两　巴戟天一钱　姜半夏七分　干地黄（细辛一分，打）四钱　羌活一钱　炒橘络三钱　钩藤钩二钱

22 诊

六脉右大于左，肾气不沉，是血将行脉梢之征，舌苔黄润，胃气协和，是为血气并停之象，病证脱体可期，应扶持内脏以鼓肌肉而张筋骨。

制菟丝子一钱五分　络石藤　明羌活各一钱　酒白芍　白茯神各一钱　干地黄　瓜蒌根各四钱　当归身　炒佛手各六钱　炒柏子五钱　蜜麻黄三分　钩藤钩二钱　细辛一分，打

特诊（连服 2 剂）

六脉弦数而虚，舌苔灰绛而淡，全身震战，发热恶寒，重病未愈，不宜吹风，僻巷冷风，尤为禁忌，诚恐内外合邪，中支兰脏，法以行血祛风，和中解表。

当归头五钱　白茯苓八钱　香薷一钱五分　羌活七分　酒白芍一两　盐炒橘皮六钱　扁豆炭四钱　陈佩兰三钱　陈藿梗三钱　姜厚朴一钱　防风一钱

23 诊

六脉虚而无力，舌苔淡黄，微有汗出，此为自汗，与发汗、盗汗大不相同，病证转机在此，应调和脏腑，顺从气血。

米炒党参　炒当归身　制菟丝子各一钱五分　抱木茯神　扁豆炭　炒白芍各四钱五分　盐炒橘皮　炒柏子仁各三钱　煨诃子　蒸何首乌各一钱　茜根炭七分

24 诊

六脉虚弱，舌苔黄干，微有汗出，小溲带赤，因前天外感之后，中气薄弱，心脏不宁故也，但无大碍，应宁巩心肾，生津敛液为治。

北五味子三分　炒橘络四钱　炒扁豆四钱　制菟丝子一钱五分　熟枣仁一钱五分　姜半夏七分　莲花须三钱　炒白芍五钱　米炒党参三钱　抱茯神一钱　炒柏子仁三钱

25 诊

六脉微平，左部较弱，舌苔微黄，机关渐利，外感已无，肾阳亏损，小溲浓赤，耳中数鸣，口渴思饮，虽上肢未灵活，然病将脱体，最要为节嗜欲，慎风寒。

炒蔓荆七分　炒橘皮四钱　炒扁豆四钱　莲花须三钱　陈茱萸肉一钱五分　姜半夏七分　熟枣仁一钱五分　抱茯神一两　制菟丝子一钱五分　远志筒五分　米炒党参三钱　青木香七分

26 诊

六脉迟平，右大于左，舌苔黄干，脾焦不舒，外感虽去，中气复虚，因发寒热，先寒后热，热多寒少，是为脾寒，亦同痎疟，所谓"卒病"也，应先治之。

炒橘络四钱　米炒党参三钱　生怀山一两　银柴胡三分　姜半夏一两　蒸何首乌一钱五分　茯苓块六钱　制菟丝饼一钱　补骨脂一钱　炒

香附七分　加姜一片，红枣五枚。

27 诊

六脉迟平，与七日前相反，舌苔黄白相间，中带微黑，大肠积滞未清，病原由于"血为气并内夺而厥"，今气反虚，是互相和谐，为病象将愈之候，不得以其变更而不明其乘传之理也。大和中饮主之。

生怀山一两　白茯苓块六钱　炒陈橘络五钱　米炒党参三钱　蒸何首乌　炒陈香橼　真六神曲各一钱五分　补骨脂　醋炒青皮　姜半夏各一钱　制香附米七分　炒橘核五分　北五味子　小茴香各三分　制乌梅　碎荔枝核各三个

加姜一片，红枣五枚。

28 诊

六脉至今方始平匀，左右若一，舌苔黄底白层，黑色渐退，脾脏余寒未尽，尚有微寒微热见证，此寒热除后病症即当脱体，应和中以暖脾肠，生津以扬肺气。

生怀山一两　白茯苓块六钱　炒橘络四钱　米炒党参三钱　陈藿梗　蒸白首乌各一钱五分　煨益智　姜半夏　补骨脂各一钱　制香附七分　炒橘核　煨草果仁各五分　甘杞子　小茴香各三分　制乌梅三个

29 诊

六脉息至尚匀，但犹无力，舌苔黄淡，胃气已行，胃为五脏六腑之海，犹主宗筋，束筋骨而利机关，应健心以和脉，缩胃而强筋。

北五味子三分　煨草果仁五分　煨肉豆蔻一钱　熟枣仁一钱五

分　白茯神一两　蒸何首乌一钱五分　米炒党参三钱　炒当归身一钱五
分　茜草根七分　炒橘络五钱　炒橘核七分　姜半夏一钱　补骨脂一
钱　炙内金粉五分　生怀药一两五钱

加生姜一片，红枣五枚。

30 诊

六脉左沉右迟，脉根虽巩，但犹无力，舌苔黄淡，胃纳平常，脾寒虽已，中气尚虚，故右肢酸软也，应煨肾以暖真阳，调胃而充四末。

煨益智仁　补骨脂　熟黄精　姜半夏各一钱　制菟丝子　真六神曲各七分　米炒党参　炒扁豆各三钱　炒陈橘络四钱　炒白芍五钱　陈藿梗　陈佩兰各一钱五分

31 诊

六脉迟平而滑，舌苔干白少津，病证行将脱体，右手依然无力，乃气不能注筋，筋不能束骨也，应大林心肝肾以强筋脉骨。

蒸续断七分　甘杞子　北五味子各三分　米炒党参　淡苁蓉各三钱　五加皮　制菟丝子　煨益智仁各钱半　抱茯神一两　姜炒橘络六钱　加生姜片，红枣五枚。

32 诊

六脉迟平，左大于右，舌苔干白，津液两枯，右臂上僵下软，营气未及指端，所谓"至而不至也"。《金匮》云"脉脱入腑即愈"，斯其候矣。怀归饮主之。

生怀药　抱茯神各一两　洒炒当归　酒白芍　姜橘络各五六钱　制菟丝子　羌活　蒸川续断各七分　巴戟天一钱　米炒党参三钱

33 诊

六脉息平，左右衡一，舌苔干白，津血尚枯，右臂筋节懈弛，营流未能到指，应引血以柔筋，和津而动节。

酒当归四钱　补骨脂一钱　抱茯神一两　炒橘络四钱　酒白芍六钱　巴戟天一钱　生怀药一两　莲花须三钱　络石藤钱半　蒸续断七分　米党参三钱　防风梢三分

加桑枝尺半

34 诊

六脉左迟右平，舌苔明淡，气血已和，病证脱体而上肢无力，右腕非托不行，是骨尚痹也，调骨饮主之。

骨碎补　补骨脂各钱半　狗脊炭七分　羌独活各五分　桑寄生一钱　酒当归四钱　酒白芍六钱　生怀山一两　抱茯神八钱

加桑枝尺半

35 诊

六脉息平，舌苔明淡，血气已和，精神渐复，惟右手软而无力，此筋骨未强也，应疏肝控肾，散骨柔筋。

右虎胫骨一钱　制菟丝子一钱五分　炒橘络五钱　酒当归五钱　络石藤一钱五分　骨碎补三钱　酒白芍六钱　蒸葳蕤一钱五分　独活七分　抱茯神一两　干山药一两　威灵仙七分　米炒党参三钱

36 诊

六脉息平，舌苔明润，中气已扬，元神亦复，而右手从腕至桡尚未能活动如意，呼骨饮加味。

桔梗　炙乳香各一钱　蒸百合　络石藤　蒸首乌　制菟丝子　右

虎胫骨各钱半　骨碎补三钱　炒橘络　酒当归各五钱　酒白芍　抱茯神各一两　桑枝三尺

37诊

六脉比前有力，舌苔黄白微干，右手指腕皆稍活动，惟桡骨未能如意，余无他证，应润血柔筋，生精散骨。

抱茯神　酒白芍各一两　酒当归六钱　姜炒橘络五钱　骨碎补三钱　生炒柏子仁各三钱　制菟丝子钱半　独活　郁李仁各七分　火麻仁一钱　右虎胫骨一钱七分　银柴胡三分

38诊

六脉柔平，舌苔干白，他病皆愈，独右手无力，不能持物，此非血气未至，乃属筋惫髓空，应补骨生髓，补脑舒筋。

白云母　白蒺藜　白茅根　补骨脂各钱半　狗脊炭　威灵仙各七分　酒白芍一两　酒当归六钱　茜草根　络石藤各一钱

本证自六月下旬起至八月初旬止，一日一诊，中间只隔两天未换方。

师云："22诊后，病人向晚乘凉，突中外感，至为危殆，幸施治尚早得免变证，幸也，尔等宜时时警觉以防一篑功亏。"（门人记）

第三案　主心脾

孙炳桂先生营流亢进，血轮狂热，古名心风案

中山孙君，于民十八六月间病热，其证为壮热无休，四肢筋急，心脏跳跃，胸膈气闷。初入西人医院诊治二十余天，其病似愈，惟元气更虚，乃就中医某诊之，与以温补二剂，而前病复发，仍请西医诊治，不应，乃求余临诊于东亚旅馆，以为病危如此，非余莫能挽也。

余至，切其脉弦数无伦，不计至数，视其舌则干白如霜，一无津液，头面如中酒，红汗自出，抚其胸，则心热如焚，肺气急促，四肢筋节抽缩，全身肌肉麻疼，盖即西医所谓"心机亢进"也。亢进不已，则心脏麻痹而亡，故此证在西方为不救，但西博虽不能治，而见证则明。一般中医遇到此证，每每逆治，如前手莽进温补，即其例也，不知此证乃有血无津，血轮过热而燃。人身温度本有九十八度，盛夏炎天，空间热度复在百度左右，寒暑表时有爆裂之虞，况心脏乎？是以燃烧不已，肺焦心炭而麻痹而陷落，势所必至，理有固然也。所以此证最忌温补，因其抱薪救火也；更忌寒凉，因其灌水灭火也，火灭而生机息矣。故治此证之用药，应如冶铁之用硼，以平其炎上之势为先着。又此证在《内经》名为"心风"，《素问·风论篇》"心风之状，多汗恶风，焦绝，善怒吓，赤色，病甚则言不可快，诊其口，其色赤"是也。但《内经》有论无方，《千金》虽有方而不可用，然有证有方固已难能可贵，较诸后医不识此证为何病，与西土知证而无药者审矣。余治本证，在生津而调脾，润血而宁心，以脾为造津液惟一器官，西博谓脾能生白血轮也。《素问·调经论篇》曰："病在血调之络，病在筋调之筋"取向来治伏气之"调络饮"而变化之，淡以生津，甘以复液，导以苦酸，用宁心脾而疏肝胆，亦揆度之遗意也。处方次第如下。

1 诊

六脉弦数而紧，舌苔干白无津，全身壮热，心脏如焚，筋节内抽，肝胆相火上炎，由于血轮狂进，以红血轮王白血轮少也，应清血生津液以缓和神经。

莲花须三钱　朱砒神六钱　天花粉一两　金石斛八钱　丝瓜络四钱　炒佛手四钱　清黄连三分　龙胆草三分　柏子仁五钱　六一散二钱　甘菊炭三钱

2诊

六脉洪大而芤，延长过其部位，舌苔干淡，壮热已退，红汗亦收，昨为营血亢进，今则心脏血枯，故筋节亦抽，象证虽异，病本不移，盖"心风"也。

生白芍八钱　金石斛六钱　柏子仁四钱　白茯神一两　炒佛手五钱　丝瓜络四钱　莲花须三钱　陈茱萸肉三钱　生怀山五钱　甘菊炭三钱

3诊

六脉平滑，寸口独沉，舌苔黄干，中气薄弱，胸与四肢有时觉微微麻木，心脏血燥故也。心风之证，治理宜快，应宁心以合脉，畅卫而调营。

当归须一钱　莲花须三钱　金石斛五钱　生白芍一两　熟枣仁一钱五分　桔梗三分　白茯神一两　柏子仁四钱　制菟丝子三钱

4诊

六脉无力，舌苔淡白，微有汗出，此为自汗，与发汗、盗汗皆不同，生机在此，以心肾犹亏，应引血宁心，敛汗固肾。

当归身一钱五分　朱茯神五钱　蒸玉竹一钱　金石斛六钱　茜草根三分　生炒白芍各六钱　陈茱萸肉三钱　白茯神五钱　熟枣仁一钱五分　制菟丝子一钱五分

5 诊

六脉沉迟，心肾未起，舌苔黄淡，津血犹虚，心囊中气不足，故四肢有时麻木，应引血以和经络，纳肾以巩心包。存神汤主之。

炒丝瓜络四钱　茜草根三分　熟枣仁一钱　芫蔚子一钱五分　炙没药一钱五分　炒白芍一两　狗脊炭七分　当归身四钱　朱茯神六钱　金石斛五钱

6 诊

六脉少平，但犹无力，舌苔黄白无津，上肢微有汗出，胃气虽行，仍未复原，下肢有时麻震，然轻而不觉楚，应巩心肾而厚大肠，以厚肠能正胃也。

北五味子三分　地黄炭一钱五分　白茯神一两　熟枣仁一钱五分　蒸何首乌三分　生米仁一钱五分　远志肉五分　炒佛手四钱　生白芍一两　当归身一钱五分　金石斛六钱　甘草梢一钱

7 诊

六脉微弱，脾位虚大，舌苔淡黄，脾为络之本，因病血伤络，故脾析一时未能复原，应巩肾以宁心，调脾而和胃。

炒白芍一两　白茯神　金石斛各六钱　炒扁豆四钱　陈茱萸肉　当归身各三钱　补骨脂一钱　潼蒺藜七分　茜草根五分

8 诊

六脉尚平，脾焦虚小，舌黄中绛，舌为心苗，绛为本色，是心脏复原之证，惟腰骨有时酸楚，肾液尚枯，应纵巩心肾，横翼脾焦。

陈茱萸肉　当归身　炒柏子仁各三钱　炒米仁四钱　芫蔚子一钱

五分　骨碎补一钱　甘杞子三分　茜草根五分　白茯神　金石斛各六钱　炒白芍一两

9诊

六脉息平，脾焦亦起，舌苔明淡，津液不多，故大溲不畅，行步疲怯，有时微觉头晕眼花，应生津以和肠，活血而清脑。

生白芍一两　当归全五钱　甘菊炭三钱　柏子仁四钱　茜草根七分　潼蒺藜一钱　白云母石一钱　桔梗五分　大甘草一钱　土茯苓四钱

10诊

六脉左迟双弦，右部较迟，与病变时相反，舌苔正黄，胃气已行，尚有肢麻及头眩，时津液犹虚也，应调络脉清脑系。

蒸葳蕤　米炒元参　潼蒺藜各一钱五分　陈茱萸肉　当归须　甘菊花各三钱　白云母一钱　天花粉六钱　抱茯神一两

11诊

六脉左迟右平，舌苔明淡，四肢腰背有时酸麻，头脑眼睛有时眩晕，而胃欲甚佳，是津液已和而精血不足也，应扶肾生精，宁心摄血。

制杜仲　茺蔚子各一钱五分　狗脊炭　巴戟天　茜草根各七分　当归身　陈茱萸肉各三钱　白茯神　炒白芍各一两

12诊

六脉迟平，舌苔明淡，四肢、头目、腰背等处酸麻眩晕尚未除却，但甚微耳，此为元气将复之征，应调内脏和筋骨。

北五味子三分　茜草根七分　白茯神一两　干怀山　当归身　陈

茱萸肉各三钱　补骨脂一钱　蒸赤首乌　陈佩兰各钱五分

13诊

六脉息平，舌苔明淡，腰背渐和，眠坐舒适，四肢酸麻，头目眩晕，发觉甚微，应平停营卫，和从气血。

白蒺藜　杭甘菊各一钱五分　补骨脂　嫩文元各一钱　当归身五钱　杭白芍六钱　陈茱萸肉三钱　茜草根七分　羌活五分

14诊

六脉息平，寸口无力，微有汗出，是为肺虚，病证已愈，而四肢似不听用，次则舌苔淡白，头目眩晕，腰背酸麻，皆关于肺，虽发觉甚微，然肺气未复，可知应益心肾以补之。

青桔梗　白蒺藜　甘菊花各一钱五分　蒸百合炙甘草　制菟丝各一钱　当归身六钱　陈茱萸肉　炒柏子仁各三钱　远志筒五分　茜草根七分

15诊

六脉心沉，余皆平滑，舌苔明淡，肺气少强，病愈而身弱，胃和而神疲，此皆心囊未巩，心脏吸力不足也，应控心肾而和背俞。

狗脊炭　茜草根各七分　白蒺藜　青桔梗　蒸百合各一钱　盐炒丝瓜络　干地黄（细辛分，打）各四钱　制菟丝子　络石藤各钱半　当归身五钱

16诊

六脉比平，心沉亦起，舌苔明淡，心囊渐巩，四肢两目间有疲眩，但已甚微，应仍昨法。

狗脊炭　茜草根　制菟丝子各七分　干地黄（细辛一分，打）　当归

身各四钱　白蒺藜　茺蔚子　甘菊花各钱五分　当归须　青桔梗各一钱

17诊

六脉尚平，舌苔明淡，胃纳大佳，中气亦振，腰背四肢稍有疲软，所谓络病也，经病早愈而络病未尽，应畅卫而调营。

炒橘络　上党参各一钱五分　炒扁豆　当归身各三钱　陈藿香一钱　炒白芍四钱　茯苓块六钱　炙甘草七分

18诊

六脉和平，舌苔明润，除腰背微有酸沉外，一无所楚，腰为肾腑，背为肺俞，应控肾椎而畅肺叶。

潼蒺藜　骨碎补　茺蔚子各一钱　抱木茯神六钱　陈茱萸肉　当归身各三钱　青桔梗　茜草根各七分　陈泽兰一钱五分

19诊

六脉平匀，舌苔明润，本病已愈而枝节未除者，以经已和而络不与谐和也，应平营而畅卫，动络以会经。

巴戟天　青桔梗　茜草根各七分　陈茱萸肉　炒陈香橼各一钱五分　当归身　炒扁豆各三钱　潼蒺藜一钱　白茯神六钱

20诊

六脉平软，舌苔淡明，胃纳畅快，步履有力，腰背有时微觉酸沉，是络尚未十分和谐也，应动脾以行络嗌。

炒丝瓜络　炒扁豆　炒白芍　白茯苓各五六钱　炒陈橘络　白蒺藜各一钱五分　陈茱萸肉三钱　炒柏子仁一钱　羌活三分

21 诊

六脉濡大，舌苔淡明，经络将和，新陈代谢，服健脾剂后，一昼夜排泄烂屎，至五六次之多，腹中顿觉清明，应和肠以宁脏。

煨益智仁　煨诃子肉　真六神曲各一钱　炒陈香橼　白扁豆各四钱　金石斛五钱　炒白芍六钱　白茯苓块一两　陈泽兰三钱

22 诊

六脉大平，舌苔微绛，服和脏厚肠之剂，仍排泄烂屎三次，循环改作，益复畅快，应控肺而宁心。

蒸百合　煨诃子各一钱　白蒺藜　陈佩兰各钱半　青枯梗　蒸菟丝子各七分　北五味子三分　金石斛五钱　抱茯神　炒白芍各五钱

23 诊

六脉息平，舌苔明润，进宁心合肺之剂，排泄仍勤，并有渴咳，微有外感，无他证候，应畅肺厚肠，以肺为脏盖主气，肠为化腑在宜。

嫩橘红三钱　天花粉六钱　炒白芍五钱　生怀药五钱　抱茯神三钱　破川贝一钱　陈藿香一钱　姜半夏七分　煨诃子一钱

24 诊

六脉至平，舌苔明润，渴咳已止，外感已除，不但本病早愈，而且身体复原，从此谨慎起居，调节饮食，可几健康。

干山药　白茯神　生白芍各五钱　炒扁豆　炒橘络　金石斛各三钱　当归身　莲花须　炒柏实各钱半　茜草根　青枯梗　生甘草三五分

第四案　主心脾肾

孙炳桂先生复诊案

孙君心风之证，由余治愈后，已恢复健康，起居如常矣。伊本在先施公司花边部服务，值大减价之期，虽交秋令，而炎威未杀，公司中本多风扇，伊因工作稍劳，复中电扇之毒，原证又发，惟不如前此之甚，但大病初痊，红蛇赤便，心滋疑惧，伊乃邀余诊。余竭力慰之，兹将方剂录下，以便读者对勘。

《素问》曰："病有浅深，方有大小。"又曰："论理人形，别列脏腑，端络经脉，会通六合，各从其经，气穴所发，各有处名，溪谷属骨，皆有所起，此之谓也。"揆度遗形，可不讲欤！（8月7日为始）

1诊

六脉沉迟，舌苔明淡，心脏恶风，微有汗出，此与从前亢进不同，应宁心鼓脏。

白茯神一两　扁豆炭六钱　炒白芍五钱　炒当归　陈藿香各二钱半　陈泽兰钱五分　香薷　真神曲各一钱　羌活五分

2诊

六脉沉迟，舌苔明淡，外感方祛，复中外感，遂觉筋节抽搐，头目掉眩，应引血宁心，柔筋合脉。

当归身　甘菊炭　骨碎补各三钱　潼蒺藜　熟枣仁各钱半　当归须　茜草根各一钱　朱茯神五钱　酒白芍一两　羌活七分

3 诊

六脉微弱，舌苔微绛，心脏微跃，四肢微有汗出，微有麻震，昨大下数次，抽掉已微，此为"六微"之病，应引血宁心，厚肠和析。

朱茯神一两　炒白芍八钱　当归身　陈茱萸肉　甘菊炭各三钱　制菟丝子　熟枣仁　茜草根各钱半　白蒺藜　煨诃子各一钱　狗脊炭七分　羌活三分

4 诊

六脉濡迟，舌苔明淡，心脏少宁，脾胃犹弱，昨复大解二回，烂粪如泥，应巩心厚肠，健脾和胃。

朱茯神一两　炒当归五钱　扁豆炭　炒米仁各四钱　熟枣仁　米炒党参　白蒺藜各钱五分　茜草根　煨诃子各一钱　狗脊炭　制菟丝子各七分

5 诊

六脉少起，舌苔淡明，心脏宁谧，肾脏未柔，故麻震已除腰沉肩冷，应扶肾系而固膀胱。

炒归身五钱　米炒党参三钱　制菟丝饼　熟枣仁　白蒺藜各钱五分　朱茯神六钱　炒杜仲　茜根炭各一钱　狗脊炭　桑寄生各七分　藁本三分

6 诊

六脉息平，舌苔明淡，心肾较巩，麻震已除，自腰至脑，微有酸冷，应补脊提肩。

补骨脂　桔梗　炒柏子仁　茜草根各一钱　当归身　狗脊炭　潼

蒺藜各七分　　远志炭三分　　陈茱萸肉各三钱　　抱茯神一两

7 诊

六脉微平，左寸较弱，舌苔中绛，心脏已宁，腰背肩膀微有酸寒，背脊未强也，应控心肾填骨髓。

炒归身五钱　　炒橘络四钱　　白茅根三钱　　白蒺藜　　制菟丝子各钱半　　蒸百合　　桔梗　　茜草根各一钱　　狗脊炭七分

8 诊

六脉微平，但犹无力，舌苔明淡，心脏日宁而背脊仍虚，故头目肩腰等地，微觉掉眩酸寒，应辛以补脑，酸以柔肝。

当归身六钱　　甘菊炭三钱　　蒸葳蕤　　米炒党参　　白蒺藜各钱五分　　白云母　　茜草根　　茺蔚子各一钱　　狗脊炭七分　　藁本三分

9 诊

六脉微弱，舌苔淡明，体有微汗，脊尚微酸，脑及肩膀亦微痛冷，但比前已轻八九，应填脑扶肾，扬吸提肩。

当归身五钱　　抱茯神四钱　　蒸何首乌　　陈泽兰　　白茅根各钱五分　　白云母　　熟枣仁　　白及藜各一钱　　狗脊炭　　茜草根　　巴戟天各七分　　远志炭三分

10 诊

六脉微滑，舌苔淡明，淡汗已收，肾脏斯巩，腰背酸楚减轻，肩膀微形寒冽，应扶肾和脾，提肩控背。

干白芷　　甘杞子各三分　　盐杜仲　　狗脊炭各七分　　茜草根　　陈泽兰　　巴戟天各一钱　　潼蒺藜　　白茅根各钱五分　　当归身五钱　　抱茯神一两

11诊

六脉左软右平，舌苔明淡，心囊气弱，脑力不充，由于平日操心过度，内脏气衰，故心病愈后精力一时不克复原，应引血宁心，生精补脑。

炒白芍六钱　当归身五钱　扁豆炭四钱　制菟丝子　米炒党参白蒺藜络石　陈泽兰各钱五分　白云母　天门冬各一钱　茜草根　狗脊炭各七分

12诊

六脉左和右平，舌苔明绛，病证脱体，肩膀微寒，有时眼花头晕，脑力未充，应提肩补脑。

当归身五钱　白茯神四钱　陈茱萸肉三钱　白蒺藜　甘菊炭各钱半　石决明　白云母　橘梗各一钱　茺蔚子　茜草根各七分　川芎三分

13诊

六脉沉濇，舌苔淡明，心肾犹虚，肢有微汗，汗为心液，心虚则血少，汗多肾虚则髓枯骨软，故见证为脑转而耳微聋，应巩心肾而通脑系。

干地黄四钱（细辛三分，打）　当归身五钱　抱茯神　炒白芍各六钱　炒柏子仁三钱　熟枣仁　陈茱萸肉各钱半　炒蔓荆七分　白云母一钱　北五味子三分

14诊

六脉平迟，舌苔明润，本病已愈，标病未除，尚觉腰酸背软，气闭耳聋，应扶背脊举膻中。

当归身五钱　干地黄（细辛，打）　炒米仁各四钱　陈茱萸肉三钱茜草根　炒蔓荆　五加皮　蜜炙桑根白各一钱　蒸狗脊七分　甘杞子三分

15 诊

六脉尚平，舌苔明淡，除腰背微酸耳鼓重听外，余无他证，应提肾以扶腰，通气而扶肾。

干地黄四钱（细辛，打）　当归身五钱　蒸葳蕤三钱　制杜仲　陈萸黄肉　白蒺藜各钱半　淡竹叶　炒蔓荆各七分　茜草根　炒槐蕊各五分

16 诊

六脉尚平，舌苔明润，早起腰背微酸，耳聋气闭，余无他证，应导肾开窍，动络宁心。用习奏意。

干怀山六钱　茯苓块　干地黄（细辛，打）各四钱　陈萸黄肉三钱　络石藤钱五分　热枣仁一钱　炒蔓荆木通各七分　九节菖蒲五分　远志炭三分

17 诊

六脉微弱，舌苔淡明，耳聋微聪，腰背犹冷，有时畏寒，加衣则止，此为营流未充，循环尚怠，应提心肾而开空窍，主习奏汤。

炒当归六钱　抱茯神五钱　干地黄（细辛，打）四钱　陈萸黄肉三钱　补骨脂　茜草根各一钱　炒蔓荆七分　九节菖蒲五分　川芎三分　加桂圆肉五枚

18 诊

六脉微匀，左迟于右，舌苔明绛，心肾尚虚，耳听转聪，畏寒已止，习奏受辛通关启窍减为小剂，以协少阴。

黄木通一钱　干地黄（细辛，打）三钱　甘杞子三分　炒蔓荆七分　炒当归三钱　白蒺藜一钱　陈萸黄肉钱五分　牡丹皮五分　生怀山三钱

19诊

六脉尚平，左寸沉弱，舌苔明润，心脏犹虚，早起腰背微酸，有劳耳鸣汗出，心俞在脊，肾与心通，应宁心控背，敛汗宁心。

炒归身　朱茯神各五钱　陈茱萸肉三钱　青龙齿莲花蕊　潼蒺藜各钱五分　茜草根　茺蔚子　小甘草各五七分

附　说

近阅报载，台尔耗西大学教授勃极斯博士制造电心，用代心脏，借电力伸缩能使全身血脉周流，是西方医博亦渐知吾人心脏如地心之有吸力矣。《素问》曰："心之合血也，其色荣也。"又曰："心脏血膜之气也。"又曰："二阳之病发心脾，女子不月。"后医因制归脾汤以应血之循环，神贷黄伊之学术精到如此，是岂淫醉物质文明者所能盲突梦见哉！不慧治本证既罢，乃与泳兄谈及先总理之病，不慧未曾切脉验色，权衡五诊，已知为"胆沙"，而一般西博伪造"肝癌"之名以欺世，身后解剖遗体，果然发现胆沙，则肝癌伪言，当可息止，乃谬说流传，偏于党国名流之口，是亦不可以已乎？以泳兄夫人之证，与先总理之证较，实此重而彼轻，设当日诏使不慧诊治，进以本证十诊之喷脾还胆复方，则先总理之霍然而起、百岁期颐可立而待也。西医之恶满盈，杀人不以为罪，总由中国知识阶级虚生耳目口鼻，途说而道闻，空有脑力心思，存私而阿好。临上质旁，先总理声容笑貌如在左右，当不拔吾舌矣：于戏！黄钟瓦釜，子复何鸣！

建国十八年九月九日陈白笔完

附录　陈无咎医案医论选

白术黄芩说

　　丹溪先生云："白术、黄芩安胎之圣药也。"自丹溪倡此论后，世治女科者翕然从之、仁人之言其利溥哉，此近代优生学之先河也。乃近医张寿甫著《衷中参西录》，论治妇人流产带下，骤然致疑，并引陈修园凉药能堕胎之说为证。岂知修园治病固宗丹溪，然于丹溪之精到处，实未梦见。何则？妇人之受胎，固由自己之卵珠与男子精虫抱合而成，《易》所谓"男女构精，万物化生"，《论衡》所云"夫妇合气，子自生矣"，但妇人之能否受孕，完全以子宫之启闭为其关键。西医于子宫之为病，每须解制，而中医之治子宫歪斜闭肿等症，则不需解剖，以有黄芩之特效药故也。至妇人洗产之原因不一，有由磕碰震动，上下流红，因而下坠者；有由奇经有湿，渗入子宫，因而不固者；有由嗜欲不节，胎气上逆，因而小产者。论证用药，未可执滞，而黄芩实为重要，以黄芩能引他药自入子宫也。唯意用黄芩者，只三分至五分为限，多则过量，反失向导之功。修园处方，黄芩自一钱至三钱，不自知其逾量之错，而反疑太凉致堕，不亦惑乎？不侫生平治妇女呕吐不食之症，若由经期前后，误食凉物，致子宫闭塞者，每以吴茱萸三分，炒黄连三分，加入他药，用作先驱，往往一剂即除，盖借吴茱萸之合以暖子宫，而借黄芩之开以达血室。张君为北方大医，其见识高于修园，能知黄芩可开血闭，而不悟黄芩能正子宫以宁任脉，何耶？妇人因误食凉物，致子宫闭塞者，可利用吴茱萸之合，黄芩之开，以止其呕吐，则丹溪先生所云"白术、黄芩安胎之圣药"者，乃利用白术之甘辛而止，黄芩之苦寒而达也，是阴说白术为主黄芩为导也。后医未喻主从导引之理，遂失良药止达开合之功。《素问·阴阳离合论篇》曰："三阳之离合也，以太阳为开，阳明为合，少阳为枢"，"三阴之离合也，以太阴为开，厥阴为合，少阴为枢。"论病而不知开合，不能和阴阳，制方而不知开合，不能明主使。此配方数味之学问，不足与于医家得失之林也。

妇人三十六病说

《金匮》曰："阳病十八，头痛、项、腰、脊、臂、脚掣痛；阴病十八，咳、上气、喘、哕、咽、肠鸣、胀满、心痛、拘急。五脏病各有十八，人又有六微，微有十八病，合为百八病，五劳、七伤、六极、妇人三十六病不在其中。"（此节尤在汀《心典》，以躯壳、藏府、营卫、虚实、气血、六淫、起居、饮食、情志，分诠独详，惟三十六病则略。）窃谓吾人之病，固不外躯壳藏府，而藏府躯壳之受病，固不外风寒暑湿燥火之外感，与夫起居饮食情志之所伤。外患之所受，莫先于营卫，内伤之所致，不出于气血。至于营卫交错，而有寒热，气血相并，而分虚实，俦不谓然。何以妇人三十六病，不在百八病之中，殊为疑虑。此至堪研究之问题也。

后医谓月经、产乳、带下之疾，惟妇人有之，故妇人之病，与男子异，所以妇人病状，借五劳、七伤、六极，不在百八病之范围也。昔扁鹊过邯郸，闻赵贵妇人疾，即为带下医，此后世妇人科所由昉也。以月经、产乳、带下之疾，指为妇人三十六病之证，何尝不是？

但阳病十八，阴病十八，六微病十八，皆一而三，三而六，一而二,九而二,六而三，互相乘，成为十八，衍为九十，合得百八。惟月经产乳带下，如何相乘而得三十六，则历代注家，不能明言，此又一至堪研究之问题也。

不毅以为夫人之为病，乃"脉"之为病也，非动脉静脉之为病，乃"奇经八脉"之为病也。妇人生理与男子同，惟奇经八脉中之"冲、任、带"与男子异，故妇人三十六病，名为奇经八脉之为病，实冲、任、带三脉之为病也。男子之冲任突出为阳，女子之冲任倒入为阴，是为"正负"。妇人因冲任之牵掣，故带脉作"弧"形，具"宽紧"性，是为不正不负，可正可负，故妇人有带下病，而男子无之。

依此观察，故知妇人三十六病，实冲、任、带三脉之为病也。三而二之，是为六病。一病有寒热虚实气血之分，六六相乘，斯成三十六病矣。

《千金》举病，首列妇人，而妇人之方，首采求子，良以妇人为国民之母，优生学之先河，奈何世称专门妇科者，询以三十六病，竟瞠目不能对也。

慎轩按：陈君此说，见解尚通，但《千金方》本有妇人三十六病之名称，为十二瘕、九痛、七害、五伤、三固。余意《千金》与《金匮》之著作时间，间隔不远，其说或同，似可不必另立三十六病之说矣。

喉痹之研究

喉科一门，列为专家，其实治喉方法，亭至简单，质言之，不过像症宜散而白喉忌表而已。因治喉之要者，除白喉外，莫善于用

380

针，故习喉科者，更须明针，如喉痧一症，最为危险，能用针者，一灼即愈。余所谓针，非针石之针，乃针灸之针也。盖习针灸之专家，有二种之储能：一，知此症为何脏何脑所发，能明此脏制穴所在；二，灸虽以艾为主，然尚须他药以为引。今医知针而不知灸，知灸而不知针，知引而不知穴，故针灸一道，遂无完科，于是不得不求诸汤剂。果使辨证既明，用药确当，未尝不可十起八九，无如近世喉科，惑于疑似，名为专门，亦徒有其表而虚其里。余于喉科经验至浅，治医二十年，遇到喉症必谢不敏，惟于喉痹则尚有相当之研究，兹列举生平治疗之成绩，告诸中西同道，亦嘤其鸣矣，求其反声云尔。民二，余与于讨袁之役，次子光炬殇于娥疹，盖余被通缉不得归，乡里讹言余为袁杀。余归，忧国恼怒，无可告诉。时光炬方周岁，尚食乳，中乳毒而喉腭间生蛾痹，庸医误进以黄连，木香之类，复变为疹，遂殇。盖此种证状，应母子两治，而其治疗方剂，不外"清血解毒"四字，与西医所云猩红热同候，况余家藏有数百年之甘露藤，足为此症之代药，惜乎备药而不知用，俾余抱西河之痛也。民三，余在籍，任地方联保团总，邻家楼章住之儿，方二岁，亦发是症，求余诊视，余处方如下：

（甲）乳母服

川郁金五分　当归头　天花粉　生白芍　丝瓜络　青黛茯神各四五钱　陈泽兰　甘草梢　忍冬藤　夏枯草各钱半

（乙）小儿服

炒僵蚕去嘴　青黛　黄芩　马勃　防风各三五分　天花粉　丝瓜络　白茯神各二三钱　桔梗　忍冬藤　玄参　破麦冬各一钱

外用

猪牙皂，硼砂，胆矾，川郁金各二分，冰片二分，研粉极细用葱管蘸少许吹患处。

楼氏母子服上方后一剂轻，二剂已，三剂愈。嗣后余循此方治疗，如上海胡莲芳之女，杭州内河水警厅陈科长，同里陈维三之甥，及现任训练总监部处长周继刚上校之儿，未可以悉数计。要之上述方剂，本为治小儿喉痹之正鹄，然亦可以治一切成人，至小儿之服乳者，必须母子同治，因乳为血所变，凡妇人恼怒着愤，哭泣悲哀，其血液皆有毒，此吾人应特别注意，不宜忽视者也。《素问·阴阳别论篇》曰："一阴一阳结谓之喉痹。"一阴者，心主之脉也；一阳者，三焦之脉也。三焦心主，脉并络喉，气热内结，故成喉痹。凡诊喉痹之脉，心焦两部，必成弦数之象，而视其舌苔非中间剥蚀则厚腻不化，所以然者，因喉咙为肺胃之门户故也。至小儿喉痹，俗名双单蛾，并有双蛾轻而单蛾重之语，其实彼此无殊，龚廷贤《医林》，论喉痹甚详，足资参考，近医以其无籍籍名，遂忽略之，过矣。

意山医案

陈寡妇之病状

去余村二里许，地名曰周村，有陈姓姑媳二人，姑年七旬，媳三十许，皆孀妇也，而本家素丰，为全村冠。癸甲之际，余结庐乌伤之黄山，煮山茶，读医书，意甚得也。一日陈姓寡妇之侄息坌而至，谓其老孀婶染病甚剧，非请先生一临诊视不可。余问："患病几时矣？"答曰："已六月有余。"余曰："然则去年七月耶？"答曰：

"然。"（盖是时适在癸丑正月也）余谓："尔婶家素裕，何不请郎中（俗呼医生）诊视？"答曰："远近郎中均已请遍，愈医愈剧，迄今已三月余不大便，小便亦甚艰涩，兼有臭味，日则烦闷不安，夜则喃喃呓语，昨宵不省人事，几二时许，阖家惊惶，束手无策，不然，讵敢邀先生耶？"（时余除家人外不为人诊）

余哀其语久之，偕趋其家。余本非纯粹医生，且初次为人诊病，不无趑趄，然渠家执礼甚恭，余心为之大慰。既而临床诊视，悉心观察，则六脉沉细，气息仅属，且面白手颤，上焦热极，中焦以下，则冰硬如铁，不能转侧，余知其心肾分离，灵魂失舍。至其狂言谵语，则书所谓大肠有燥粪也。（然前医曾用淡苁蓉六钱，三次毫无效果，叹为奇绝。）余惩前毖后，乃合小承气、姜附汤、五苓散、安定丸为一，中倍用熟军五钱，加制硫黄七分，肉桂二钱，破故纸、炒杜仲各三钱，入金戒，取急流水煎饮，一剂而大便通小便利，下黑粪斗余，而病若失矣。

时同学有习医者，问余曰："君制方甚杂，而收效甚速，何也？"余应曰："余此方虽杂，不无头绪可寻。人但知便闭为热，而不知寒结成冰，固不端在于热也。余用小承气而倍用熟军合以姜、附，所谓'寒因热用，热因寒用'也。大便不通，小便有臭味，盖壅塞已久，大小肠交，所以加五苓散也。以安定丸、制硫磺镇其灵魂，以桂、杜仲、破故纸收其肾水，且主以金戒，导以急流，此所以有常山率然之势而首尾相应也。且病人拥有金钱，平日以参代茗，故余放胆为之，否则堤决河费，伊于胡底，是又余辈慎之不可不慎也。

斯氏子之怪病

陈无咎曰："人群知庸医易以误人，而不知良医亦足误人，人群知不对症发药所以致死，而不知有对症发药亦无以救亡。"此余所以述斯氏子之病状而抉吾辈习医之难也。斯氏子者，余之族甥也，世居斯村，去余村可十里计，自七岁患气鼓病，至十八岁不愈。"气鼓"二字，不见医书，实余捏造。盖斯甥之病甚奇，当病发时，全身之胁皆能动摇，胁动则气动，动时如鼓响，痛彻心背，非奔豚、非伏梁、非息贲、非肥气，又似合奔豚、伏梁、息贲、肥气而萃于一身。患病既久，经医更多，初仅每年三四发，继则每月发一次，驯则每来复发一次矣。当病发时，常医治之均不效，唯徐先生治之则效，徐先生者，婺之名医也。去夏斯甥之病复发，即徐先生亦治不效矣。时余以医术鸣于村，斯甥之岳一日来谒，述其甥病状且求余治方，但其岳语焉不详。余曰："是否四肢不收，心痛彻背？"曰："然。"余曰："此脾胃之积气，易与耳。"乃以四君合痞气丸与之。不三日其岳来谢，谓舍甥之病已愈，余颔之，自以为暗中摸索不致不差矣。畴知未及一月，其岳忽喘促而至，谓其甥旧病复发，吃前方无效，今由吾女抬来就诊矣。余大讶，急出视之，莫名其妙，窃疑其为虫症，然不敢决定。适儿科俞先生至余村，余乃恭谒俞先生，请先生诊视。余问先生是否虫积？先生曰："虫积必聚，今是儿全身气肿，胁肋俱张，此肝之积而移在肺也。"余然之，乃恳先生制方，先生用疏肝之剂加龟板三钱。畴之一瓢初下，病人大号，痛不能忍，滚地胡庐。余与俞先生皆大骇，再请先生制方，先生拒而不允，匆匆告别，余亦不强，乃与以化虫丸，初服而呕，再服仍呕，三服始不呕，而气不鼓，而痛稍止。余乃正色谓其母曰："姊可为甥备后事，毋庸寻医矣。"其母大哭曰："叔不医吾儿，是误吾儿矣。"余曰："非余误甥，实徐先生误甥也。姊执余方谒徐先生，徐先生必有以相告，且徐先生名振吾婺，高出鄙人万万，或能转危为安，若余实不能救也。·

其母不得已，数日后抬至徐先生所，徐先生见余方恚曰："无咎无状，几毒杀小儿，不然何肉削出胁，骨瘦如柴也？虽然无咎学者初出茅庐，当有所见。"乃批余方之尾曰："君用化虫丸加雷丸至四钱，使君子至八钱，殆决是子为虫积，然弟实不懂，乞有以告我。"余乃复书曰："斯甥之患病，已整整十年矣，他医治之皆无效，独先生治之则有效，此先生之见解，非常医所及也。但读先生方剂，均以六君为主，有时或参以六味及平胃散，补中益气，先生之收效在此，而所以误之者亦在此。使先生数年前专用六君平胃之际，加贝母、雷丸少许，则斯甥之病，早已断根矣。夫斯甥病源，始于七岁时，当炎夏之候，患病初痊，小儿无知，入溪捕鱼，遂得斯疾，此先生之所习知也。夫湿热生虫，书载甚明，稍事涉猎，莫不知之，此斯甥之病所以晚生疑其为虫也。且诊病之法，先讨其病源，次研其见证，此一定之理也。斯甥之患，其为虫积，见证甚确，晚生不揣繁琐，试为历数如下：斯甥平日饥则觉气痛，饱则止，其虫证一也；食香燥则觉快，食腥气则痛，其虫证二也；普通之病，方不对证则已，方既对证，而一剂有效者，两剂三剂反收效不如前，其虫证三也；前俞先生用龟板三钱即痛不可忍，而晚生用六神曲三钱，则痛为之稍止，其虫证四也；晚生用化虫丸，未饮即呕，数饮不呕，其虫证五也；化虫丸如是加重而气痛止，使非虫证，安能受此，其虫证六也。此孙思邈《千金方》中所谓蛔虫也，蛔虫每年长一寸，十年长一尺，贯心则杀人，俗所谓穿肝虫即指此物。今斯甥之病，整整十年，已长一尺，其洞穿心肝无疑，惜吾辈不能解剖，否则必有征验，此其痛虽止，而肉削如脱，骨瘦如柴也。但与其哀号而死，不如化虫无苦而死，故晚生用雷丸、芜荑等如是之重也。质之先生，以为何如？　先生阅书怃然曰："孺子可教。"有间曰："余之罪也。"

未十日，斯甥果半夜自殇，家人次辰方知，因忆余言，亦不哀云。

黄溪最近方案

黄溪近案引言

从前蒋著卿先生，与余论案，以生平所处，散在民间，供人复议，不得收集为憾。余曰："不然。如吾辈用古方，不录固佳；倘用今方，不录更佳。惟出自心裁者，宜存一二，以备后贤研究。""如斯问答，忽忽十有余年矣，今吾老友墓木已拱，感叹何似。余与著翁立案不同，处方时异，然余所造之方，在前辈中，惟伊能解，每对友朋谈说，黄溪主从导引法，刺刺不休。值友朋染恙，若同处一地，必互相推举，不似近人妄诽也。余近五六年来，为整理著作故，无暇为人诊病，但知交就诊理须应命，日计不足，岁计有余，仍在千案左右，既无门人，都未笔录。大案续集，虽可刊布，苦乏余闲，亦置簏中。今忆老友之言，每在茶消茄烓之倾，抽写一二，自信纵乏显明进竞，终不至开倒车，打回"阴阳五行，三因六气"那条断崖绝港也。因付医刊，慰我同仁。

丙子中秋黄溪记于沪上

杨左　四十余岁

[病告]患牙疾后，耳中鸣声不绝，初只右耳鼓鸣，近则左耳亦响，左腭痛牙已拔，右腭痛牙，因不甚痛，未拔。近二旬来，牙床忽肿，并宣出微血及涨脓液，请求诊治。

六脉沉涩，舌苔淡干，牙痛耳鸣，病根在肾，拔牙止痛，是被其枝而伤其根。肾为人身滤器，法以"澄"为治。

干地黄四钱　细辛三分，打　白茯神五钱　炒槐米五分　炒蔓荆子七分　破麦冬　苋元参各一钱五分　陈茱萸肉三钱　夏枯草一钱　泽兰二钱

杨右　三十岁

[病告]　腹中作痛，饮食无味，胃下有如闭塞，气极不舒，请老诊治。

六脉弦急，右部为甚，舌苔厚黄，后白如霜，此为脾叶失其分析功能，致消化阻滞，法以运大络为推，所谓轮不展地也。

炒络石藤五钱　清竹茹四钱　炒香橼四钱　泽兰叶三钱　豆蔻花一钱　制菟丝饼三钱　炒积壳一钱

杨右　复诊

[报告]服药三剂，气甚舒畅，痛亦大减，惟食后有时尚梗塞在胸下，且便结，卧起则脑鸣有声，加之月经不调，时有黄白带下，请于诊治。

六脉转平，微弦辗左，舌苔渐化，脾析已舒，肝管仍塞，法以运析柔肝，免使硬化，用微动完带复方。

炒络石藤五钱　清竹茹四钱　炒香橼四钱　制菟丝子三钱　泽兰叶三钱　炒藿梗一钱五分　远志肉七分　黑芥穗七分　白苓块六钱　酒白芍五钱　当归尾一钱　牡丹皮五分

梁童十四岁

[病告]腹中作痛，其痛在右，食亦痛，饮亦痛，坐亦痛，立亦痛，眠稍止，但仍痛。上月西医以为盲肠炎，虽经割治而愈，但近

来身弱，因痛废读，请求诊治。

六脉双弦，两尺虚缩，舌苔厚腻而无血色。病在肠不在脾，在胃不在肝，法以和肠正胃，尚须茯苓没药汤，以涤瑕荡秽，所治在支兰脏。

白苓块一两　土茯苓五钱　炙乳香　炙没药各三钱　泽兰三钱　炒藿梗一钱五分　干白芍　老桑枝各五钱

梁童　复诊

[报告]服药三剂，其痛已无，但吃饭后，不太好过，左腹有如针刺，再求师治。

六脉渐平，舌苔明淡，面色亦华，肠围虽透，盲睫未清，法以清血液，荡蟠根。

白苓块六钱　土茯苓三钱　炙没药三钱　干白芍一两　当归尾一钱　制菟丝子三钱　泽兰叶三钱　瓜蒌根五钱　皂刺三分　干芦根二节

郑右二十余岁

[病告]胸腹气闷，饮食吐呕，夜不能睡，四肢无力，怀孕已有四月，久治不愈，请求处方。

六脉上实下虚，舌苔中绛，肾不能键，气逆心脏；析不能运，胃釜失司。法以纳气归肾运析和齐。

制菟丝子三钱　炒杜仲一钱　马兜铃七分　络石藤四钱　泽兰三钱　白茯神四钱　炒香附七分　陈茱萸肉三钱　厚朴花一钱

郑右　复诊

[报告]　服药五天，病状皆减，气不胀，食不呕，但咳嗽多痰，腰背微痛，请求诊治。

六脉少平，两尺仍虚，舌苔干淡，津液犹枯，法以巩肾畅肺，整任宁心。

制菟丝子三钱　桑白皮五分　芽桔梗一钱　炒香橼四钱　白苓块四钱　黄芩三分　狗脊炭五分　扁豆花一钱　豆蔻花一钱　泽兰叶三钱

胡右二十五岁

[病告]胃下作痛，腰沉骨酸，食不消化，痰中带血，西医以为肺病，实由惊慌而起，请求诊治。

六脉上弦下虚，左关独数，舌苔厚腻，间有斑驳，此非肺病，乃析漂牵肝，肝扇上犯，法以运脾析以疏肝，宁心肾而畅肺。

络石藤五钱　清竹茹三钱　郁金三分　侧柏炭五分　桑白皮一钱　干佛手三钱　莲花须三钱　牡丹皮七分　制菟丝子三钱　泽兰三钱　丹参一钱

胡右复诊

服药五剂，诸病若失，但人甚无力，昏昏嫩睡，经水久停，请求再诊。

六脉渐匀，舌苔明淡，肝扇已平，营血归原，但心肾气虚，犹存怯态，法以巩肾宁心，治在钩距。

制菟丝子三钱　陈茱萸肉三钱　生熟枣仁各五分　牡丹皮一钱　干白芍一钱五分　胆远志五分　干佛手三钱　泽兰三钱　元参一钱五分　当归尾五分

郑太太四十余岁

[病告]左腹角作痛，经来涓滴，一月数期，面色萎黄，有时虚肿，请求诊治。

六脉沉涩，舌苔淡干，血阻盲肠，月事不时，法以清血通盲，整卫理任。

地黄炭四钱　泽兰三钱　当归尾一钱　苦参一钱　炒藿梗一钱五分　瓜蒌根四钱　炙没药三钱　老桑枝二钱　炒枳壳七分

谭先生　五十岁左右

六脉左平，右尺弦大，舌苔粗淡，伤风痰咳，焦气不舒，法以畅肺翼焦。

瓜蒌根四钱　芽桔便一钱　羌活七分　炒香橼四钱　佩兰一钱　炒络石藤五钱　姜竹茹三钱

朱幼二岁

脉象尺劲，舌苔粗淡，呕乳发热，泄青黑粪，法以和肠为整。动析为平。

瓜蒌根二钱　炒槐米三分　炒枳壳五分　络石藤一钱　泽兰一钱　豆蔻　花五分

黄溪妇科方案

刘右

六脉沉涩，舌苔渗干，肝脏翕张，肾锥不键，气在盲肠，因而肺窒脑重，法以运脾和中，通盲清脑。

炒络石藤五钱　马兜铃一钱　炙没药三钱　制菟丝子三钱　豆蔻花一钱五分　炒枳壳一钱　干芦根二条　泽兰三钱

刘右　复诊

六脉缓平，舌苔粗绛，气机渐畅，病状减轻，但肺叶与肾脏尚未复原，见证为咳嗽脚软，法以运脾畅肺，整奇理蹻。

炒络石藤五钱　马兜铃一钱　川郁金五分　炒杜仲一钱五分　煨益智仁一钱五分　炒老桑枝四钱　芽桔梗七分　制菟丝子三钱　泽兰三钱

（附记）

案前无病告者，因常诊之故，且余诊病，向以切脉为主，彼既未告，遂亦减省。

邵右　三十余岁

[病告]小溲刺痛，腰背痛酸，中气堕下，排泄溺出，皆如细沙碎石，杂以血丝，有时涓滴俱无，西医目为毒淋，久治不愈，请求诊察。

六脉两尺并弦，双关郁结，舌苔灰绛，相间成条，此为冲任纠葛，肾不能滤，渚不能决，治在膀胱，兜铃汤主之。

白苓块一两　土茯苓四钱　马兜铃一钱五分　制菟丝子五钱　炒络石藤五钱　黄木通一钱　清竹茹六钱　夏枯草一钱　泽兰叶四钱　干芦根二条

邓右（复诊）

[病告]　服药二剂，早晚各一，小溲渐畅，血淋已减，但气堕如故，请求再诊。

六脉少匀，弦结并减，舌苔淡白，灰绛亦除，但冲任纠葛，尚未恢复，治仍在肾宫与膀胱，用兜铃清宫复方。

马兜铃一钱五分　制菟丝子五钱　牡丹皮七分　白苓块一两　陈萸肉三钱　黄芩三分　土茯苓四钱　黄木通一钱　莲须三钱　泽兰叶四

钱　炒槐米五分

邵右三诊

[病告]　服药三剂，两溲渐畅，血淡淋减，仍觉气堕，请求再诊。

六脉比匀，两关弦数，舌苔明润，口觉苦渴，血营渐清，洲渚微壅，法以疏冲任，启膀胱。

黛茯神六钱　扁豆花三钱　制菟丝子五钱　莲花须三钱　马兜铃一钱　地黄炭三钱　桑白皮一钱　土茯苓四钱　车前子一钱五分　瓜蒌根六钱　泽兰三钱　小甘草一钱

邵右四诊

[病告]服药三剂，小溲渐清，口亦不觉干苦，但气尚堕，请求师治。

六脉已匀，舌苔淡白，冲任复原，肾与子宫犹滞，法以巩肾理奇。

制菟丝子五钱　地黄炭四钱　络石藤五钱　陈茱萸肉五钱　白茯神一两　泽兰叶三钱　牡丹皮一钱　炒香附一钱五分　炒佛手四钱　芽桔梗一钱　黄芩三分　干荷梗二尺

邵右　五诊

[病告]诸病皆除，但夜不能寐，头微晕，眼微花，白带下，经久停，请求师治。

六脉尚平，舌苔粉绛，因患沙淋溺血，近虽治愈，但精耗血亏，冲任内损，理宜休整，绵茸汤主之。

抱茯神六钱　桑白皮一钱　熟枣仁七分　制菟丝子五钱　干白芍

五钱　牡丹皮一钱　陈茱萸肉三钱　当归头一钱　丹参一钱　怀山药一两　炒藿梗一钱五分　炒佛手四钱　黑芥穗五分　豆蔻花三钱　泽兰叶三钱

叶右　六十岁

[病告]腹胀食滞，骨节酸麻，肩背尤甚，右臂不能高举，筋络牵掣，痛苦万分，请求诊治。

六脉右濡左缩，舌苔灰绛，寒湿入于脾络，似痛痹而非痛痹，法以巩肾减塞，动脾祛湿。

制菟丝子五钱　豆蔻花一钱五分　羌活一钱　白苓块一两　炒老桑枝五钱　炒骨碎补三钱　炒络石藤四钱　泽兰叶三钱

叶右　复诊

[病告]服药三剂，腹胀大减，胃纳甚佳，但肩臂痛掣未除，痰多作咳，请求再诊。

六脉转平，左尺仍缩，舌苔明淡，脾络虽行，肺肝未协，法以畅肺豁痰，疏肝清湿。

姜竹茹四钱　威灵仙一钱五分　羌活一钱　络石藤五钱　汉防已一钱　白苓块一两　干橘叶二钱　桑白皮一钱　泽兰叶二钱